施氏骨伤
康复诊疗技术

主编　龚秀英

中国健康传媒集团

中国医药科技出版社·北京

内 容 提 要

施氏骨伤药治技术起源于 1958 年，有近 70 年的历史，是施氏骨伤创始人施访梅上承上海施氏家传骨伤绝技，并与上海石氏正骨、湖湘张氏正骨技术融合交汇，集三家之长创新发展而形成的传统骨伤技术流派。本书通过整理骨伤基础知识、施氏骨伤康复思想和临床案例等，将施氏骨伤康复的传承思想脉络与临床诊疗运用等分享给读者，以期为中医骨伤文化、中医传统康复文化的传承与发扬提供参考。本书可供中西医临床医师、医学院校师生及科研工作者参考阅读。

图书在版编目（CIP）数据

施氏骨伤康复诊疗技术 / 龚秀英主编 . -- 北京：中国医药科技出版社 , 2025. 6. -- ISBN 978-7-5214-5244-0

Ⅰ. R274

中国国家版本馆 CIP 数据核字第 2025PZ9968 号

美术编辑　陈君杞
版式设计　也　在

出版　**中国健康传媒集团** | 中国医药科技出版社
地址　北京市海淀区文慧园北路甲 22 号
邮编　100082
电话　发行：010-62227427　邮购：010-62236938
网址　www.cmstp.com
规格　710×1000mm $\frac{1}{16}$
印张　18 $\frac{1}{4}$
字数　356 千字
版次　2025 年 6 月第 1 版
印次　2025 年 6 月第 1 次印刷
印刷　河北环京美印刷有限公司
经销　全国各地新华书店
书号　ISBN 978-7-5214-5244-0
定价　**59.00 元**

获取新书信息、投稿、为图书纠错，请扫码联系我们。

编委会

施氏骨伤康复诊疗技术的薪火之路
——代序

中医药学博大精深，骨伤科作为其中的重要分支，千百年来护佑华夏儿女筋骨安康。施氏骨伤康复诊疗技术，自 1958 年由家母施访梅创立以来，融汇上海石氏正骨之精妙、湖湘张氏正骨之厚重，兼承家学秘传，历经近七十载临床锤炼，终成体系，惠泽众生。今有幸为《施氏骨伤康复诊疗技术》一书作序，既感传承之责，亦怀发扬之志。

溯本求源：三家之长的融合与升华

施氏骨伤技术的根基，在于博采众长。家母少时师从上海骨伤名家石筱山，深得石氏理伤正骨之精髓；后拜湖湘张氏正骨传人林应凡为师，尽学张氏手法复位之精要；再结合施氏家传方药，终成"手法、固定、药治"三位一体的独特体系。本书首章详述骨科解剖知识，第二章系统阐释筋伤理论，正是对"辨体形、察形摸骨"这一施氏正骨核心理念的学术支撑。唯有深谙筋骨结构，方能"循旧迹，巧复位"，使手法精准而效宏。

守正创新：临床实践的突破与发展

施氏骨伤技术绝非固步自封，而是在传承中不断突破。书中第三章详述施氏骨伤康复理论的演变，第四章解析特色药治，正是对"整体调理、内外兼顾"治疗思想的系统总结。我在临床中亦深有体会：面对肱骨外髁翻转骨折、复杂三踝骨折等疑难病症，传统手法结合现代解剖认知，可大幅提升复位成功率；而改良后的夹板固定技术，配合家传外敷膏药，既能减少患者痛苦，又可加速功能恢复。本书第五至八章收录的上肢、下肢、脊柱及软组织损伤诊疗案例，正是施氏骨伤技术临床价值的生动印证。

继往开来：中医骨伤文化的当代使命

作为施氏正骨第二代传人，我始终铭记母亲教诲——中医之生命力，在于"传承不泥古，创新不离宗"。本书不仅系统梳理了施氏骨伤技术，更融入了现代康复医学理念，如脊柱疾病诊疗强调"筋骨并重"，膝关节损伤倡导"动静结合"，使传统智慧与当代医学相得益彰。近年来，我们在临床实践中，进一步优化了施氏正骨技术，研发出多项专利制剂，并推动学科成为省级重点专科，正是对这一理念的践行。

结语：让岐黄薪火，代代相传

本书的出版，既是对先辈经验的总结，亦是对未来探索的启迪。愿本书能为中医骨伤同仁提供参考，为患者带来更优治疗方案，更盼施氏骨伤技术能在新一代医者手中继续精进，让这份源自神农福地的正骨智慧，永续传承，生生不息。

施氏骨伤流派第二代传承人　蔡安烈

2025 年 4 月

前言

    中医骨伤之学，肇始于远古，历经千年积淀，融汇百家之长，终成体系。其精髓在于以自然之道，调人体失衡；以手法之巧，复筋骨之序；以药物之灵，促气血之和。施氏骨伤流派，作为中医骨伤领域的重要分支，自 1958 年创始以来，承上海施氏家学之精髓，融石氏正骨之刚柔，纳张氏技法之灵动，博采众长，自成一家。近七十载春秋，几代传人孜孜以求，于临床实践中不断淬炼，终将这一流派之诊疗技艺与康复思想凝练成章。今撰此书，既为梳理施氏骨伤之学术脉络，亦期以现代视角，探求传统医学在骨伤康复中的新生命。

    施氏骨伤之根基，源于创始人施访梅先生。先生早年师承家学，深谙上海施氏骨伤之精髓，后广纳百家之学，师从石氏正骨名家石筱山、张氏正骨传人张紫庚，融三家之长于一体，将传统正骨手法与骨折康复理论结合，形成"筋骨并重、动静结合"的诊疗特色。施氏之术，既重解剖之精准，又强调"筋为骨用，骨为筋枢"的整体观；既遵"手法复位，夹板固定"之古法，又创"药治与功疗协同"之新策。此中智慧，非止于技，更在于道——道法自然，以和为贵。

    然中医骨伤之学，若仅囿于传统，恐难应现代临床之需。昔者，中医以"黑箱"思维，通过症状推演病机，以调态为纲，如寒热虚实之辨，确为临床圭臬。然时代更迭，西医学以"白箱"之法，揭示疾病本质，精准定位病灶。故施氏骨伤之传承，必以守正为本，以创新为翼。

    施氏骨伤之康复体系，既承中医调态之精髓——通过手法、药物、功法改善局部血运、激发自愈之力；又纳现代靶向之理念——依影像学精准评估骨折类型，借药理研究优选促骨愈合之药。例如，锁骨骨折之康复，施氏主张初期以手法复位、夹板外固定为主，辅以活血化瘀之"伤科 1 号方"，此谓"调态"；同时，针对骨折愈合周期，加入骨碎补、续断等现代药理证实具成骨活性之药，此谓"打靶"。再如腰椎间盘突出之诊疗，除循"通督活血、补肾强筋"之调态原则外，更依 MRI 影像定位突出节段，设计定向牵引方案，并选用抗炎镇痛之靶药如川乌、白芍，以标本兼治。此中奥义，正是"态靶同调，承宏启微"。

    本书之编纂，以"理论与实践交融"为纲。基础理论篇系统阐述施氏骨伤之理论基础，涵盖骨科解剖、筋伤分类、康复理论演变等内容，力求将传统经验转化为可传授之知识体系。临床运用篇聚焦临床，按上肢、下肢、脊柱、软组织损伤的康复诊疗内容分章论述，每一病种皆附典型医案。如掌骨骨折中，详述"牵拉旋拧"复位手法之要诀，解析外敷药"伤痛宁"与内服方"桃红活血胶囊"的君臣佐使配伍；胸腰椎骨折中，则强调"三期康复法"——早期卧床调气，中期导引强肌，后期功疗固本。然医学之真知，必源于临床，归于临床。书中案例，皆选自本院数十年之病案库，其中不乏辗转多地未愈之疑难骨伤疾病。如一例胫骨远端骨折患者，施以"动态夹板固定法"结合筋伤熏洗方，三个月后功能如常，此等验案，彰显施氏技艺之精妙。

今日之中医，置身于科技奔腾之洪流，既需恪守"天人合一"之根本，亦当拥抱西医学之成果。施氏骨伤之发展，正走在此交汇路上以CT三维重建完善手法复位方案，以生物力学模型优化夹板设计，以循证医学评价中药疗效。此非背离传统，而是以现代语言诠释古老智慧，以科学方法验证经验真知。然此路绝非坦途。如何将西医诊断之"病"转化为中医辨证之"态"，如何将实验室数据与四诊信息结合，仍需深研。例如，骨质疏松性骨折，西医重骨密度指标，中医则辨为"肾精亏虚、骨枯髓减"。本书提出"分期辨证"之法，急性期以"活血通络"调局部瘀态，恢复期以"补肾填精"调全身虚态，同时全程监测骨代谢标志物，动态调整用药。此或可为中西医协同诊疗提供新范式。

本书之成，首当归功于施氏骨伤历代先贤，施访梅先生"博采众长、精益求精"之训，至今萦绕耳畔。感谢在中医骨伤传承中一直坚守的同道，以及在我行医过程中帮助我、指导我的各位师长。然书稿虽成，终觉浅薄。中医骨伤之学，浩瀚如海，一人之力不过掬一瓢饮。唯愿此书能抛砖引玉，唤起同道对传统流派之关注，共探骨伤康复之未来。冀望后来者，既不忘"手法摸接端提"之匠心，亦能善用"智能康复设备"之新器；既传承七厘散、接骨膏之古方，亦开发靶向缓释制剂之今药。守中医之正，创医学之新，让古老技艺在新时代焕发生机，正是我辈之使命。

大道至简，行者无疆。愿与诸君共勉。

龚秀英
2025 年 4 月于施氏骨伤传承基地

目　录

基础理论篇

第一章　骨科相关解剖知识 …………………………………………………… 2

第一节　上肢骨与关节 …………………………………………………… 2

第二节　下肢骨与关节 …………………………………………………… 11

第三节　躯干骨与关节 …………………………………………………… 23

第四节　脊髓与脊神经 …………………………………………………… 28

第二章　筋伤概述 …………………………………………………………… 37

第一节　筋骨关节的概念 ………………………………………………… 37

第二节　筋伤的中医认识及四诊要点 …………………………………… 38

第三节　筋伤的分类及检查方法 ………………………………………… 50

第三章　施氏骨伤康复理论的演变 ………………………………………… 64

第一节　施氏骨伤康复诊疗技术的源流 ………………………………… 64

第二节　施氏骨伤康复诊疗技术的发展 ………………………………… 71

第四章　施氏骨伤康复常用药治 …………………………………………… 77

第一节　施氏骨伤康复药治特色 ………………………………………… 77

第二节　施氏骨伤康复特色制剂与用药 ………………………………… 87

临床运用篇

第五章　上肢骨损伤 ·· 94

第一节　锁骨骨折 ·· 94

第二节　肩锁关节脱位 ······································ 101

第三节　肱骨髁上骨折 ······································ 110

第四节　掌骨骨折 ·· 116

第五节　指骨骨折 ·· 123

第六节　桡骨远端骨折 ······································ 130

第七节　肱骨外科颈骨折 ···································· 136

第六章　下肢骨骨折 ·· 142

第一节　跟骨骨折 ·· 142

第二节　股骨颈骨折 ·· 148

第三节　髌骨骨折 ·· 153

第四节　胫骨平台骨折 ······································ 158

第五节　胫腓骨骨折 ·· 164

第六节　踝关节骨折 ·· 169

第七节　跖骨骨折 ·· 174

第八节　股骨粗隆间骨折 ···································· 182

第七章　常见脊柱疾病 ·· 190

第一节　骶骨骨折 ·· 190

第二节　肋骨骨折 ·· 197

第三节　腰椎滑脱症 ·· 206

第四节　腰椎间盘突出症 ···································· 215

第五节　单纯胸腰椎骨折 ···································· 224

第六节　颈椎病 ·· 230

第八章 常见软组织损伤 ··· 239

第一节 肩周炎 ··· 239

第二节 肩袖损伤 ··· 246

第三节 膝骨关节炎 ·· 253

第四节 膝关节韧带损伤 ··· 259

第五节 膝关节半月板损伤 ·· 268

基础理论篇

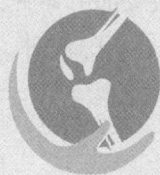

第一章　骨科相关解剖知识

运动系统由骨、骨连结和骨骼肌组成，占成人体重的60%。它们在神经系统的支配下，对身体起着运动、支持和保护作用。

骨与骨之间的连接部位，称为骨连结。全身各骨通过骨连结形成骨骼，构成坚硬的骨支架，赋予人体基本形态。附于骨骼上的肌肉，称为骨骼肌。骨骼肌收缩时，以关节为支点牵引骨移动位置，产生运动。在运动中，骨起着杠杆作用，关节是运动的枢纽，骨骼肌是动力器官。也就是说，骨骼肌是运动的主动部分，骨和骨连结是运动的被动部分。

骨骼是一种器官，主要由骨组织（骨细胞、胶原纤维和基质）构成，具有一定的形态结构。骨按功能及形态的不同，大致可以分为四种：长骨、短骨、扁骨和不规则骨。成人的骨共有206块，按其在身体的位置不同，可分为颅骨、躯干骨、上肢骨和下肢骨四部分，其中颅骨29块（包括听小骨6块），躯干骨51块，上肢骨64块，下肢骨62块。骨的重量，在成人约占体重的1/5，而新生儿则占1/7。每块骨都由骨质、骨膜和骨髓等构成，还有丰富的血管、淋巴管和神经，能不断地进行新陈代谢，有其生长发育过程，并具有修复、再生和改建的能力。

第一节　上肢骨与关节

一、上肢骨

上肢骨包括上肢带骨和自由上肢骨，自由上肢骨借上肢带骨连于躯干骨。两侧共计64块。

（一）上肢带骨

上肢带骨包括锁骨和肩胛骨。

1. 锁骨　锁骨为"~"形弯曲的长骨，位于胸廓前上方两侧。锁骨将肩胛骨支撑于胸廓之外，以保证上肢的灵活运动。锁骨中、外1/3交界处较脆弱，易发生骨折。骨折多见于幼儿，可使上肢运动受限。此外，它还对行经其下方的上肢大血管和神经起到保护作用。

2. 肩胛骨　肩胛骨（图1-1-1）为三角形的扁骨，贴于胸廓的后外侧，介于第2~7肋骨之间，底部向上，尖部朝下，可分为2面、3缘和3角。前面为一个浅窝，朝向肋骨，称为肩胛下窝。后面被一横行的肩胛冈分成上方的冈上窝和下方的冈下窝。肩胛冈的外侧端，向前外侧伸展，高耸在关节盂上方，称为肩峰。肩峰侧缘有一平坦的小关节面，与锁骨相关节。上缘短而薄，外侧有一凹陷为肩胛切迹，有肩胛上神经通过。切迹的外侧有一弯曲的指状突起，称为喙突，可在锁骨外 1/3 的下方摸到它的尖端。内侧缘薄而长，又称脊柱缘。外侧缘稍肥厚，又称腋缘。上角和下角分别为内侧缘的上端和下端，分别平对第 2 肋和第 7 肋，为计数肋骨的标志。外侧角最肥厚，有梨形浅窝，称为关节盂，与肱骨头形成盂肱关节。关节盂的上、下方各有一粗糙隆起，称为盂上结节和盂下结节，分别为肱二头肌长头和肱三头肌长头的附着部。关节盂下方较细的部分，称为肩胛颈。

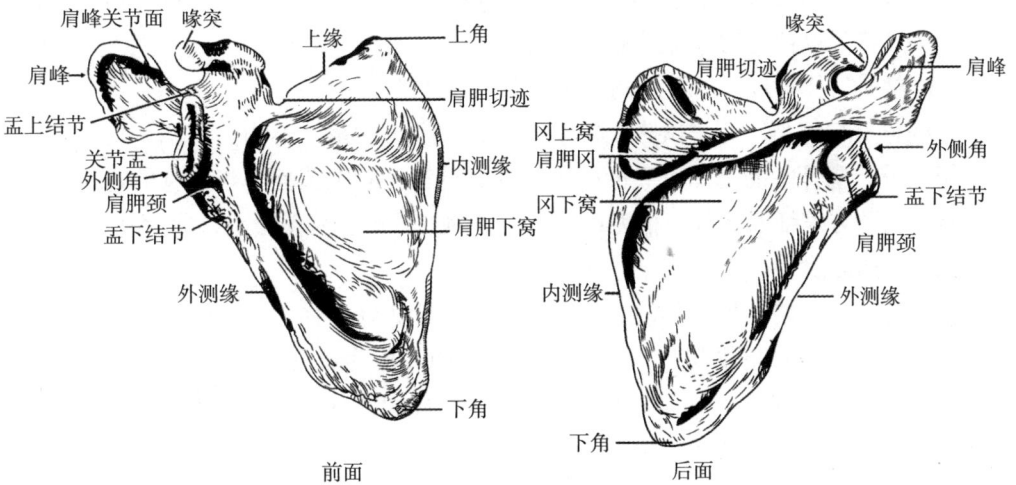

图 1-1-1 肩胛骨

（二）自由上肢骨

自由上肢骨包括肱骨、桡骨、尺骨和手骨。除手骨的腕骨外，其他都属长骨。

1. 肱骨 肱骨位于上臂部，分为一体和两端。

肱骨上端有半球形的肱骨头，与肩胛骨形成盂肱关节。肱骨头前下方的突起，称为小结节，为肩胛下肌的附着部。小结节外侧的隆起，称为大结节，为冈上肌、冈下肌和小圆肌的附着部。大、小结节之间的纵形浅沟称为结节间沟，内有肱二头肌长头肌腱通过。两结节向下延长的骨嵴，分别称为小结节嵴和大结节嵴，分别为大圆肌、背阔肌和胸大肌的附着部。大、小结节和肱骨头之间的环状沟，称为解剖颈，为肩关节囊附着部。肱骨上端与肱骨体交界处稍细，称为外科颈，这里是骨折的好发部位。肱骨体的中部外侧面有一粗糙的三角肌粗隆，是三角肌的附着部。肱骨体的后面有由内上斜向外下呈螺旋状的浅沟，称为桡神经沟，桡神经和肱深动脉沿此沟经过。因此，该处骨折、不适当应用止血带及全身麻醉后将臂后部紧压于手术台边缘过久时，均可损伤该神经。

肱骨下端前后部扁平而略向前卷曲。肱骨外侧部有半球形的肱骨小头，与桡骨相关节。肱骨小头的上方有一浅窝，称为桡窝，当肘关节全屈时，桡骨头的前缘与此窝相接。肱骨内侧部有形如滑车的肱骨滑车，与尺骨相关节。在肱骨滑车的前上方有冠突窝，当屈肘时，尺骨的冠突嵌入一深窝，称为鹰嘴窝，当伸肘时，尺骨的鹰嘴嵌入其内。肱骨小头的外上侧和肱骨滑车的内上侧各有一个突起，分别称为外上髁和内上髁。外上髁为肱桡肌、桡侧腕长伸肌、桡侧腕短伸肌、指伸肌、尺侧腕伸肌、旋后肌和桡侧副韧带的附着部；内上髁为旋前圆肌、桡侧腕屈肌、掌长肌、指浅屈肌、尺侧腕屈肌和尺侧副韧带的附着部。内上髁的后下方有一线沟，称为尺神经沟，有尺神经通过。

2. 桡骨　桡骨位于前臂外侧部，分为一体两端。

桡骨上端细小，有稍微膨大的桡骨头，其上面凹陷，称为关节凹，与肱骨小头相关节；桡骨头的周缘有光滑的关节面，称为环状关节面，与尺骨的桡切迹相关节。头下方缩细的部分，称为桡骨颈，其内下方有一粗糙隆起，称为桡骨粗隆，有肱二头肌腱附着。

桡骨体呈三棱柱形，其前、后面之间的内侧边缘，称为骨间缘，为前臂骨间膜的附着部。桡骨下端粗大，内侧面有关节面，称为尺切迹，与尺骨头相关节；下端的外侧面粗糙，有向下突出的锥状突起，称为桡骨茎突，为肱桡肌、腕桡侧副韧带的附着部，此面还有两条浅沟，有拇长展肌和拇短伸肌腱通过；下端的下面为腕关节面，与腕骨相关节。

3. 尺骨　尺骨位于前臂内侧部，分为一体两端。

尺骨上端较为粗大，前面有凹陷的半月形关节面，称为滑车切迹或半月切迹，与肱骨滑车相关节。滑车切迹中部较为狭窄，常为鹰嘴骨折发生的部位。在滑车切迹的上、下方各有突起，分别称为尺骨鹰嘴和冠突，冠突外侧面有桡切迹，与桡骨头相关节。冠突前下方的粗糙隆起，称为尺骨粗隆，为肱肌附着部。

尺骨体呈三棱柱形，其前、后面之间的外侧边缘，称为骨间缘，为前臂骨间膜的附着部。尺骨下端较为狭细，有呈球状的尺骨头。尺骨头的边缘为平滑的关节面，称为环状关节面，与桡骨的尺切迹相关节。尺骨头后内侧有向下的突起，称为尺骨茎突，为腕尺侧副韧带的附着部。

4. 手骨　手骨（图1-1-2）包括腕骨、掌骨和指骨。

（1）腕骨　位于手腕部，由8块短骨组成，排成两列，每列各有4块。近侧列由桡侧向尺侧，依次为手舟骨、月骨、三角骨和豌豆骨；远侧列依次为大多角骨、小多角骨、头状骨和钩骨。各腕骨均以相邻的关节面构成腕骨间关节。近侧列的手舟骨、月骨、三角骨共同形成桡腕关节的关节头，而豌豆骨则位于三角骨的掌侧。远侧列的腕骨与掌骨相关节。8块腕骨构成掌面凹陷的腕骨沟，沟的上方为腕横韧带所跨过，形成腕管，管内有正中神经和屈肌腱通过。腕骨沟的内、外侧各有一隆起，分别称为腕尺侧隆起和腕桡侧隆起。前者由豌豆骨与钩骨构成，后者由舟骨结节和大多角骨结节构成。

（2）掌骨　属长骨，共5块。由桡侧向尺侧，分别称为第1~5掌骨。掌骨的近侧端为底，接腕骨；远侧端为头，接指骨；中间部分为体。握拳时，头即显露于皮下。

（3）指骨　属长骨，共14块。拇指有2节指骨，其余各指为3节。由近侧至远侧，依次为近节指骨、中节指骨和远节指骨。指骨的近侧端为底，中间部为体，远侧端为滑车。远节指骨远侧端无滑车，其掌面有粗糙隆起，称为远节指骨粗隆（甲粗隆）。握拳时，滑车即显露于皮下。

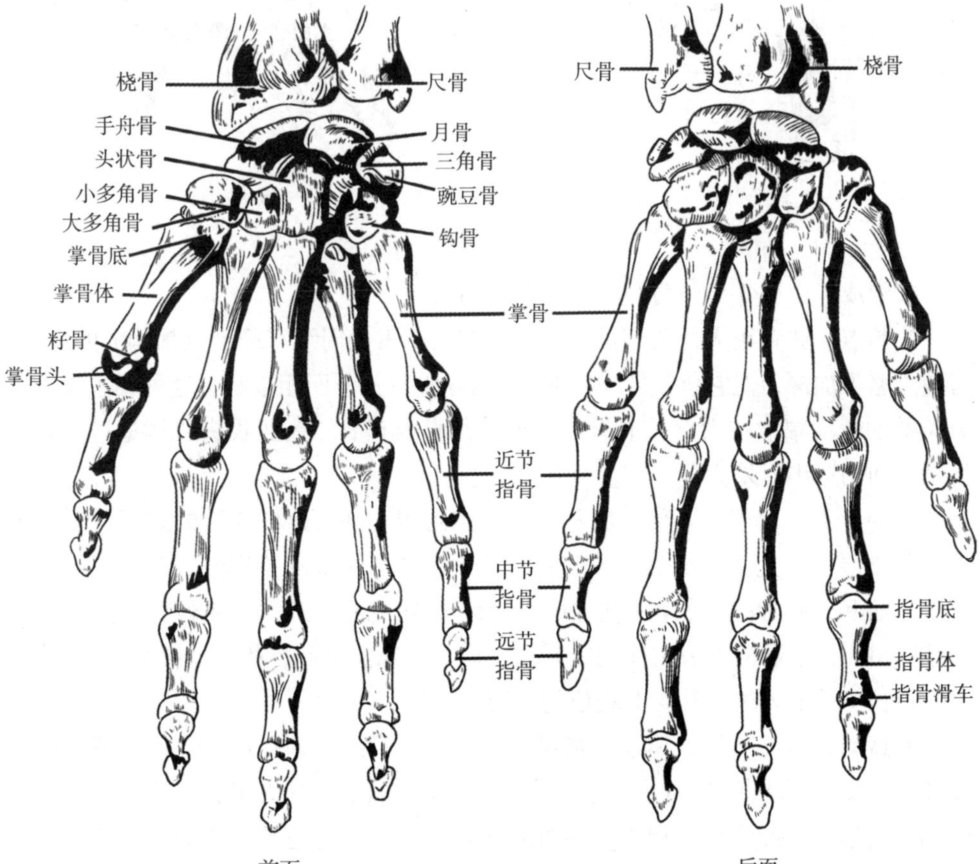

图 1-1-2　手骨

二、上肢关节

（一）肩关节

肩胛带有 3 个关节，包括胸锁关节、肩锁关节和肩关节。

肩关节（图 1-1-3），又称盂肱关节，是连接上肢与躯干的部分，属于典型的多轴球窝关节。

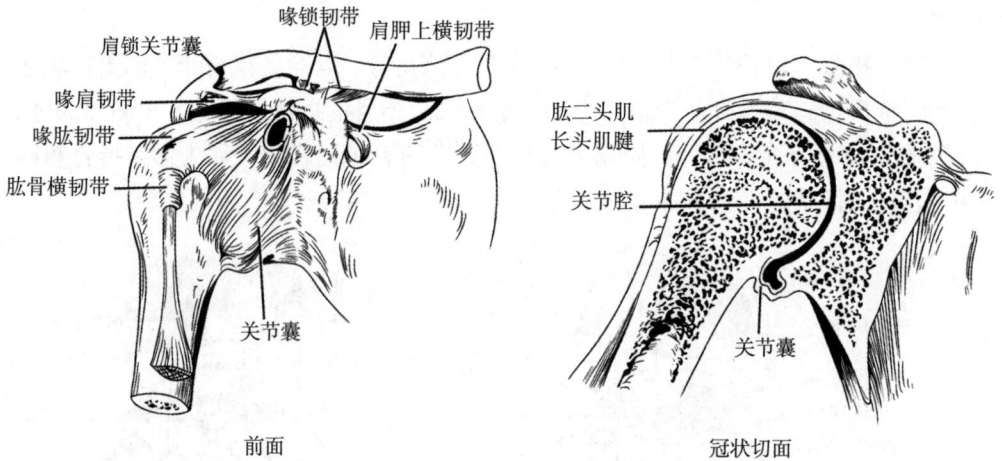

图 1-1-3　肩关节

1. 组成　由肱骨头与肩胛骨的关节盂构成。

2. 特点　肱骨头大，关节盂浅而小。在关节盂的周缘有纤维软骨构成的盂唇，可使之略为加深，但它仍只能与 1/4~1/3 的肱骨头关节面相接触。这种关系决定了肩关节的运动幅度较大。关节囊薄而松弛，囊内有肱二头肌长头肌腱通过，肌腱经结节间沟穿出囊外。

囊的上部、后部和前部有肌和肌腱纤维跨越，并且这些肌腱的腱纤维和关节囊的纤维层紧密交织，加强了关节囊，从而增加了关节的稳定性。关节囊的前下部缺乏肌和肌腱加强而较薄弱松弛，因此，临床见到的肩关节脱位，肱骨头常从下壁脱出。关节囊的上方有喙肩韧带架在肩峰与喙突之间，构成"喙肩弓"，有从上方保护肩关节和防止其向上脱位的作用。

3. 运动　肩关节是人体运动最灵活的关节，可沿三轴运动。它可绕冠状轴做屈和伸运动，屈大于伸；绕矢状轴做外展和内收运动，展大于收；绕垂直轴做旋外和旋内运动，旋内大于旋外；亦可做环转运动。参与肩关节活动的肌肉及支配神经详见表 1-1-1。

表 1-1-1　参与肩关节活动的肌肉及支配神经

运 动	肌 肉	起 点	止 点	支配神经
外展	冈上肌	肩胛冈上窝	肱骨大结节	肩胛上神经
	三角肌（中间束）	肩峰	肱骨三角肌结节	腋神经
内收	背阔肌	T_{6-12}，髂嵴，下肋	肱二头肌肌腱沟	胸背神经
	胸大肌	锁骨，胸骨，上 6 根肋骨	肱二头肌肌腱沟	胸神经
	大圆肌	肩胛后下侧缘	肱二头肌肌腱沟内侧缘	肩胛下神经
	喙肱肌	喙突	肱骨干内侧面	肌皮神经
	肩胛下肌	肩胛下窝	肱骨小结节	肩胛下神经
前屈	三角肌（前束）	锁骨外侧 1/3	肱骨三角肌结节	腋神经
	胸大肌	锁骨，胸骨，上 6 根肋骨	肱二头肌肌腱沟	胸神经
	喙肱肌	喙突	肱骨干内侧面	肌皮神经
后伸	背阔肌	T_{6-12}，髂嵴，下 3~4 肋骨	肱二头肌肌腱沟	胸背神经
	三角肌（后束）	肩胛冈	肱骨三角肌结节	腋神经
	胸大肌	锁骨，胸骨，上 6 根肋骨	肱二头肌肌腱沟	胸神经
内旋	背阔肌	T_{6-12}，髂嵴，下 3~4 肋	结节间沟	胸背神经
	胸大肌	锁骨，胸骨，上 6 根肋骨	肱二头肌肌腱沟	胸神经
	大圆肌	肩胛后下侧缘	肱二头肌肌腱沟内侧缘	肩胛下神经
	三角肌（前束）	锁骨外侧 1/3	肱骨三角肌结节	腋神经
	肩胛下肌	肩胛下窝	肱骨小结节	肩胛下神经
外旋	三角肌（后束）	肩胛冈	肱骨三角肌结节	腋神经
	小圆肌	肩胛骨侧缘	肱骨大结节	腋神经
	冈下肌	冈下窝	肱骨大结节	肩胛下神经

注：胸大肌参与肩关节的屈曲和伸展，并由胸外侧和内侧神经支配。它有 2 个头：锁骨头（屈肩关节）和胸肋头（伸展肩关节）。喙肱肌为上臂间隔肌肉，对肩关节屈曲和内收的贡献很小。

（二）肘关节

1. 组成　由肱骨下端和桡、尺骨上端构成，包括以下 3 个关节。

（1）肱尺关节　由肱骨滑车与尺骨滑车切迹构成。

（2）肱桡关节　由肱骨小头与桡骨头关节凹构成。

（3）桡尺近侧关节　由桡骨头环状关节面与尺骨的桡切迹构成。

2. 特点　上述 3 个关节被包裹在一个共同的关节囊内，有一个共同的关节腔。关节囊的前、后壁薄弱而松弛，两侧壁厚而紧张，且有桡侧副韧带和尺侧副韧带加强。囊的后壁最薄弱，故常见桡、尺二骨向后上方脱位。关节囊纤维层的环行纤维于桡骨头处较发达，形成一坚强的桡骨环状韧带，包绕桡骨头的环状关节面，两端分别连于尺骨的桡切迹前、后缘，与尺骨桡切迹共同构成一个上大下小的漏斗样骨纤维环，将桡骨头约束其中，使其在环内旋转而不易脱出。但是，4 岁以前的幼儿，因桡骨头尚在发育之中，环状韧带松弛，因此，在肘关节伸直旋前位猛力牵拉前臂时，可能发生桡骨头半脱位。

尺骨鹰嘴和肱骨内、外上髁是肘部三个重要的骨性标志。正常状态下，当肘关节伸直时，上述三点连成一条直线；当肘关节前屈至90°时，三点连成一等腰三角形，称肘后三角。在肘关节后脱位时，上述三点的位置关系即发生改变；而当肱骨髁上骨折时，三点的位置关系不变。

3. 运动　肘关节可做屈、伸运动。当伸肘时，臂和前臂之间形成一开向外侧的钝角，称提携角，一般为170°左右。肱桡关节与桡尺近侧关节和桡尺远侧关节同时参与前臂旋前、旋后运动。参与肘关节运动的神经及肌肉见表1-1-2。

表 1-1-2　参与肘关节运动的肌肉及神经

运动	肌肉		起点	止点	支配神经
屈肘	肱二头肌	长头	肩胛骨盂上结节	桡骨粗隆	肌皮神经
		短头	喙突	桡骨粗隆	肌皮神经
	肱肌		肱骨下半前面	尺骨粗隆	肌皮神经 桡神经
	旋前圆肌		肱骨内上髁和尺骨冠状突	桡骨侧面	正中神经
	肱桡肌		肱骨外上髁上方	远端桡骨（茎突）	桡神经
伸肘	肱三头肌	长头	肩胛骨盂下粗隆	尺骨鹰嘴	桡神经
		外侧头	桡骨沟上方	尺骨鹰嘴	桡神经
		内侧头	桡骨沟下方	尺骨鹰嘴	桡神经
	肘肌		肱骨外上髁	尺骨鹰嘴和尺骨干	桡神经

注：前臂旋前和旋后并不只发生在肘部。肱桡肌和旋前圆肌的肱骨头（前臂前间隔肌）都参与肘关节的屈曲。肘肌参与肘关节伸展。

（三）前臂骨间的连结

前臂骨间的连结包括前臂骨间膜、桡尺近侧关节和桡尺远侧关节。

1. 前臂骨间膜连结　于尺骨与桡骨的骨间缘之间，是坚韧的纤维膜，纤维的方向主要是从桡骨斜向下内达尺骨。当前臂处于旋前与旋后的中间位时，骨间膜最紧张；前臂旋后时，骨间膜稍松弛；前臂旋前时，两骨交叉，骨间膜最松弛。故在前臂骨折时，应将前臂固定于旋前与旋后的中间位，防止骨间膜挛缩而影响前臂的愈后旋转功能。

2. 桡尺近侧关节　见"肘关节"。

3. 桡尺远侧关节　由桡骨下端的尺切迹与尺骨头环状关节面连同尺骨头下面的关节盘共同构成。关节的下方，有略呈三角形的关节盘，将尺骨头与桡腕关节分隔开。关节囊松弛，附着于关节面和关节盘周缘。桡尺近侧和远侧关节为联合关节，使前臂做旋转运动，其旋转轴可用通过桡骨头中心至尺骨头中心的连线代表。运动时，桡骨头在原位旋转，而桡骨下端携带手骨绕尺骨头旋转。桡骨旋转到尺骨前方的运动，称旋前，此时，桡骨与尺骨交叉；与此相反的运动，即桡骨转回到尺骨外侧，称旋后，此时两骨并列。参与桡尺关节运动的肌肉及神经支配详见表1-1-3。

表1-1-3 参与桡尺关节运动的肌肉及其神经支配

运动	肌肉		起点	止点	支配神经
旋前	旋前圆肌	肱头	肱骨内上髁	桡骨外侧	正中神经
		尺头	尺骨冠状突	桡骨外侧	
	旋前方肌		尺骨前内侧	桡骨前外侧	骨间前神经
旋后	旋后肌		肱骨内上髁、肘关节韧带和尺骨嵴	桡骨颈和桡骨	骨间背神经
	肱二头肌		见表1-1-2	见表1-1-2	见表1-1-2

注：肱二头肌（手臂的前间室肌肉）有旋后功能。

（四）手关节

手关节包括桡腕关节、腕骨间关节、腕掌关节、掌骨间关节、掌指关节和指骨间关节。

1. 桡腕关节（又称腕关节）

（1）组成　由桡骨下端的腕关节面和尺骨头下方的关节盘组成的关节窝，与手舟骨、月骨、三角骨的近侧面组成的关节头共同构成。

（2）特点　关节囊松弛，关节腔宽广，四周均有韧带加强。在囊的两侧，分别有腕桡侧副韧带和腕尺侧副韧带加固，特别是腕掌侧韧带最为坚韧，因而使腕的后伸运动受限。

（3）运动　桡腕关节可做屈、伸、收、展和环转运动。参与腕关节运动的肌肉和神经支配详见表1-1-4。

表1-1-4 参与腕关节活动的肌肉及神经支配

运动	肌肉		起点	止点	支配神经
手腕外展	桡侧腕长伸肌		肱骨外上髁	第2掌骨基底	桡神经
	桡侧腕短伸肌		肱骨外上髁	第3掌骨基底	骨间背神经
	桡侧腕屈肌		肱骨内上髁	第2掌骨底	正中神经
手腕内收	尺侧腕屈肌	肱骨头	肱骨内上髁	第5掌骨	尺神经
		尺骨小头			
	尺侧腕伸肌		肱骨外上髁	第5掌骨底	骨间背神经

运动	肌肉	起点	止点	支配神经
屈腕	尺侧腕屈肌	肱骨内上髁	豌豆骨/第5掌骨	尺神经
	桡侧腕屈肌	肱骨内上髁	第2掌骨底	正中神经
	掌长肌	肱骨内上髁	掌腱膜	正中神经
	指浅屈肌	肱骨内上髁，桡骨冠状突起	第2~5指中节指骨	正中神经
	指深屈肌	尺骨和骨间膜	第2~5指远节指骨	尺神经骨间神经
伸腕	桡侧腕长伸肌	肱骨外上髁	第2掌骨底	桡神经
	桡侧腕短伸肌	肱骨外上髁	第3掌骨底	骨间背神经
	尺侧腕伸肌	肱骨外上髁	第5掌骨底	骨间背神经
	指伸肌	肱骨外上髁	四指中节和远节指骨	骨间背神经

注：指深屈肌由尺神经内侧（环指和小指）和骨间前神经（示指和中指）提供。

2. 腕骨间关节 为各相邻腕骨之间构成的关节，可分为近侧列腕骨间关节、远侧列腕骨间关节、近侧列与远侧列腕骨之间的腕中关节。但各骨又借韧带连结成一个整体，关节腔彼此相通。各关节均属微动关节，只能做轻微的滑动和转动。

3. 腕掌关节 由远侧列腕骨与5块掌骨底构成。第2~5腕掌关节的运动范围极小，仅能做轻微的滑动，唯大多角骨与第1掌骨底构成的拇指腕掌关节活动性较大，它可做屈、伸、收、展和环转及对掌运动。对掌运动是拇指掌侧面向掌心，拇指尖与其余四指的掌侧面指尖相接触的运动。这一运动加深了手掌的凹陷，是人类进行握持和精细操作所必需的动作。

4. 掌骨间关节 是第2~5掌骨底之间的关节，只能做轻微的滑动，其关节腔与腕掌关节腔相通。

5. 掌指关节 共5个，由各掌骨头与近节指骨底构成。关节囊薄而松弛，前、后有韧带增强，前面的掌侧韧带较坚韧并含有纤维软骨板。关节囊两侧也有侧副韧带，从掌骨头两侧延向下附于指骨底两侧，此韧带在屈指时紧张，伸指时松弛。当指处于伸位时，掌指关节可做屈、伸、收、展和环转运动；当指处于屈位时，掌指关节仅做屈、伸运动，收、展运动以中指为主，向中指靠拢为收，离开中指为展（表1-1-5）。

表1-1-5 参与拇指和其他手指运动的肌肉及其神经支配

运动	肌肉	起点	止点	神经
拇指外展	拇长展肌	尺、桡骨	第1掌骨底	骨间背神经
	拇短展肌	屈肌支持带 舟骨 大多角骨	拇指近节指骨	正中神经返支

运动	肌肉	起点	止点	神经
拇指内收	拇收肌	头状骨 小多角骨 第2/第3掌骨	拇指近节指骨	尺神经深支
拇指屈曲	拇长屈肌	桡骨和骨间膜	拇指远节指骨	骨间前神经
	拇短屈肌	屈肌支持带 大多角骨	拇指近节指骨	正中神经返支
拇指伸展	拇短伸肌	桡骨和骨间膜	拇指近节指骨	骨间背神经
	拇长伸肌	尺骨和骨间膜	拇指远节指骨	骨间背神经
小指外展	小指展肌	豌豆骨 屈肌支持带	第5指近节指骨	尺神经深支
小指屈曲	小指屈肌	钩骨钩 屈肌支持带	小指近节指骨	尺神经深支
小指伸展	小指伸肌	肱骨外上髁	小指伸指肌腱 扩张部	骨间背神经
指内收	骨间背侧肌	掌骨	近端指骨底	尺神经深支
	骨间掌侧肌	掌骨	近端指骨底	尺神经深支
指屈曲	指浅屈肌	见表1-1-4	见表1-1-4	正中神经
	指深屈肌	见表1-1-4	见表1-1-4	尺神经 骨间前神经
指伸展	指伸肌	肱骨外上髁	第2~5指中、远节指 骨背面扩张部	骨间背神经

注：示指伸肌是前臂的后间室肌，仅有助于伸直第二指。拇对掌肌和小指对掌肌不仅有助于伸直第二指，还能使拇指与小指形成对掌功能，因此产生一种紧握动作，掌短肌也参与此过程。

6. 指骨间关节 共9个，由各指相邻两节指骨的底和滑车构成，关节囊松弛，两侧有韧带加强。各关节只能做屈、伸运动，当关节屈曲时，指背凸显的骨性突起是相应指骨的滑车。

第二节 下肢骨与关节

一、下肢骨

下肢骨分为下肢带骨和自由下肢骨，自由下肢骨借下肢带骨连于躯干骨。两侧共计62块。

（一）下肢带骨

下肢带骨即髋骨（图1-2-1），位于躯干下端的两侧，为一形状不规则的扁骨。髋骨的外侧面有一深窝，称为髋臼，其关节面与股骨头相关节。髋臼的中央深而粗糙，称为髋臼窝，其骨壁很薄，可因疾病破坏或外伤被股骨头所穿通。窝的周围有平滑的月状面，髋臼边缘的下部的骨性缺口结构，称为髋臼切迹。髋骨的前下部有一大孔，称为闭孔。幼儿时期的髋骨，由后上方的髂骨、后下方的坐骨和前下方的耻骨组成。3骨借软骨相连，16岁左右软骨骨化，融合成1块髋骨。

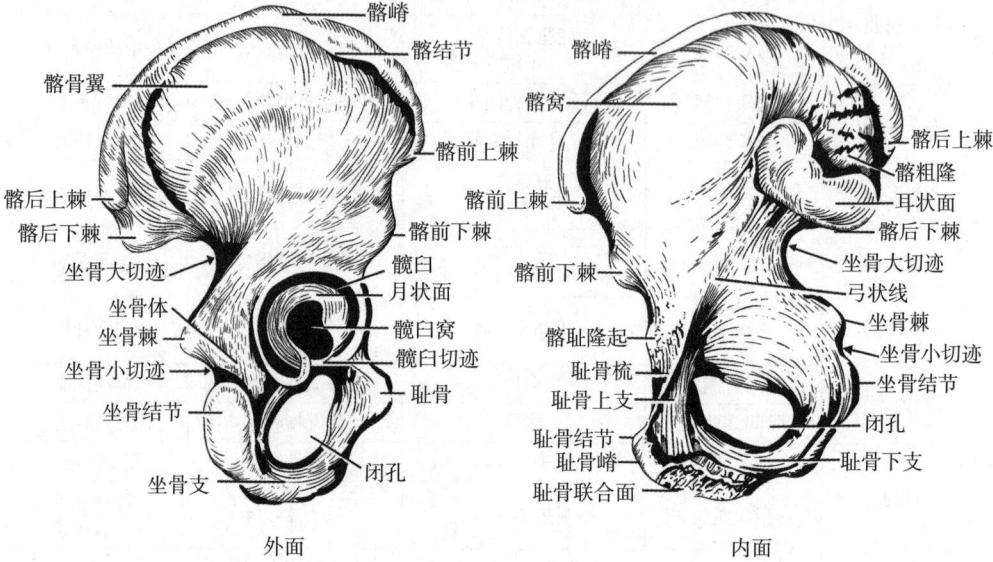

图 1-2-1 髋骨

1. 髂骨 构成髋骨的后上部，可分为髂骨体和髂骨翼。髂骨体肥厚，构成髋臼的上部。髂骨翼是髋臼上方的扁阔部分，其上缘增厚称为髂嵴，两侧髂嵴最高点的连线，约平第4腰椎棘突，可作为腰椎穿刺的定位标志。髂嵴的内、外两缘均呈锐线，分别称为内唇和外唇。髂嵴前、后端分别称为髂前上棘和髂后上棘，髂前上棘为腹股沟韧带和缝匠肌的附着部，髂后上棘为骶结节韧带、骶髂后长韧带和多裂肌的附着部。在髂前、髂后上棘的下方各有一突起，分别称为髂前下棘和髂后下棘，髂前下棘为腹直肌的附着部。髂前上棘后方5~7cm处，髂嵴向外侧的突起，称为髂结节。髂骨翼内面的大浅窝，称为髂窝。窝的后方有耳状面与骶骨相关节。耳状面的前方及下方有浅沟围绕，称为附关节沟，其后上方有一粗糙面，称为髂粗隆。髂骨翼外面前方较长的粗线，称为臀前线（臀上线），自髂前上棘后侧，呈弓状弯向后下方，终于坐骨大切迹的上部；下方的粗线称为臀下线，自髂前上棘下侧，也呈弓状弯向后下方，终于坐骨大切迹的中部；后方较短的粗线称为臀后线，自髂后上棘前侧，向下达髂后上棘的前方。

2. 坐骨 构成髋骨的后下部，可分为坐骨体和坐骨支。坐骨体较肥厚，构成髋臼的后下部，下部转折向前而成坐骨支。坐骨体与支会合处较肥厚、粗糙，称为坐骨结节，为股二头肌长头、半腱肌、半膜肌、大收肌、股方肌、下孖肌和骶结节韧带的附着部。坐骨结节的上后方有一锐棘，称为坐骨棘，为尾骨肌、肛提肌、上孖肌和骶棘韧带的附着部。坐骨棘的上方为属于髂骨的坐骨大切迹，下方为属于坐骨的坐骨小切迹。

3. 耻骨 构成髋骨的前下部，可分为耻骨体和耻骨上、下支。耻骨体较肥厚，构成髋臼的前下部。耻骨体与髂骨体结合处的上面有粗糙隆起的髂耻隆起，由此向前内侧伸出耻骨上支，其末端急转向下后，移行于耻骨下支。耻骨上、下支移行部的内侧面有长圆形粗糙面，称为耻骨联合面，与对侧的联合面构成耻骨联合。在耻骨上支的上缘有一锐嵴，称为耻骨梳，向后移行为弓状线，向前终于圆形突起的耻骨结节。

（二）自由下肢骨

自由下肢骨包括股骨、髌骨、胫骨、腓骨和足骨。除髌骨和足骨的跗骨外，其他均属于长骨。

1. 股骨 股骨位于大腿部，为人体最长、最大的长骨，其长度约占身高的1/4，分为一体两端。

股骨上端有球形的股骨头，与髋臼相关节。股骨头的中央稍下有一小窝，称为股骨头凹，为股骨头韧带的附着部。股骨头下外侧的狭细部分，称为股骨颈。股骨颈与体交界处有两个隆起，上外侧的方形隆起为大转子，下内侧的为小转子；大转子有臀中肌、臀小肌和梨状肌附着，小转子有髂腰肌附着。大、小转子之间，前面有转子间线相连，后面有转子间嵴相接。股骨颈与体以约130°角相交，称为颈干角。在矫正髋部手术时，应维持这个角度，才能适应负重的需要。股骨体稍微向前凸，前凸呈12°~15°角，股骨体的后面中部有一纵行的骨嵴，称为粗线。此嵴可分为内侧唇和外侧唇，外侧唇向上终于一粗糙部，称为臀肌粗隆，为臀大肌附着部；内侧唇又分为两条线，一条终于小转子，称为耻骨肌线，为耻骨肌的附着部；一条终于转子间线。内、外侧唇之间在股骨体下部形成一个三角形平面，称为腘面。

股骨下端有两个向后突出的膨大，分别称为内侧髁和外侧髁。髁的前面、下面和后面都是光滑的关节面，分别与髌骨和胫骨相关节。两髁之间的深窝，称为髁间窝，其外侧壁后部为前交叉韧带的附着部；髁间窝的内侧壁前部为后交叉韧带的附着部。髁间窝与腘面之间，有一条横隆线，称为髁间线，为关节囊及腘斜韧带的附着部。内侧髁的内侧面和外侧髁的外侧面均粗糙而隆起，最突出的部分分别称为内上髁和外上髁。内上髁较大，为膝关节胫侧副韧带附着部；内上髁的上方有三角形的小结节，称为收肌结节，有大收肌腱附着；收肌结节的后面有三角形小面，为腓肠肌内侧头附着部。外上髁较小，为膝关节腓侧副韧带的附着部；外上髁的下侧有一深沟，称为腘肌沟，有腘肌腱经过；外上髁的上侧有一粗面，有外侧头附着。

2. 髌骨 髌骨为人体最大的籽骨，位于股骨下的前面，在股四头肌腱内，有维护膝关节正常功能的作用。全骨扁平，呈三角形，上宽下尖，前面粗糙，后关节面，与股骨髌面相关节。髌骨的上缘称为髌底，上缘、内侧缘和外侧缘均有股四头肌腱附着，下端为髌尖，有髌韧带附着。髌骨的位置浅表，可因外力直接打击而出现骨折。

3. 胫骨 胫骨位于小腿内侧部，是小腿主要负重的骨，故较粗壮，可分为一体两端。胫骨上端有两个膨大，分别称为内侧髁和外侧髁。两髁上面有上关节面，与股骨两髁相关节。两髁上面之间的粗糙隆起，称为髁间隆起。外侧髁的后下方有腓关节面，与腓骨头相关节。胫骨上端前下方骨面粗糙隆起，称为胫骨粗隆，有髌韧带附着。

胫骨体呈三棱柱形，其前缘（又称前嵴）和内侧面紧贴皮下，体表都可摸到。胫骨内侧缘上部为膝关节胫侧副韧带的附着部；外侧缘为骨间缘，为小腿骨间膜的附着部。胫骨后面上份有斜向下内的比目鱼肌线，为比目鱼肌的附着部。

胫骨下端内侧面隆凸，称为内踝，其外侧面光滑，称为内踝关节面，与距骨相关节；外侧面有三角形的腓切迹，与腓骨相连结；后面粗糙，有内外两条沟，内侧者较深，称为踝沟，有胫骨后肌腱及趾长屈肌腱通过，外侧者平浅，有𧿹长屈肌腱通过；下面为一略呈四方形的关节面，与距骨相关节。

4. 腓骨 腓骨位于小腿外侧部，可分为一体两端。

腓骨上端略膨大，称为腓骨头。腓骨头的内侧面有圆形的关节面，称为腓骨头关节面，与胫骨相关节；外侧面有一粗隆，为股二头肌及膝关节腓侧副韧带的附着部。腓骨头的顶部呈结节状，称为腓骨尖，为肌及韧带的附着部；腓骨头的下方变细，称为腓骨颈，有腓总神经绕过。

腓骨体呈三棱柱形，其内侧缘为骨间缘，为小腿骨间膜的附着部。腓骨下端膨大为外踝。外踝内侧面的前上部，有微凹的三角形关节面，称为外踝关节面，与距骨相关节；外踝外侧面隆凸，位居皮下，比内踝稍低，后缘呈浅沟状，称为踝沟，有腓骨长、短肌腱通过。

5. 足骨 足骨（图 1-2-2）包括跗骨、跖骨和趾骨。

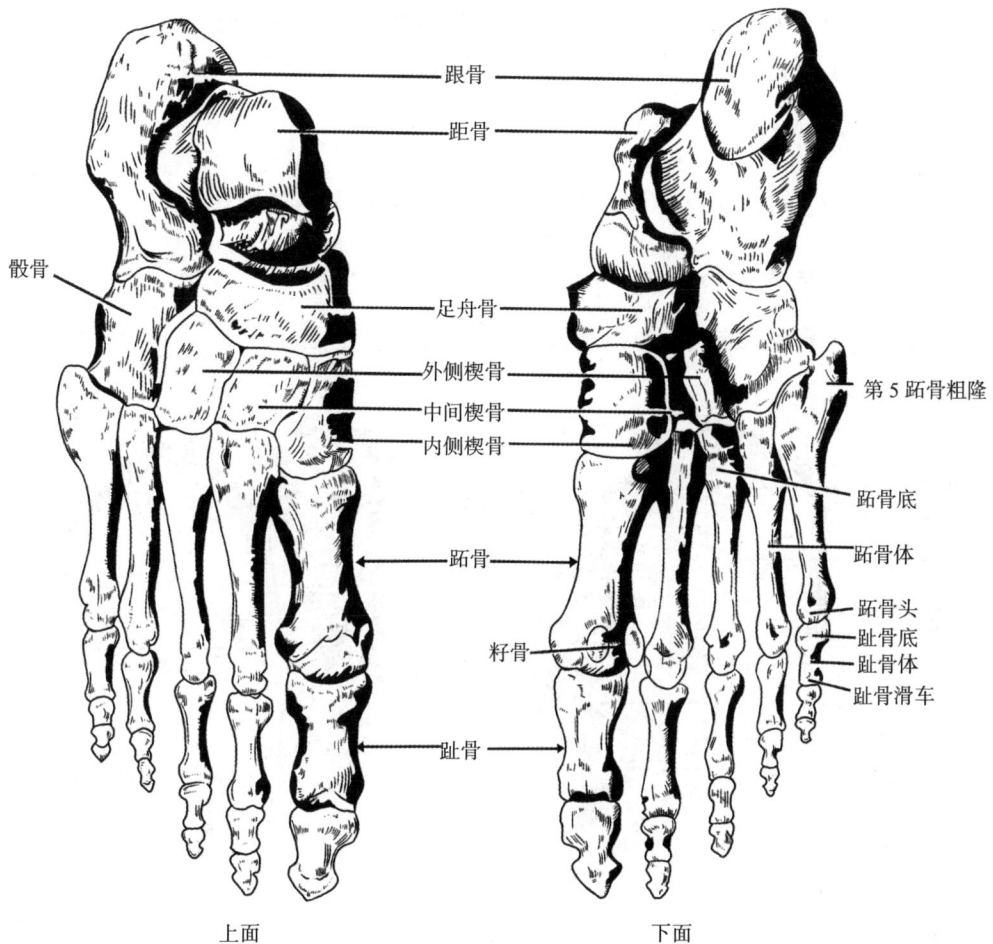

图中标注：

跟骨
距骨
骰骨
足舟骨
外侧楔骨
中间楔骨
内侧楔骨
跖骨
籽骨
趾骨

第 5 跖骨粗隆
跖骨底
跖骨体
跖骨头
趾骨底
趾骨体
趾骨滑车

上面　　　　　　　　下面

图 1-2-2　足骨

（1）跗骨　属于短骨，共 7 块。即距骨、跟骨、骰骨、足舟骨及 3 块楔骨。跟骨在后下方，其后端隆凸称为跟骨结节，有跟腱附着；跟骨上部内侧有一扁平的突起，称为载距突；载距突的下面有自后上方向前下方的浅沟，称为长屈肌腱沟。距骨在跟骨的上方，距骨上方的距骨滑车与胫、腓骨的下端相关节。跟骨前方接骰骨。距骨前方接足舟骨，其内侧面有一向下方的圆形粗隆，称为舟骨粗隆，为胫骨后肌腱的附着部。足舟骨的前方为 3 块楔骨，由内侧向外侧排列，为内侧楔骨、中间楔骨和外侧楔骨。各跗骨的相邻面都有关节面相关节。

（2）跖骨　属于长骨，相当于手的掌骨，共 5 块。从内侧向外侧，依次称为第 1~5 跖骨。每块跖骨可分为底、体和头三部。第 1~3 跖骨底与楔骨相关节，第 4、第 5 跖骨底与骰骨相关节。跖骨头与趾骨相关节。第 5 跖骨底向外侧的突起，称为第 5 跖骨粗隆，为腓骨短肌的附着部。

（3）趾骨 属于长骨，共 14 块。相当于手的指骨，比手指骨短小，其形态和命名与指骨相同。踇趾为 2 节，其余各趾均为 3 节。

二、下肢关节

下肢骨的连结，可分为下肢带骨的连结和自由下肢骨的连结。

（一）下肢带骨的连结

1. 髋骨与骶骨的连结 包括骶髂关节和韧带（图 1-2-3）。

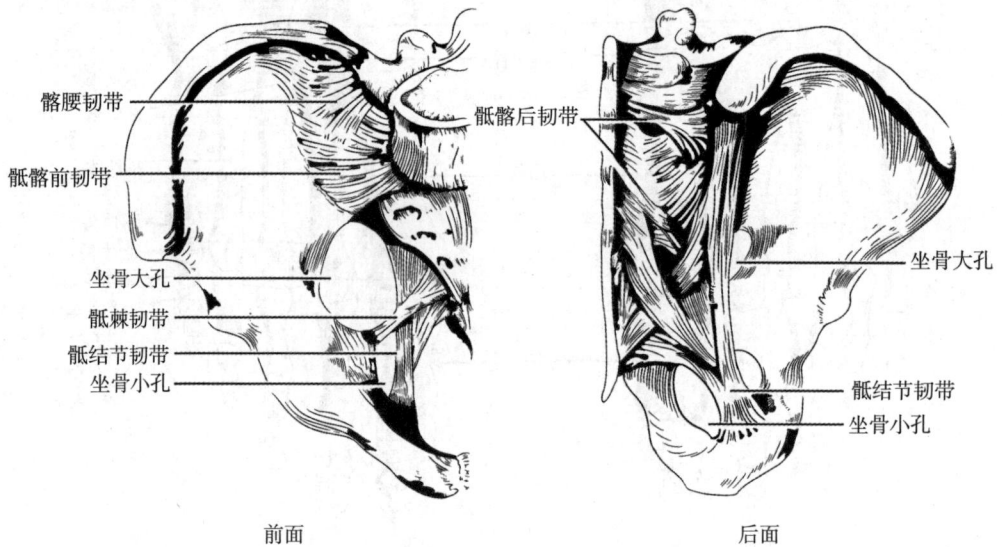

图 1-2-3 骨盆的韧带

（1）骶髂关节 由骶、髂两骨的耳状面构成，两个关节面彼此结合非常紧密，关节囊紧张，并有韧带加固，运动范围极小，主要是支持体重和缓冲从下肢或骨盆传来的冲击和震动。

（2）骶结节韧带 从骶、尾骨的外侧缘连至坐骨结节，是坚韧、宽阔的韧带。

（3）骶棘韧带 从骶、尾骨的外侧缘开始，集中地附着于坐骨棘。

上述两条韧带与坐骨大、小切迹分别围成坐骨大孔和坐骨小孔，两孔内有神经、血管和肌肉通过。

2. 髋骨间的连结 耻骨联合由左、右两侧耻骨的耻骨联合面，借纤维软骨构成的耻骨间盘相连而成。耻骨间盘中有纵长裂隙，女性耻骨间盘较宽而短，裂隙较大。耻骨联合的上、下和前方均有韧带加强。耻骨联合的活动甚微，在孕妇分娩过程中则比较明显，耻骨间盘中的裂隙增宽，以增大骨盆的径线，利于胎儿娩出。两侧耻骨下支相连形成骨性弓，称耻骨弓。

3. 骨盆

（1）骨盆的组成和分部　骨盆由骶骨、尾骨及左右髋骨借关节和韧带连结而成。其主要功能是支持体重，保护盆腔脏器，对于女性来说，还是胎儿娩出的产道。骨盆以骶骨岬至耻骨联合上缘的两侧连线为界线，可分为前上方的大骨盆和后下方的小骨盆。大骨盆较宽大，向前开放。小骨盆有上、下两口。骨盆上口由上述的界线围成，骨盆下口由尾骨、骶结节韧带、坐骨结节和耻骨弓等围成。两口之间为骨盆腔，小骨盆腔也称为固有盆腔，腔内有直肠、膀胱和部分生殖器官。

骨盆的位置，因人体姿势的不同而变动。人体直立时，骨盆向前倾，两侧的髂前上棘和耻骨结节位于一个冠状面上。骨盆上口平面与水平面形成 50°~60° 的角，称为骨盆倾斜度。

（2）骨盆的性差　在人的全身骨骼中，男、女骨盆的性差最为显著，甚至在胎儿时期的耻骨弓就有明显的差异。骨盆的性差与其功能有关，由于女性骨盆要适应孕育胎儿和分娩的需要，所以女性骨盆外形宽而短，骨盆上口较大，近似圆形，骨盆腔的形态呈圆桶状，耻骨弓的角度为 90°~100°。而男性骨盆外形窄而长，骨盆上口较小，近似桃形骨盆腔的形态似漏斗，耻骨弓的角度为 70°~75°。

（二）自由下肢的连结

1. 髋关节

（1）组成　由股骨头与髋臼构成。

（2）特点

1）髋臼周缘有纤维软骨构成的髋臼唇，增加了髋臼深度并缩小其口径，可容纳股骨头的 2/3 面积，从而紧抱股骨头，增加关节的稳固性。

2）关节囊紧张而坚韧，向上附着于髋臼周缘，向下在前面附于转子间线，将股骨颈完全包裹，后面则附于股骨颈中、外 1/3 交界处，故仅包裹股骨颈的内侧 2/3。所以，股骨颈骨折可分为囊内、囊外及混合性骨折。

3）关节囊外有多条韧带加强，其中最大的是位于前方的髂股韧带，此韧带可限制大腿过度后伸，对维持人体直立有很大的作用。关节囊后下部较薄弱，脱位时，股骨头易向后下方脱位。

4）关节囊内有股骨头韧带，连于髋臼与股骨头之间，为滑膜所包被，韧带中含有滋养股骨头的血管。成人供应股骨头的血管主要有旋股内侧动脉、旋股外侧动脉、闭孔动脉和股骨滋养动脉。从囊外动脉环发出的进入股骨颈的分支称为支持带动脉，为股骨头血供的主要来源。

（3）运动　髋关节的运动与肩关节类似，既能绕冠状轴做屈、伸运动，绕矢状轴做内收、外展运动，绕垂直轴做旋内、旋外运动，还可做环转运动

（表 1-2-1）。因受髋臼的限制，髋关节的运动范围较肩关节小，不如肩关节灵活，但其稳固性强，以适应其支持、承重和行走的功能。

表 1-2-1　参与髋关节运动的肌肉及其神经支配

运动	肌肉	起点	止点	支配神经
内收	臀中肌	髂骨	股骨大转子	臀上神经
	臀小肌	髂骨	股骨大转子	臀上神经
	上、下孖肌	坐骨棘及坐骨结节	股骨大转子	L_5~S_1（骶丛）
外展	耻骨肌	耻骨上支	股骨小转子	股神经
	短收肌	耻骨下支	股骨后侧	闭孔神经
	长收肌	耻骨体	股骨后侧	闭孔神经
	大收肌	坐耻支	股骨后侧	闭孔神经 坐骨神经
	股薄肌	坐耻支	胫骨粗隆上方，内侧	闭孔神经
内旋	臀小肌	髂骨	股骨大转子	臀上神经
	阔筋膜张肌	髂嵴和髂前上棘	髂胫束	臀上神经
外旋	股方肌	坐骨结节	股骨转子间嵴	L_5~S_1（骶丛分支）
	闭孔内肌	闭孔肌膜	股骨大转子	L_5~S_1（骶丛分支）
	梨状肌	骶骨的前侧面	股骨大转子	梨状肌神经
	缝匠肌	髂前上棘	胫骨上，内侧面	股神经
	闭孔外肌	闭孔肌膜	股骨大转子	闭孔神经
	上、下孖肌	坐骨棘及坐骨结节	股骨大转子	L_5~S_1（骶丛分支）
屈曲	缝匠肌	髂前上棘	胫骨	股神经
	腰大肌	脊柱（T_{12}~L_5）	股骨小转子	L_{1-3}（腰丛）
	髂肌	髂嵴和髂窝	股骨小转子	股神经
	耻骨肌	耻骨上支	股骨干	股神经
	股直肌	髂前下棘（直头）髋臼边缘（反折头）	附着于胫骨的髌韧带	股神经
伸直	臀大肌	髂骨、尾骨、骶骨骶结节韧带	臀肌粗隆	臀下神经
伸直	股二头肌	坐骨结节和股骨后方	腓骨头	胫神经 腓总神经
	半膜肌	坐骨结节	胫骨（内侧髁）	胫神经
	半腱肌	坐骨结节	胫骨（上内侧）	胫神经

注：附着在股骨后侧的肌肉主要附着于股骨粗隆。

2. 膝关节 膝关节（图 1-2-4）是人体内最大、最复杂的关节。

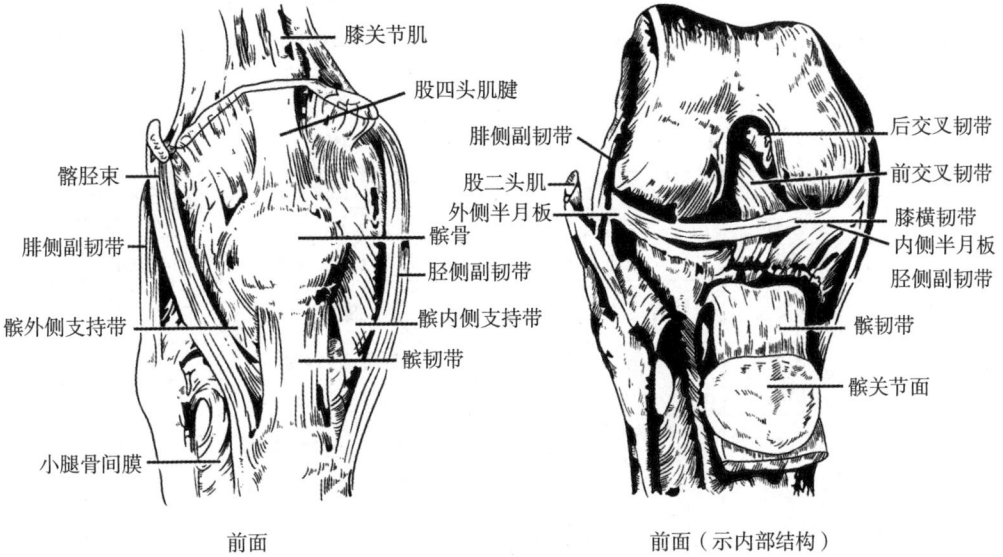

图 1-2-4　膝关节

（1）组成　由股骨内、外侧髁，胫骨内、外侧髁与髌骨共同构成。

（2）特点

1）关节囊广阔而松弛，各部厚薄不一。关节囊周围有韧带加强，前方为髌韧带，它自髌骨下缘至胫骨粗隆，是股四头肌腱的延续，临床上检查膝反射，即叩击此韧带。两侧分别为胫侧副韧带和腓侧副韧带，两侧的副韧带在伸膝时紧张，屈膝时松弛。

2）囊内有连结股骨和胫骨的前交叉韧带和后交叉韧带，两者相互交叉排列。前交叉韧带位于外侧，于伸膝时最紧张，能防止胫骨前移；而后交叉韧带位于内侧，于屈膝时最紧张，能防止胫骨后移。如果前交叉韧带损伤，胫骨可被动前移，后交叉韧带损伤，胫骨可被动后移，这种现象即临床所谓的"抽屉现象"。

3）在股骨与胫骨相对的内、外侧髁之间有纤维软骨板，分别称为内侧半月板和外侧半月板。半月板的周缘厚而内缘薄，呈半月状，下面平而上面凹陷。内侧半月板较大，呈"C"形，其边缘中份与关节囊和胫侧副韧带紧密相连。外侧半月板较小，近似"O"形。半月板加深了关节窝，从而使关节更加稳固，并可缓冲跳跃和剧烈运动时的震荡。

4）关节囊的滑膜层附着于各关节软骨的周缘。在髌骨下方中线的两旁，滑膜层向关节腔内突出，形成一对翼状襞，襞内含有脂肪组织，以充填关节内的空隙。

5）在膝关节的周围，特别是肌腱附着处，有许多滑膜囊。有的滑膜囊与关节腔相通，如髌上囊，囊内充满了滑液，可减少肌腱运动时与骨面的摩擦。滑膜囊常因外伤而发生滑膜囊炎或囊肿。

（3）运动　膝关节的运动主要是绕冠状轴做屈、伸运动，在屈膝状态下，还可绕垂直轴做轻微的旋内、旋外运动。参与膝关节运动的肌肉及神经支配情况详见表1-2-2。

表1-2-2　参与膝关节运动的肌肉及其神经支配

运动	肌肉	起点	止点	支配神经
屈曲	缝匠肌	髂前上棘	胫骨上方，内侧面	股神经
	股薄肌	耻坐支	胫骨上方，内侧面	闭孔神经
	股二头肌	坐骨结节和股骨后方	腓骨头	胫神经 腓总神经
	半膜肌	坐骨结节	胫骨（内侧髁）	胫神经
	半腱肌	坐骨结节	胫骨（上内侧）	胫神经
伸直	股直肌	髂前下棘（直头） 髋臼边缘（反折头）	附着于胫骨的髌韧带	股神经
	股内侧肌	股骨上部	附着于胫骨的髌韧带	股神经
	股外侧肌	股骨上部	附着于胫骨的髌韧带	股神经
	股中间肌	股骨体	附着于胫骨的髌韧带	股神经

注：股四头肌由一组肌肉组成，包括股内侧肌、股外侧肌、股中肌和股直肌。腓肠肌跖肌为腿部后间室肌肉，对膝关节屈曲的作用很小。当膝关节处于屈曲状态时，间室肌肉负责膝关节的外侧和内侧旋转。膝关节的锁定和解锁，分别由周围韧带和肌肉控制。

📖**知识链接**

半月板损伤：半月板损伤多由扭转外力引起。当一腿承重，小腿固定在半屈曲外展位时，身体及股部猛然内旋，内侧半月板在股骨髁与胫骨之间，受到旋转压力，而致半月板撕裂。外侧半月板损伤的机制相同，作用力方向相反。损伤的形状可为横裂、纵裂、水平裂或不规则形，甚至破碎成关节内游离体。半月板损伤急性期，膝关节有明显疼痛、肿胀和积液，关节屈伸活动障碍。急性期过后，肿胀和积液可自行消退，但活动时关节仍有疼痛，若破裂的半月板部分滑入关节之间，使关节活动发生机械障碍，妨碍关节屈伸活动，则形成"交锁"现象。半月板属于纤维软骨，其本身无血液供应，其营养主要来自关节滑液，只有与关节囊相连的边缘部分从滑膜得到一些血液供应。因此，除边缘部分损伤后可以自行修复外，半月板破裂后不能自行修复，对于严重的半月板损伤患者，手术是目前彻底治疗最有效的途径，切除损伤的半月板、取出游离的半月板碎片，而且关节镜的引入为微创治疗半月板损伤开辟了广阔的前景。

3.小腿骨间的连结　小腿胫、腓两骨连结紧密，其上端构成可轻微活动的胫腓关节，下端是靠韧带联合的胫腓连结，两骨干之间以小腿骨间膜互相连结。所以，在小腿两骨之间，几乎不能运动。

小腿骨间的连结包括胫腓关节、小腿骨间膜和胫腓连结。其只能做轻微的运动，当足背屈时，腓骨可出现旋外。

（1）胫腓关节 由腓骨头关节面和胫骨的腓关节面构成。关节囊前面有腓骨头前韧带，起自腓骨头前面，斜向内上方，止于胫骨外侧髁前面；后面有腓骨头后韧带，起自腓骨头后面，斜向上方，止于胫骨外侧髁后面。

（2）小腿骨间膜 为坚韧的纤维膜，连结胫骨和腓骨的骨间缘之间。

（3）胫腓连结 由胫骨的腓切迹与腓骨下端的内侧面构成。两个接触面之间借下列韧带紧密相连。

1）胫腓前韧带 连结胫骨和腓骨下端的前面。

2）胫腓后韧带 连结胫骨和腓骨下端的后面。

3）骨间韧带 连结胫骨和腓骨下端的相邻面之间，其向上移行于小腿骨间膜。

4）胫腓横韧带 为一坚韧的索状韧带，起自胫骨后面的下缘，止于外踝的内侧面。此韧带对保持踝关节的稳固性，防止胫骨和腓骨沿距骨上面向前脱位有重要作用。

4. 足关节 包括距小腿关节、跗骨间关节、跗跖关节、跖骨间关节、跖趾关节和趾骨间关节。

（1）距小腿关节 又称踝关节。

1）组成 由胫、腓骨下端的踝关节面和距骨滑车构成。

2）特点 关节囊前、后壁薄而松弛，两侧有韧带加强。内侧有内侧韧带（又名三角韧带），为坚韧的三角形韧带，该韧带起自内踝，呈扇形向下展开，止于足舟骨、距骨和跟骨。外侧有 3 条独立的韧带，即前面的距腓前韧带、后面的距腓后韧带和外侧的跟腓韧带。3 条韧带起自外踝，分别向前内侧、后内侧及下后方形成弓束，前两者止于距骨，后者止于跟骨。外侧韧带相对较薄弱，常因猛力使足内翻过度而损伤，造成韧带扭伤。距骨滑车呈前宽后窄的梯形，当背屈时，滑车较宽的前部被内、外踝夹紧，比较稳固；当跖屈时，滑车较窄的后部进入关节窝内，可有轻微的侧方（收、展）运动，此时距小腿关节松动而稳定性较差，容易扭伤，其中以内翻扭伤较为多见（即外侧韧带损伤）。

3）运动 在冠状轴上可做背屈(伸，足尖向上)和跖屈(屈，足尖向下)运动。当跖屈时，距骨滑车较窄的后部进入关节窝，可在矢状轴上做轻微的收、展运动。参与踝关节及足部运动的肌肉、神经支配详见表 1-2-3。

表 1-2-3　参与踝关节和足部运动（外翻和内翻）的肌肉及其神经支配

运动	肌肉	起点	止点	神经
背伸	拇长伸肌	腓骨与骨间膜	拇趾，远节趾骨	腓深神经
	趾长伸肌	胫骨与骨间膜	第2~5中、远节趾骨	腓深神经
	第3腓骨肌	腓骨与骨间膜	第5跖骨底	腓深神经
	胫骨前肌	胫骨与骨间膜	第1跖骨底，内侧楔骨	腓深神经
跖屈	腓骨长肌	腓骨	第1跖骨，内侧楔骨	腓浅神经
	腓骨短肌	腓骨	第5跖骨	腓浅神经
	跖肌	股骨外上髁	跟骨	胫神经
	腓肠肌	股骨后髁	跟骨	胫神经
	比目鱼肌	腓骨与胫骨内侧缘	跟骨	胫神经
	趾长屈肌	胫骨后侧	远节趾骨（外侧4趾）	胫神经
	拇长屈肌	腓骨后侧	拇趾远节趾骨	胫神经
	胫后肌	胫腓骨	舟骨，内侧楔骨	胫神经
外翻	第3腓骨肌	腓骨前面	第5跖骨底	腓深神经
	腓骨长肌	腓骨	第1跖骨底，内侧楔骨	腓浅神经
	腓骨短肌	腓骨	第5跖骨	腓浅神经
内翻	胫前肌	胫骨和骨间膜	第1跖骨底，内侧楔骨	腓深神经
	胫后肌	胫腓骨	舟骨，内侧楔骨	胫神经

（2）跗骨间关节　跗骨间的连结比较复杂，包括距下关节（距跟关节）、距跟舟关节和跟骰关节等。跗骨间关节主要可做足内翻（足底朝向内侧）和足外翻（足底朝向外侧）运动。

（3）跗跖关节　由3块楔骨和骰骨与5块跖骨的底构成，活动甚微。

（4）跖骨间关节　位于各跖骨底相邻面之间，连结紧密，活动甚微。

（5）跖趾关节　由跖骨头与近节趾骨底构成，可做轻微的屈、伸、收、展运动。屈为跖屈，伸为背屈，向第2趾靠拢为收，离开第2趾为展。

（6）趾骨间关节　是相邻趾骨间的关节，只能做屈伸运动。参与足趾运动的肌肉、神经支配详见表1-2-4。

表 1-2-4　参与足趾运动的肌肉及其神经支配

运动	肌肉		起点	止点	神经
拇趾外展	拇外展肌（第一层）		跟骨结节 屈肌支持带 足底腱膜	拇趾，近节趾骨	足底内侧神经
拇趾内收	拇内收肌 （第三层）	斜头	第2~4跖骨底	拇趾，近节趾骨	足底外侧神经
		横头	横韧带	拇趾，近节趾骨	

运动	肌肉	起点	止点	神经
踇趾跖屈	踇长屈肌	腓骨后方	踇趾远节趾骨底	胫神经
	踇短屈肌（第三层）	骰骨，内侧楔骨	踇趾，近节趾骨	足底内侧神经
踇趾背伸	踇长伸肌	腓骨与骨间膜	踇趾，远节趾骨	腓深神经
小趾外展	小趾外展肌（第一层）	跟骨，足底腱膜	小趾，近节趾骨	足底外侧神经
小趾跖屈	小趾短屈肌（第三层）	第5跖骨	小趾，近节趾骨	足底内侧神经
趾内收	骨间背侧肌（第四层）	跖骨	近节趾骨	足底外侧神经
	足底骨间肌（第四层）	第3~5跖骨	近节趾骨	足底外侧神经
趾屈曲	趾长屈肌	胫骨后侧	远节趾骨（外侧4趾）	胫神经
	趾短屈肌（第一层）	跟骨，足底腱膜	中节趾骨（外侧4趾）	足底内侧神经
趾背伸	趾长伸肌	胫骨和骨间膜	中/远节趾骨（外侧4趾）	腓深神经

注：蚓状肌通过屈曲近端关节和伸直远端关节，使得足部能够灵活且有力地执行各种任务。

5. 足弓 为跗骨和跖骨借韧带和肌肉的牵拉，形成的一个凸向上的弓，称为足弓。足弓可分为前后方向的足纵弓和内外侧方向的足横弓。足纵弓较明显，其又可分为内侧和外侧两个弓。当站立时，足骨仅以跟骨结节和第1、第5跖骨头三点着地。足弓具有弹性，可在跳跃和行走时缓冲震荡，同时还具有保护足底血管、神经免受压迫的作用。

第三节　躯干骨与关节

一、躯干骨

躯干骨由椎骨、胸骨和肋组成，它们分别参与脊柱、胸廓和骨盆的构成。

（一）椎骨

幼儿时期，椎骨总数一般为32~33块，从上至下包括颈椎7块，胸椎12块，腰椎5块，骶椎5块，尾椎3~4块。至成人，5块骶椎融合成1块骶骨，3~4块尾椎融合成1块尾骨。因此，成人的椎骨总数一般为26块。

1. 椎骨的一般形态 椎骨由前部的椎体和后部的椎弓组成。

（1）椎体　呈短圆柱形，是椎骨负重的主要部分，其表面为较薄的骨密质，内部为骨松质，上、下面皆粗糙，借椎间盘与相邻椎骨连结。

（2）椎弓　位于椎体后方的弓形骨板，其与椎体连接的缩窄部分，称为椎弓根。椎弓根的上、下缘各有一切迹，分别称为椎上切迹和椎下切迹，相邻椎骨的椎上、椎下切迹，共同围成椎间孔，有脊神经和血管通过。两侧的椎弓根向后内侧延伸为宽阔的骨板，称为椎弓板，在正中线上，两侧椎弓板彼此结合。椎体与椎弓共同围成椎孔。各椎骨的椎孔连接起来构成椎管，向下与骶管相通，椎管内容纳脊髓及被膜等。从椎弓上发出 7 个突起：棘突 1 个，在正中线上，向后方或后下方伸出，尖端可在体表摸到；横突 1 对，分别向左、右两侧伸出，棘突和横突都是肌肉和韧带的附着处；关节突 2 对，分别是上关节突和下关节突，它们分别是在椎弓根与椎弓板结合处向上、向下的突起，相邻上关节突和下关节突构成关节突关节。

2. 各部椎骨的主要特征

（1）颈椎　颈椎椎体较小，横断面呈横椭圆形。椎孔较大，呈三角形。横突有孔，称为横突孔，有椎动脉和椎静脉等结构通过。第 6 颈椎横突末端前面的结节特别大，称为颈动脉结节，颈总动脉行经其前方。当头部出血时，可在体表将颈总动脉压向此结节，进行临时止血。第 2~6 颈椎的棘突较短，末端分叉。

1）第 1 颈椎　又名寰椎，无椎体、棘突和关节突，呈环状，由前弓、后弓及两侧块组成。其前弓较短，后面正中有一小关节面称齿突凹，与枢椎的齿突相关节。后弓较长，其上面有横行的椎动脉沟，有椎动脉通过。侧块位于寰椎的两个侧部，连接于前、后弓之间，其上面有椭圆形的上关节面，与枕髁相关节；其下面为圆形的下关节面，与枢椎上关节面相关节。

2）第 2 颈椎　又名枢椎，其特点是椎体向上伸出指状突起，称为齿突，齿突与寰椎齿突凹相关节。齿突原为寰椎的椎体，发育过程中脱离寰椎而与枢椎椎体融合。

3）第 7 颈椎　又名隆椎，棘突较长，末端不分叉，当头前屈时，该突起隆起明显易于触及，为计数椎骨序数的标志。

（2）胸椎　胸椎椎体从上向下逐渐增大，横断面呈心形。椎体侧面后份、接近椎体上缘和下缘处，各有一近似半圆形的关节面，称为肋凹，与肋头构成关节。横突末端前面，也有与肋结节相关节的横突肋凹。第 1 胸椎和第 9 以下的胸椎的肋凹不典型。关节突的关节面几乎呈冠状位。棘突较长，伸向后下方，彼此呈叠瓦状排列。

（3）腰椎　腰椎椎体比胸椎椎体大，其椎体横断面呈肾形。椎孔大，呈三角形。上、下关节突关节面呈矢状位。棘突宽而短，呈板状，几乎水平地伸向后方，各棘突之间的间隙较宽，临床上可于此行腰椎穿刺术。

（4）骶骨 骶骨呈三角形，是由 5 块骶椎融合而成。其底向上，借纤维软骨与第 5 腰椎相连结。其尖向下，与尾骨相接。盆面（前面）凹陷，其上缘中份向前隆凸，称为岬；其中部有并列的 4 条横线，是各骶椎椎体融合的痕迹，每条横线两端各有一个骶前孔，故盆面共有 4 对骶前孔。其背面粗糙隆凸，沿正中线上的隆起为骶正中嵴，由骶椎棘突融合而成，骶正中嵴的外侧有 4 对骶后孔。骶前、后孔均与骶管相通，分别有骶神经的前支和后支通过。骶管由骶椎的椎孔连接而成，上端与椎管续连，下端为一裂口，称为骶管裂孔。骶管裂孔两侧有向下突出的骶角，临床上进行骶管麻醉时，即以骶角作为确定骶管裂孔位置的标志。骶骨的外侧部上宽下窄，上份有耳状的关节面，称为耳状面，它与髋骨的耳状面相关节，其后方的骨面凹凸不平，称为骶粗隆。

（5）尾骨 由 3~4 块退化的尾椎融合而成。

（二）胸骨

胸骨是位于胸前壁正中的扁骨，自上而下可分为胸骨柄、胸骨体和剑突三部分。胸骨柄与胸骨体连接处，形成微向前突的角，称为胸骨角。胸骨角两侧平对第 2 肋，是计数肋的重要标志。胸骨角向后平对第 4 胸椎体下缘。

（三）肋

肋共有 12 对，每对由肋骨与肋软骨组成。第 1~7 对肋的前端，都与胸骨直接相连结，称为真肋。第 8~12 对肋不与胸骨直接相连结，称为假肋。其中，第 8~10 对肋前端借助软骨依次与上位的肋软骨相连结，形成肋弓，间接同胸骨相连；而第 11、12 对肋的前端游离，不与上位肋软骨相连结，称为浮肋。

1. 肋骨 呈细长的弓形，属扁骨，可分为体和前、后两端。肋骨后端稍膨大，称为肋头，有关节面与相应胸椎肋凹相关节。肋头外侧稍细的部分，称为肋颈。肋颈的外侧端与肋体交界处向后方的粗糙突起，称为肋结节，其表面有关节面与相应胸椎的横突肋凹相关节。肋体长而扁，分为内、外两面和上、下两缘。其内面近下缘处有肋沟，是肋间神经、肋间后动静脉经过处，体的后份曲度最大，其急转处称为肋角。肋骨前端稍宽，与肋软骨相接，肋的后端与胸椎相关节。第 1 肋骨上下扁，宽而短，无肋角和肋沟，分为上、下面和内、外缘，在上面靠近内缘的前份有前斜角肌结节，为前斜角肌腱附着处。在前斜角肌结节的前、后方各有一浅沟，分别为锁骨下静脉和动脉的压迹。第 2 肋骨较细长，为第 1 肋骨与典型肋骨的过渡型。第 11、12 肋骨无肋结节、肋颈及肋角。

2. 肋软骨 位于各肋骨的前端，由透明软骨构成，终生不骨化。

二、躯干骨连结

（一）脊柱

脊柱由 24 块分离椎骨、1 块骶骨和 1 块尾骨，借椎间盘、韧带和关节紧密连结而成。位于躯干背面正中，形成躯干的中轴，上承颅骨，下连髋骨，中附肋骨，参与构成胸腔、腹腔和盆腔的后壁。脊柱中央有椎管，容纳脊髓及其被膜和脊神经根。脊柱侧面，相邻上、下两椎弓根之间，有脊神经和血管通过椎间孔，两侧共有 23 对椎间孔。

1. 椎骨间的连结

（1）椎间盘　是连结相邻两个椎体之间的纤维软骨盘，由内、外两部分构成。其外部为纤维环，由多层呈环形排列的纤维软骨环组成，前宽后窄，围绕在髓核的周围，可防止髓核向外突出，纤维环坚韧而有弹性。内部为髓核，是一种富有弹性的胶状物质，位于椎间盘的中部稍偏后方，有缓和冲击的作用。它被限制在纤维环之内，施加压力则有向外膨出之趋势。

成人的椎间盘除第 1、2 颈椎之间缺如外，共有 23 个椎间盘。椎间盘除连结椎体外，还可承受压力，吸收震荡，减缓冲击以保护脑。此外，它还有利于脊柱向各方运动。在脊柱运动时，椎间盘可相应地改变形状。当脊柱向前弯曲时，椎间盘的前份被挤压变薄，后份增厚，伸直时又恢复原状。椎间盘后部较薄弱，但椎体正后方有后纵韧带加固，而椎间盘的后外侧部无韧带加固，较为薄弱。

（2）韧带　连结脊柱各椎体的韧带（彩插 1）主要有前纵韧带、后纵韧带、黄韧带、棘上韧带、棘间韧带、横突间韧带、项韧带。各韧带的位置及功能详见表 1-3-1。

表 1-3-1　脊柱的韧带

韧带	位置	功能
前纵韧带	全身最长的韧带，位于椎体的前面，上起枕骨大孔前缘，下达第 1 或第 2 骶椎体	防止脊柱过度后伸、椎间盘向前脱出
后纵韧带	位于各椎体的后面（椎管前壁），较前纵韧带狭窄，起自枢椎，终于骶管前壁	限制脊柱过度前屈，防止椎间盘向后脱出
黄韧带（弓间韧带）	是连结相邻椎弓的韧带，由黄色弹力纤维构成，坚韧而富有弹性	协助围成椎管，限制脊柱过度前屈，维持身体的直立姿势
棘上韧带	是连结胸、腰、骶椎各棘突尖的纵行韧带	限制脊柱过度前屈
棘间韧带	连结于各棘突之间，后续棘上韧带或项韧带	限制脊柱过度前屈
项韧带	为在项中线呈矢状位的板状韧带，由弹力纤维构成。向上附着于枕外隆凸，向下附着于第 7 颈椎棘突并续于棘上韧带，其后缘游离，前缘附着于棘突	维持身体的直立姿势，协助围成椎管，限制脊柱过度前屈
横突间韧带	位于相邻的横突之间的韧带	连结相邻的横突

（3）关节（表1-3-2）

表1-3-2　脊柱的关节构成

关节	构成
关节突关节	由相邻椎骨的上、下关节突构成
腰骶关节	由第5腰椎的下关节突与骶骨上关节突构成
寰枕关节	由枕骨的枕髁和寰椎上关节凹构成，可使头做俯仰和侧屈运动
寰枢关节	包括左、右寰枢外侧关节和寰枢正中关节，可使头做俯仰、侧屈和旋转运动
钩椎关节	又称Luschka关节，位于第3至第7颈椎椎体之间，共5对，由椎体上面两侧缘的钩状突与上位椎体下面两侧缘的凹陷构成。此关节增生可引起椎间孔狭窄，压迫脊神经，导致颈椎病

2. 脊柱的整体观及功能

（1）脊柱的整体观（图1-3-1）　成年男性脊柱长约70cm，女性及老年人的脊柱略短。脊柱的长度因姿势不同而略有差异。如长期卧床者与长期站立者相比，一般可相差2~3cm，这是由于站立时椎间盘受到重力作用压缩所致。从侧面观察脊柱，成人有4个生理弯曲，即颈曲、胸曲、腰曲及骶曲。颈曲和腰曲凸向前，而胸曲和骶曲凸向后。脊柱的弯曲使脊柱更具有弹性，可减轻震荡并与维持人体的重心有关，且扩大了胸腔和盆腔的容积，以容纳众多的脏器。

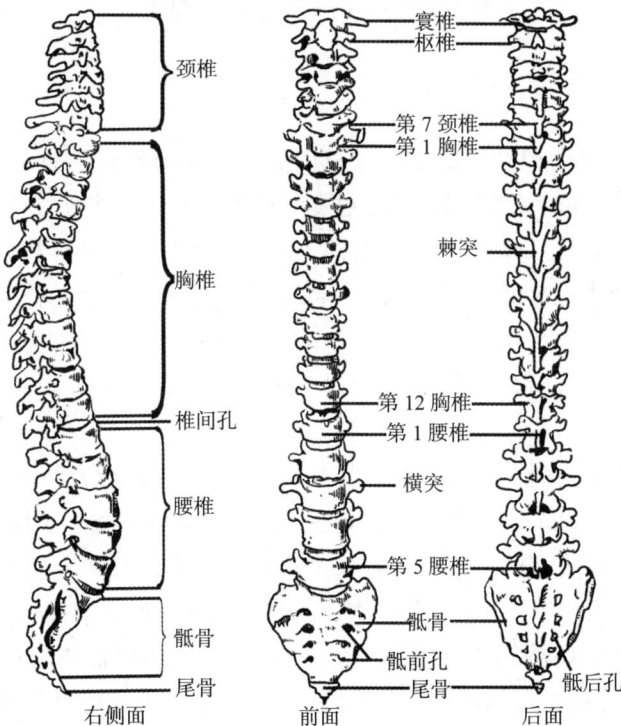

图1-3-1　脊柱

（2）脊柱的功能　脊柱除了有支持体重、保护脊髓的作用外，还有运动的功能。在相邻2个椎骨之间的活动有限，但就整个脊柱而言，运动幅度较大，而且能做各种方向的运动。脊柱的运动可分为4种：①冠状轴上的前屈和后伸运动。②矢状轴上的侧屈运动。③垂直轴上的旋转运动。在矢状轴和冠状轴运动的基础上，也可做环转运动。④跳跃时，由于脊柱曲度的增减变化而产生弹拨运动。脊柱颈、腰部的运动较为灵活，但损伤也多见于此两部。

（二）胸廓

1. 胸廓的组成　胸廓由12块胸椎、1块胸骨和12对肋，借椎间盘、韧带和关节连结而成。12对肋的前端均有肋软骨。第1肋软骨与胸骨柄直接连结；第2~7对肋软骨与胸骨侧缘相应的肋切迹构成胸肋关节。

2. 胸廓的功能　胸廓的主要功能是保护和支持胸廓内的重要脏器，通过胸廓的运动，完成胸式呼吸运动。在肌的作用下，使肋的后端沿着贯穿肋结节与肋头的轴旋转，前端连带胸骨一起做上升和下降运动，使胸廓扩大和缩小，协助吸气和呼气。

第四节　脊髓与脊神经

一、脊髓

脊髓由胚胎时期神经管的末端发育而成。脊髓与分布到躯干和四肢的31对脊神经相连。脊髓位于椎管内，外有包裹的被膜，上端平枕骨大孔处与延髓相连，在成人全长约45cm，下端平第1腰椎体下缘，在新生儿平第3腰椎。脊髓下端与终丝相连，终丝由软脊膜延续而成，其内无神经组织，向下附着于尾骨后面的骨膜有稳定脊髓的作用。脊髓呈前、后稍扁的圆柱体，表面有6条纵贯全长的沟。前根、后根各31对，每对前、后根在椎间孔处合并成脊神经，共31对，由相应的椎间孔出椎管。

通常，将与每对脊神经相连的一段脊髓称为一个脊髓节段。因此，脊髓共分为31个节段，即颈髓（C）8节段，胸髓（T）12节段、腰髓（L）5节段、骶髓（S）5节段和尾髓（CO）1节段。脊髓全长粗细不等，有两个膨大部位，上方的称为颈膨大，相当于第4颈髓节段到第1胸髓节段（C_4~T_1）；下方的称为腰骶膨大，相当于第2腰髓节段到第3骶髓节段（L_2~S_3）。脊髓在腰骶膨大以下变细，呈圆锥状，称为脊髓圆锥。因为腰、骶、尾段脊神经根，在椎管内垂直下行一定距离才到达相应的椎间孔会合成脊神经，这些神经根围绕在脊髓圆锥下方终丝的周围，仿其形状，称为马尾。在成人，由于第 1 腰椎以下的椎管内无脊髓，而仅有马尾和终丝。

（一）脊髓节段与椎骨的对应关系

成人粗略的推算法：颈髓上半（C_{1-4}）与同序数椎骨同高；颈髓下半（C_{5-8}）和胸髓上段（T_{1-4}）较同序数椎骨高 1 个椎骨，如第 3 胸髓平第 2 胸椎体水平；胸髓中段（T_{5-8}）比同序数椎骨高 2 个椎骨；胸髓下段（T_{9-12}）较同序数椎骨高 3 个椎骨；腰髓（L_{1-5}）平对第 10~12 胸椎；骶髓和尾髓平对第 1 腰椎。

（二）脊髓的功能

脊髓主要具有传导和反射功能。

1. 传导功能　脊髓是感觉和运动神经冲动传导的重要通路，其结构基础即脊髓内的上、下行纤维束。除头、面部外，全身的浅、深感觉和大部分内脏感觉冲动，都须经脊髓白质的上行纤维束才能传导到脑，由脑发出的冲动也要通过脊髓白质的下行纤维束才能支配躯干、四肢骨骼肌以及部分内脏的活动。

2. 反射功能　脊髓内有多种低级反射中枢，可执行一些反射活动，包括躯体反射和内脏反射等。躯体反射，即引起骨骼肌收缩的反射，由于感受器部位不同，又分为浅反射和深反射。浅反射是指刺激皮肤、黏膜的感受器，引起骨骼肌收缩的反射。如腹壁反射，即划腹壁皮肤后，出现腹肌收缩。深反射是指刺激肌、腱的感受器，引起骨骼肌收缩的反射。因为这一反射是使肌、腱受到刺激而引起被牵拉肌的反射性收缩，所以又称牵张反射。如膝跳反射，即叩击髌韧带引起股四头肌收缩，产生伸小腿动作。

> 📖 **知识拓展**
>
> 　　脊髓全横断损伤：脊髓突然完全横断后，横断平面以下脊神经分布区的全部感觉和运动丧失，反射消失，处于无反射状态，称为脊髓休克。数周至数月后，各种反射可逐渐恢复，但由于传导束很难再生，脊髓又失去了脑的易化和抑制作用，因此恢复后的深反射和肌张力比正常高，离断平面以下的感觉和运动不能恢复。
>
> 　　脊髓半横断损伤：可引起损伤平面以下出现 Brown-Sequard 征。即损伤平面以下损伤侧位置觉、震动觉和精细触觉丧失（薄束、楔束受损），同侧肢体硬瘫（皮质脊髓侧束受损），损伤平面以下的损伤侧对侧身体痛、温觉丧失（脊髓丘脑束受损）。

脊髓前角损伤：表现为这些细胞所支配的同侧骨骼肌呈弛缓性瘫痪。即肌张力低下，腱反射消失，肌萎缩，无病理反射，但感觉无异常。如脊髓灰质炎，是指前角运动细胞受脊髓灰质炎病毒侵犯，致相应的肌瘫痪，常见于小儿，故又称小儿麻痹症。

内脏反射：是内脏活动的基本形式，包括内脏-内脏反射、内脏-躯体反射和躯体-内脏反射。在脊髓内，有交感神经和副交感神经的低级中枢，这些中枢所执行的内脏反射活动也是通过脊髓反射弧完成的，并受到大脑皮质的控制。如膀胱排尿反射，其排尿中枢在骶髓（S_{2-4}）。

二、脊神经

脊神经共 31 对，包括颈神经 8 对，胸神经 12 对，腰神经 5 对，骶神经 5 对，尾神经 1 对。每对脊神经都是由脊髓相应的前根和后根在椎间孔处会合而成。脊神经前根含运动纤维，属运动性神经；脊神经后根含感觉纤维，属感觉性神经。故脊神经既含运动纤维又含感觉纤维，属混合性神经。

（一）脊神经出椎管的位置

第 1 对颈神经在寰椎与枕骨之间出椎管；第 2~7 对颈神经在同序数颈椎上方的椎间孔出椎管；第 8 对颈神经在第 7 颈椎与第 1 胸椎之间的椎间孔出椎管；胸、腰神经分别在同序数椎骨下方的椎间孔穿出；第 1~4 对骶神经在相应的骶前、后孔穿出；第 5 对骶神经和尾神经由骶管裂孔穿出。

（二）脊神经的分支

脊神经出椎间孔后，立即分为前支、后支、脊膜支和交通支 4 支。前支和后支都是混合性的；脊膜支为脊神经最小的分支，由脊神经发出后经椎间孔返回椎管，分布到脊髓被膜、血管、椎骨的骨膜等处；交通支为连于脊神经与交感干之间的细支，详见内脏神经（彩插 2）。

1. 后支 后支是混合性神经，由脊神经发出后经相邻椎骨横突之间或骶后孔向后走行，主要分布于枕、项、背、腰、臀部的皮肤及脊柱两侧深部的骨骼肌（图 1-4-1）。

脊神经后支形成的皮神经如下。

（1）枕大神经 为第 2 颈神经后支的内侧皮支，较粗大，穿过斜方肌腱膜至皮下，分布于顶枕部的皮肤。

（2）臀上皮神经 为第 1~3 腰神经后支的外侧皮支，在髂嵴上方竖脊肌外侧缘处穿至皮下，分布于臀上部皮肤。

（3）臀中皮神经 为第1~3骶神经后支的外侧皮支，穿过臀大肌起始部至皮下，分布于臀中部的皮肤。

臀上皮神经和臀中皮神经病变是引起腰痛的原因之一。

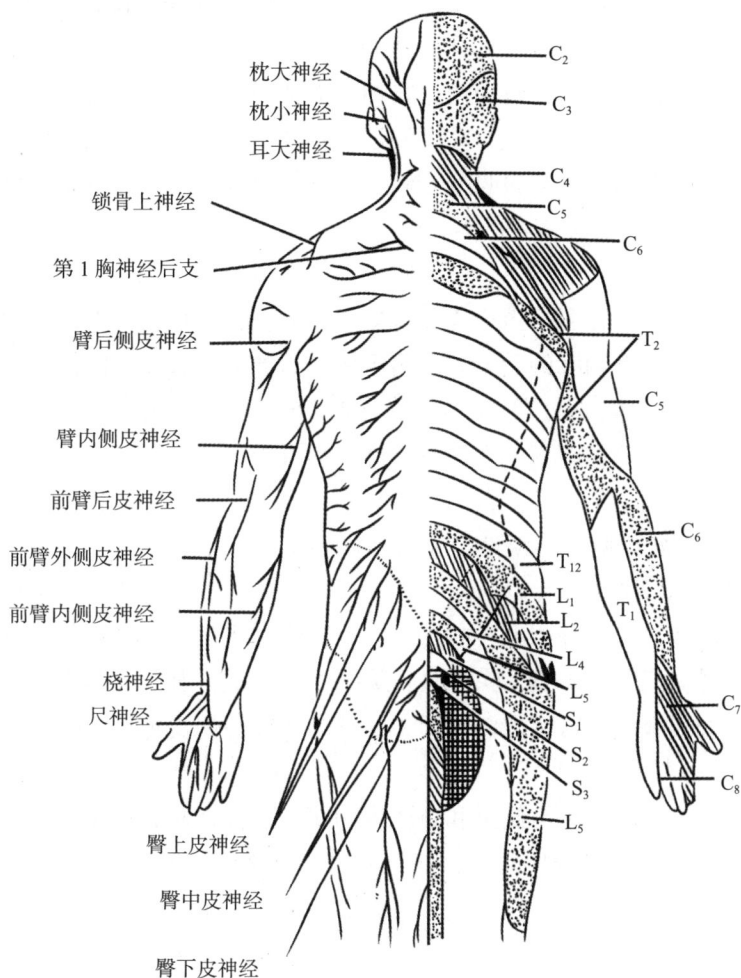

图1-4-1 脊神经皮支

2. 前支 前支也是混合性神经，较粗大，分布于躯干的前外侧和四肢的骨骼肌及皮肤。除胸神经前支保持明显的节段性外，其余各部脊神经的前支分别交织成丛，再由神经丛发出分支分布于相应的区域。脊神经前支形成的神经丛有颈丛、臂丛、腰丛和骶丛。

（1）颈丛

1）颈丛的组成和位置 由第1~4颈神经的前支组成，位于胸锁乳突肌上部的深面，中斜角肌和肩胛提肌起始端的前方，发出皮支和肌支。

2）颈丛的分支　颈丛的皮支，均在胸锁乳突肌后缘中点附近自深部浅出。此点称为神经点，临床上可在此处行颈部皮肤浸润麻醉。颈丛的主要皮支：枕小神经、耳大神经、颈横神经和锁骨上神经，分布于枕部、耳部、颈前区、肩部和胸壁上部的皮肤。颈丛深支（肌支）主要支配颈部深肌，如椎前肌和斜角肌等。

膈神经是颈丛中最重要的分支。其沿前斜角肌前面下行，在锁骨下动、静脉之间经胸廓上口入胸腔。在胸腔内，膈神经沿肺根前方，心包与纵隔胸膜之间下行至膈。膈神经是混合性神经，其中的运动纤维支配膈肌，感觉纤维主要分布于胸膜、心包及膈下面的部分腹膜。右侧膈神经的感觉纤维，还分布到肝、胆囊和肝外胆道等处。

（2）臂丛

1）臂丛的组成和位置　由第5~8颈神经前支和第1胸神经前支的大部分组成。在颈根部行于锁骨下动脉的后上方，再经锁骨后方进入腋窝。因此，臂丛以锁骨为界，分为锁骨上部和锁骨下部。锁骨上部的分支，主要分布于颈部、胸壁及肩部的肌肉。锁骨下部在腋窝内围绕腋动脉，形成内侧束、外侧束和后束，再由束发出分支，主要分布于上肢。臂丛在锁骨中点上方比较集中，且位置表浅，施行上肢手术时临床常于此处行锁骨上臂丛阻滞麻醉。

2）臂丛的主要分支

①肌皮神经　发自外侧束，向外下方斜穿喙肱肌，在肱二头肌与肱肌之间下行，发出肌支支配肱二头肌、喙肱肌和肱肌（彩插3）。其终支为皮支，在肱二头肌腱外侧、肘关节稍上方穿出深筋膜，延续为前臂外侧皮神经，分布于前臂外侧的皮肤。

②正中神经　由起于内侧束和外侧束的2个根会合而成。在臂部沿肱二头肌内侧沟伴随肱动脉下行至肘窝，自肘窝向下穿过旋前圆肌后，行于前臂的正中，位于指浅、深屈肌之间，继而在桡侧腕屈肌腱和掌长肌腱之间下行，经腕管到达手掌（彩插3）。在腕关节上方，正中神经位置浅表，易发生切割伤。

正中神经的分支如下。肌支：支配除肱桡肌、尺侧腕屈肌、指深屈肌尺侧半以外的所有前臂前群肌，以及手肌外侧大部分（除拇收肌以外的鱼际肌和第1、2蚓状肌）。皮支：分布于手掌桡侧2/3区、桡侧3个半手指的掌面以及这3个半手指背面中远节的皮肤。

正中神经的体表投影：自肱动脉的起始端搏动点，至肘部肱骨内、外上髁间连线中点稍内侧，再由此向下沿前臂正中至腕掌侧横纹中点。

③尺神经　发自内侧束，沿肱二头肌内侧沟伴随肱动脉和正中神经下行，后转至臂后区，进入肱骨内上髁后方的尺神经沟，然后穿过尺侧腕屈肌起始部至前

臂前面的内侧，伴尺动脉内侧下行，经豌豆骨的桡侧、屈肌支持带的浅面进入手掌。

尺神经的分支如下。肌支：支配尺侧腕屈肌、指深屈肌的尺侧半，以及手肌内侧大部分（小鱼际肌、拇收肌、骨间肌和第 3、4 蚓状肌）。皮支：在手掌面，分布于手掌尺侧 1/3 区和尺侧 1 个半手指的皮肤；在手背面，分布于手背尺侧 1/2 区及尺侧 2 个半手指的皮肤（第 3、4 指毗邻侧只分布于近节指背皮肤）。

尺神经的体表投影：自肱动脉起始端搏动点至肱骨内上髁后方为尺神经在臂部的体表投影；尺神经在前臂的体表投影为由肱骨内上髁后方至豌豆骨外侧的连线。

④桡神经　是臂丛最大的分支，起自后束。在腋窝，位于腋动脉的后方，其后伴肱深动脉，紧贴肱骨体中部后面的桡神经沟行向外下方，于肱桡肌与肱肌之间下降，至肱骨外上髁前方分为浅、深两支（彩插 3）。桡神经在腋窝发出臂后皮神经，分布于后臂后面的皮肤；在臂中份外侧发出前臂后皮神经，分布于前臂后面的皮肤；在臂部还发出肌支，支配肱三头肌、肱桡肌和桡侧腕长伸肌的运动。

桡神经浅支：为皮支，经肱桡肌深面与桡动脉伴行下降，至前臂下 1/3 处转向手背，分布于手背桡侧半和桡侧 2 个半手指近节背面的皮肤（彩插 3）。

桡神经深支：主要为肌支，穿过旋后肌至前臂后面，更名为骨间后神经，在前臂后群浅、深两层肌肉之间，发出分支支配前臂后群肌（桡侧腕长伸肌除外）（彩插 3）。

桡神经常见的损伤部位，在臂部桡神经紧贴肱骨中段后方桡神经沟处。桡神经本干损伤时，主要表现为不能伸腕、伸指，呈垂腕姿态，感觉障碍以手背第1、2掌骨之间的皮肤最为明显（彩插3）。

⑤腋神经　发自后束，绕过肱骨外科颈行向后外侧至三角肌的深面，肌支支配三角肌和小圆肌，皮支分布于肩部和臂外侧区上部的皮肤（彩插3）。

胸神经前支共12对。除第1对的大部分参与臂丛、第12对的小部分参与腰丛外，其余皆不成丛。第1对至第11对胸神经前支行于相应的肋间隙内，称为肋间神经；第12对胸神经前支行于第12肋的下方，称为肋下神经。上6对肋间神经分支分布于相应的肋间肌、胸壁皮肤和壁胸膜。第7对至第11对肋间神经除分布于相应的肋间肌、胸壁皮肤和壁胸膜外，还斜向前下，与肋下神经一起行于腹内斜肌和腹横肌之间，分布于腹前外侧群肌和腹壁皮肤及壁腹膜。

（3）腰丛

1）腰丛的组成和位置　由第12胸神经前支的一部分、第1~3腰神经前支和第4腰神经前支的一部分组成。位于腰大肌深面、腰椎横突的前方，除发出肌支支配腰方肌和髂腰肌外，还发出分支，分布于腹股沟区和大腿前部及内侧部。

2）腰丛的主要分支

①髂腹下神经　出腰大肌外侧缘，在髂嵴上方穿过腹横肌后部的腱膜入腹内斜肌与腹横肌之间至腹前壁，在腹股沟管浅环上方穿过腹外斜肌腱膜至皮下，沿途发出肌支支配腹壁肌，并发出皮支分布于附近皮肤。

②髂腹股沟神经　出腰大肌外侧缘，在髂腹下神经下方并行，进入腹股沟管伴随精索或子宫圆韧带出浅环。其肌支支配腹壁肌，皮支分布于腹股沟部、阴囊或大阴唇皮肤。在腹股沟疝修补术中，应注意避免损伤髂腹下神经和髂腹股沟神经。

③股神经　是腰丛最大的分支，自腰大肌外侧缘穿出，继而在腰大肌和髂肌之间下行，经过腹股沟韧带深面至大腿前面的股三角，在股动脉的外侧立即分为数支（彩插4）。股神经的肌支支配大腿前群肌和耻骨肌，皮支主要分布于大腿和膝关节前面的皮肤。股神经最长的皮支为隐神经，与大隐静脉伴行下降，向下分布于小腿内侧面及足内侧缘的皮肤。

④闭孔神经　自腰大肌内侧缘穿出，伴随闭孔血管沿盆腔侧壁行向前下方，穿过闭膜管出盆腔至大腿内侧（见彩插4），分布于大腿内侧群肌和大腿内侧面的皮肤。

（4）骶丛

1）骶丛的组成和位置　由第4腰神经前支的一部分和第5腰神经的前支合成的腰骶干、全部骶神经和尾神经的前支组成。位于盆腔后壁，骶骨和梨状肌的前方，髂内动脉的后方。骶丛发出的分支分布于盆壁、臀部、会阴、股后部、小腿及足的肌肉和皮肤。

2）骶丛的主要分支

①臀上神经　伴随臀上动、静脉经梨状肌上孔出骨盆腔，支配臀中肌、臀小肌和阔筋膜张肌。

②臀下神经　伴随臀下动、静脉经梨状肌下孔出骨盆腔，支配臀大肌。

③股后皮神经　出梨状肌下孔至臀部下行，至臀大肌下缘浅出，分布于大腿后面的皮肤（彩插4）。

④阴部神经　与阴部内动、静脉伴行经梨状肌下孔出盆腔，绕坐骨棘经坐骨小孔进入坐骨肛门窝，分支分布于肛门周围、会阴部和外生殖器的肌肉和皮肤。主要分支：a.肛神经：与肛动脉伴行，分布于肛门外括约肌和肛门周围的皮肤。b.会阴神经：分布于会阴诸肌和阴囊（或大阴唇）的皮肤。c.阴茎（阴蒂）背神经：沿阴茎（阴蒂）背侧，分布于阴茎（阴蒂）的海绵体及皮肤。

⑤坐骨神经　是全身最粗大、最长的神经。坐骨神经穿过梨状肌下孔出盆腔至臀大肌深面，经股骨大转子与坐骨结节之间至大腿后面下行，多在腘窝上角附近分为胫神经和腓总神经（彩插4）。坐骨神经干发出分支，支配大腿后群肌。坐骨神经干的体表投影：坐骨结节与股骨大转子之间的中点稍内侧，到股骨内、外侧髁之间中点的连线，其上2/3为坐骨神经干。坐骨神经痛时，常在此线上出现压痛。主要分支如下。

a.胫神经：为坐骨神经干的直接延续，在腘窝内伴随腘血管沿腘窝中线下行，继而在小腿三头肌深面伴随胫后动脉下行，经内踝后方至足底，分为足底内侧神经和足底外侧神经（彩插4）。胫神经的肌支支配小腿后群肌和足底肌，皮支分布于小腿后面和足底的皮肤。

b.腓总神经：较胫神经细小，在腘窝上角自坐骨神经发出后，沿腘窝上外侧缘向外下方走行，绕腓骨颈至小腿前面，分为腓浅神经和腓深神经（彩插4）。在腓骨颈外侧，腓总神经位置表浅，且贴近骨面，当腓骨颈骨折时，容易损伤该神经。

c.腓浅神经：在腓骨长、短肌之间下行，发出分支支配二肌。其本干于小腿中、下1/3交界处浅出至皮下，经踝关节前方至足背，分布于小腿前外侧面下部和足背、趾背的皮肤（彩插4）。

d.腓深神经：在小腿前群肌之间伴随胫前动脉下行，经踝关节前方至足背（彩插4）。沿途发出分支支配小腿前群肌和足背肌，皮支分布于第1、2趾相对缘的皮肤。

（三）脊髓和脊神经的节段性支配

脊髓分 31 个节段，每一节段前角发出的躯体运动纤维，经相应的前根和脊神经，支配躯体一定部位骨骼肌的运动。同样，每一节段的后角，通过相应的脊神经及后根的传入纤维，管理躯体一定部位皮肤的感觉。脊髓和脊神经对皮肤的节段性支配，以躯干部最为典型，自背侧中线至腹侧中线较有规律地形成连续横行的环带。例如，T_2 相当于胸骨角平面，T_4 相当于乳头平面（男性），T_6 相当于剑突平面，T_8 相当于肋弓平面，T_{10} 相当于脐平面，T_{12} 相当于耻骨联合与脐连线中点平面等（表 1-4-1）。临床诊查时，可根据感觉障碍平面的高低，判断脊髓损伤或病变的节段，以及受损伤的胸神经序数。另外，当进行椎管内麻醉时，依据痛觉丧失的平面，可确定麻醉平面的高低。

表 1-4-1　脊髓对皮肤的节段性支配

脊髓节段	支配皮肤区域	脊髓节段	支配皮肤区域
C_2	枕部及颈部	T_8	季肋部平面
C_{3-4}	颈部及肩部	T_{10}	脐平面
C_5	臂外侧面	$T_{12}\sim L_1$	耻骨部及腹股沟部平面
C_{6-7}	前臂和手的外侧面	L_{2-3}	大腿前面
$C_8\sim T_1$	手和前臂的内侧面	L_{4-5}	小腿内、外侧面和足的内侧半
T_2	臂内侧面，腋窝及胸骨角平面	S_{1-3}	足外侧半和大、小腿后面
T_4	乳头平面（男性）	S_{4-5}	会阴部
T_6	剑突平面		

参考文献

［1］武煜明，李新华．系统解剖学［M］．北京：中国中医药出版社，2023．

［2］邵金水．实用躯体解剖学［M］．上海：上海科学技术文献出版社，2006．

［3］Andrew D. Duckworth，Daniel E. Porter，Stuart H. Ralston．骨科、创伤与风湿性疾病手册［M］．北京：北京大学医学出版社，2020．

第二章　筋伤概述

第一节　筋骨关节的概念

一、筋的概念

筋为五体之一，其性属木，为肝所主。筋的概念复杂，范围较广。从狭义上讲，筋是对关节周围软组织的统称。从广义上讲，筋是对人体的头、四肢和躯干部位除坚硬骨骼以外所有软组织的统称。在形态结构上，是指包裹于肌肉、肌束、肌纤维和肌原纤维之外，并延伸、附着于骨骼或关节部位的组织，《素问·五脏生成篇》说："诸筋者皆属于节"。从现代解剖学角度来理解，诸如肌腱、韧带、肌筋膜、关节囊等组织皆属于筋的范畴。

筋的生理功能主要包括联系骨骼、组成关节、维持关节稳定和运动关节等方面。《素问·痿论篇》记载："宗筋主束骨而利机关也。"说明筋的主要功能为连属关节，络缀形体，主司关节运动。后世历代医家对于筋的认识，都是在《黄帝内经》的基础上发展起来的。

二、骨的概念

骨为五体之一，其性属水，为肾所主。因其组织形态的差异，可分为编织骨、板层骨、骨皮质、骨松质。在功能上，骨对人体和内脏起着支持和保护作用；作为体内钙、磷等矿物质的储存库，骨对代谢平衡有重要调节作用；骨还是造血的重要场所。

三、骨关节的概念

两骨间接相连的结构形式称为骨关节，是机体活动的枢纽。每个关节由关节面、关节囊和关节腔组成。关节面覆盖有透明软骨和纤维软骨，不直接接触。关节囊内为滑膜层，分泌滑液，能润滑和营养关节，减少运动摩擦；外层为弹性纤维层，既有连接两骨的作用，又有稳定关节的功能。关节囊内两骨端的间隙称为关节腔，有利于关节的活动。

第二节 筋伤的中医认识及四诊要点

筋伤是指各种外来暴力或慢性劳损，以及风、寒、湿邪侵袭等原因造成筋的损伤，俗称"伤筋"。筋伤是骨伤科的常见疾病，骨伤科门诊中很大一部分都是筋伤患者。外来暴力的损伤，或风、寒、湿外邪的侵袭，筋常常是首当其冲受到损害。在生产劳动、交通运输、体育运动、军事训练、日常生活，以及战争和自然灾害中皆可发生。筋伤的主要症状是疼痛、肿胀和功能障碍。它是损害人类健康、影响劳动生产的主要疾病之一。随着人类疾病谱的改变，急、慢性筋伤疾病逐渐增多。因此，加强对筋伤疾病的预防与治疗研究，是当前摆在骨伤科工作者面前的一项迫切任务。关于筋伤疾病及其病因病机、临床表现等，历代医家有诸多论述。《素问·长刺节论篇》记载："病在筋，筋挛节痛，不可以行，名曰筋痹。"论述了筋伤疾病多引起疼痛和肢体功能障碍。元代危亦林所著的《世医得效方》记载："凡手臂肘出臼，此骨上段骨是臼，下段骨是杵，四边筋脉锁定。或出臼，亦挫损筋。"论述了暴力造成关节脱位，同时伴有筋的损伤。清代胡廷光著的《伤科汇纂》中记载："如伤筋者，寒则拘紧，热则纵弛；在手足所过之处，则支转筋而痛……在肩则肩不能举，在膝则膝不能屈伸，皆筋之病也，亦不可不明。"论述了筋伤疾病的病机有寒热之分，症状有关节僵硬和关节松弛之不同，以及筋伤主要临床表现为关节疼痛和肢体功能障碍，且肢体不同部位的筋伤有不同的功能障碍特点。

一、筋伤的病因病机

（一）筋伤的病因

筋伤的病因是指引起筋伤的致病因素。筋伤的病因比较复杂，但归纳起来有外因和内因两大类。

1. 外因 外因是指外界作用于人体而引起筋伤疾病的致病原因，主要是指外力伤害，但与外感六淫、邪毒感染也有密切关系。

（1）外力伤害 是指外界暴力所致的损伤，如跌仆、坠落、撞击、闪挫、扭捩、负重、锐割、压轧等引起的筋伤。根据外力的性质不同，一般可分为直接暴力、间接暴力、肌肉强烈收缩、慢性劳损四种。

1）直接暴力 损伤发生在外来暴力直接作用的部位。如棍棒打击、撞压碾轧等暴力所引起筋的挫伤。

2）间接暴力 损伤发生在远离外来暴力作用的部位。如强力扭转关节所引起筋的扭伤，可造成筋膜、肌腱、韧带的撕裂等。

3）肌肉强烈收缩　肌肉突然强烈收缩可造成筋肉的牵拉撕裂伤。如突然弹跳、高处跳下、猛烈奔跑使腓肠肌和比目鱼肌猛力收缩，可导致跟腱撕裂损伤，甚则断裂。

4）慢性劳损　是慢性筋伤的主要病因之一。长期、单调或反复地动作，应力作用于人体某一部位，可引起局部筋肉积劳成伤。如长期弯腰工作可造成腰肌劳损，反复伸腕用力可发生肱骨外上髁炎等。

（2）外感六淫　外感六淫与筋伤疾病关系密切。各种损伤可因风、寒、湿邪侵袭，经络阻滞，引起筋肉挛缩或松弛无力，或关节活动不利，肢体功能障碍，也可使急性筋伤缠绵难愈，或使慢性筋伤症状加重。如落枕常与感受风、寒、湿邪有关。风、寒、湿邪侵袭是筋伤中比较常见的病因之一。

（3）邪毒感染　外伤后感受邪毒，或邪毒从伤口乘虚而入，邪毒化热，热盛肉腐，脓毒形成，可引起局部或全身感染，出现各种变证。如开放性筋伤、严重的软组织挫伤可导致邪毒感染，严重者可引起化脓性骨髓炎、肢体组织缺血坏死等。

2. 内因　内因是指受人体内部因素影响而致筋伤的因素。无论是急性筋伤还是慢性劳损，外力伤害等外因固然起到重要作用，但是否发病、发病的轻重与人体的内在因素有较为密切的关系。筋伤的内因主要与患者的年龄、体质、局部解剖结构和先天因素等有密切关系。

（1）年龄　筋伤的发病与患者的年龄有关。不同的年龄阶段，筋伤的好发部位和发生率也不一样。儿童气血未盛，筋骨发育不全，易发生扭伤、错缝等，小儿易发生髋关节一过性滑膜炎等。青壮年人活动和运动多，易造成筋的扭挫伤、撕裂伤等。中老年人气虚血衰，筋骨懒惰，易发生劳损性、退行性疾病，如颈椎病、肩关节周围炎、腰肌劳损等。

（2）体质　筋伤的发生与体质的强弱有密切关系。体质因素与先天禀赋、后天摄养、锻炼等有关。先天禀赋不足或后天失养、缺乏体育锻炼者，气血亏虚，体质较弱，筋骨痿软，稍过劳累即感筋骨酸痛，承受外来暴力和风、寒、湿邪侵袭的能力较弱，易发生筋的损伤。先天充盛、善于摄养、经常参加体育锻炼者，气血充沛，筋骨强壮，承受外来暴力和风、寒、湿邪侵袭的能力较强，不易发生筋的损伤。即便有损伤，一般恢复也较快。

（3）局部解剖结构　筋伤的发生与局部解剖结构有密切关系。一方面是局部解剖结构本身的强弱对筋伤的影响。人体解剖结构有强弱之分，有些部位的解剖结构较强，不易造成损伤；有些部位的解剖结构较弱，容易发生损伤。如髋关节骨质结构和周围的韧带等组织都较强大，若非较强大暴力不易造成髋关节部位的筋伤。而肩关节是全身活动范围最大的关节，其关节盂小而浅，关节周围韧带也较为薄弱，故损伤的机会比其他部位多。另一方面，局部解剖结构的特殊性导致某些部位容易发生筋伤。如踝关节是人体的负重关节，承受踝关节以上的肢体重量，在行走、跑步等运动时，踝关节承受的负荷可达到数倍体重，而维持踝关节动态稳定的胫、腓侧副韧带相对而言显得较为薄弱，因而遭受外力时容易受到损伤，发生筋膜、韧带不完全断裂伤或完全断裂伤。位于多动关节骨突或骨沟内的肌腱和腱鞘，也常容易发生肌腱炎或腱鞘炎。

（4）先天因素　筋伤的发生与先天禀赋也有密切关系。先天解剖结构异常，承受外力的能力相应减弱，容易发生筋伤。例如第 1 骶椎的隐性脊柱裂，由于棘突缺如，棘上韧带与棘间韧带失去良好的依附，腰骶部的稳定性受到影响，这种局部解剖结构的先天异常容易造成腰部劳损。

（二）筋伤的病机

筋伤的病机是指筋伤疾病发生、发展变化的机制。人体是由脏腑、经络、皮肉、筋骨、气血、津液等共同组成的一个生命整体。筋的局部损伤必然会导致脏腑、经络、气血、津液的功能紊乱，从而出现相应的证候。明代薛己的《正体类要》曰："肢体损于外，则气血伤于内，营卫有所不贯，脏腑由之不和，岂可纯任手法，而不求之脉理，审其虚实，以施补泻哉？"其明确指出了外伤与内损、局部与整体之间的辩证关系，阐明了损伤的病理机制和发展变化的规律。筋伤的病机归纳起来有气血病机、津液病机、脏腑病机、经络病机、筋骨关节病机等。

1. 气血病机　急性筋伤，急骤的暴力作用常导致气血运行失常而产生一系列的病理改变。慢性筋伤，素体气血虚弱，筋肉失养，易发生筋的慢性劳损。筋伤的气血病机有伤气和伤血的不同，但两者常相互影响。

（1）伤气　因用力过度、跌仆闪挫或击撞胸部等因素造成筋伤，导致人体气机运行失常，乃至脏腑发生病变，出现气的功能障碍及相应的病理变化。一般表现为气滞与气虚，损伤严重者可出现气闭、气脱等。

1）气滞　气运行于全身，正常时流通舒畅，当人体某一部位筋伤或某一脏腑发生病变，都可使气的流通发生障碍，出现气滞的病理变化。《素问·阴阳应象大论篇》说："气伤痛，形伤肿。"气本无形，郁滞则气聚，聚则似有形而实无质，气机不通之处，即伤病之所在，常出现胀闷、疼痛。如气滞发生于胸胁，则出现胸胁胀痛，呼吸、咳嗽时均可牵掣作痛等。损伤气滞的特点为外无肿形，痛无定处，自觉疼痛范围较广，体表无明确压痛点。单纯气滞在筋伤中多见于胸胁迸伤或挫伤。

2）气虚　气虚是全身或某一脏腑、器官、组织出现功能不足和衰退的病理变化。在筋伤疾病中，某些慢性筋伤、严重筋伤后期和体质虚弱或老年患者等均可见到。其主要证候表现为伤痛绵绵不休、疲倦乏力、语声低微、气短、自汗、脉细软无力等。

3）气闭　常为损伤严重而骤然导致气血错乱，气为血壅，气闭不宣。其主要证候表现为一时性的晕厥、不省人事、窒息、烦躁妄动、四肢抽搐或昏睡困顿等。常见于严重筋伤的患者。

4）气脱　严重筋伤可造成本元不固而出现气脱，是气虚最严重的表现。如损伤引起大出血，可造成气随血脱。表现为呼吸浅促、面色苍白、四肢厥冷、二便失禁、脉微弱等。常发生于开放性筋伤失血过多、严重肢体碾压伤等患者。

（2）伤血　由于跌打、挤压、挫撞等原因伤及血脉，导致出血或瘀血停积。筋伤后血的功能失常可出现各种病理变化，主要有血瘀、血虚、血脱和血热。

1）血瘀　血瘀可由局部损伤出血及各种内脏和组织发生病变所形成。在筋伤疾患中的血瘀，多由于局部损伤出血所致。血有形，形伤肿，瘀血阻滞，经脉不通，不通则痛，故血瘀出现局部肿胀、疼痛。疼痛性质如针刺刀割，痛点固定不移，是血瘀最突出的一个症状。血瘀还可在伤处出现肿胀、青紫，同时由于瘀血不去，可使血不循经，反复出血不止。全身症状表现为面色晦暗、唇舌青紫、脉细或涩等。在筋伤疾患中，气滞血瘀常并见。《素问·阴阳应象大论篇》指出："气伤痛，形伤肿。故先痛而后肿者，气伤形也；先肿而后痛者，形伤气也。"临床上多见气血两伤，肿痛并见，唯有所偏胜，或伤气偏重，或伤血偏重，以及先痛后肿，或先肿后痛等不同情况。

2）血虚　血虚是体内血液不足所发生的病变，其原因主要是由于失血过多，或心脾功能不佳，生血不足所致。在筋伤疾患中，由于失血过多，新血未及时补充；或因瘀血不去，新血不生；或素体肝肾亏虚，肝血、肾精不充，都能导致血虚。血虚证候表现为面色不华或萎黄、头晕、目眩、心悸、手足发麻、心烦、失眠、爪甲色淡、唇舌淡白、脉细无力等。在筋伤疾患中，还可表现为局部损伤之处久延不愈，甚至血虚筋挛、皮肤干燥、头发枯焦，或关节缺少血液滋养而僵硬、活动不利等。血虚患者，往往由于全身功能衰退，可同时出现气虚证候。气血俱虚在筋伤疾患中表现为损伤局部愈合缓慢、功能长期不能恢复等。

3）血脱　在严重的开放性筋伤、碾压伤等急性筋伤大量失血时，往往会出现四肢厥冷、大汗淋漓、烦躁不安，甚至晕厥等虚脱症状。血虽以气为帅，但气的宁谧、温煦需血的濡养。失血过多时，气浮越于外而耗散、脱亡，出现气随血脱、血脱气散的虚脱证候。

4）血热　筋伤后，积瘀化热或肝火炽盛、血分有热均可引起血热。临床可见发热、口渴、心烦、舌红绛、脉数等证候，严重者可出现高热昏迷。积瘀化热，邪毒感染，还可致局部血肉腐败，酝酿液化成脓。筋伤发生时，大多气血同时受损，伤气和伤血又相互影响，故筋伤往往气血同病，出现气滞血瘀、气血两虚等证候。

2. 津液病机 筋伤可导致津液代谢失常，或为津液灼伤、耗伤，或为津液停聚、停积。急性伤筋而致血瘀时，由于积瘀生热，热邪灼伤津液，可使津液出现一时性消耗过多，而不能很好地发挥滋润作用，出现口渴、咽燥、大便干结、小便短少、舌苔黄而干糙等症。若重伤久病，常能严重耗伤阴液，除了可见较重的伤津证候外，还可见全身情况差、舌色红绛而干燥、舌体瘦小、舌苔光剥、口干而不甚欲饮等。急性伤筋的组织破坏、慢性伤筋的组织劳损，或风、寒、湿邪侵袭致病，均可致津液代谢失调而发生局部肿胀或肢体水肿。若相关脏腑气机失调，影响三焦气化，妨碍津液正常运行，可发生囊肿或慢性滑膜囊炎等。

3. 脏腑病机 较重的急性筋伤可累及脏腑，脏腑功能不足容易发生筋肉劳损，或使筋伤疾患缠绵难愈。正如《杂病源流犀烛·跌仆闪挫源流》中所说："虽受跌仆闪挫者，为一身之皮肉筋骨，而气既滞，血既瘀，其损伤之患，必由外侵内，而经络脏腑并与俱伤……其治之之法，亦必于经络脏腑间求之。"筋伤与肝、肾、脾、胃、心、肺等脏腑关系最为密切。

（1）肝、肾病机 主要有肝血不足、肝血凝滞、肝经气滞、肾精亏虚和肾气虚弱等。

1）肝血不足 急性筋伤失血较多，或肝虚藏血不足，血不养筋，则出现手足拘挛、肢体麻木、屈伸不利等症。

2）肝血凝滞 急性筋伤较重，恶血留内，则出现瘀肿难消、局部刺痛或胀痛等症。正如《医宗金鉴·正骨心法要旨》中所说："凡跌打损伤、坠堕之证，恶血留内，则不分何经，皆以肝为主。盖肝主血也，故败血凝滞，从其所属必归于肝。"

3）肝经气滞 跌仆闪挫进伤发生在胸胁少腹处，可造成肝经气机阻滞，出现胸胁、少腹疼痛，痛处走窜等症。

4）肾精亏虚 先天禀赋（肾精）不足，可致某些骨骼发育畸形，中老年后易发生筋的慢性劳损而出现局部疼痛、活动不便等。肾精不足，骨髓空虚，筋骨失养，可致腿足痿弱而行动不便等症。

5）肾气虚弱 中老年人肾气虚弱或久病肾虚，筋骨不坚，易患腰部扭伤和劳损等筋伤疾患，从而出现腰背酸痛、膝软冷痛、活动受限等症状。《诸病源候论·腰痛不得俯仰候》中指出，"肾主腰脚""劳损于肾，动伤经络，又为风冷所侵，血气击搏，故腰痛也"。《医宗必读》也认为腰痛的病因"有寒有湿，有风热，有挫闪，有瘀血，有滞气，有痰积，皆标也，肾虚其本也"。

"肝主筋"，故筋伤疾患多归属于肝。"肾主骨""肝肾同源"，故慢性筋伤疾患常肝肾亏虚并见。

（2）脾、胃病机　主要为脾胃虚弱、筋肉失养。《素问·痿论篇》曰："脾主身之肌肉。"《灵枢·本神》曰："脾气虚则四肢不用。"筋伤患者，若脾胃虚弱，运化失常，气血生化乏源，筋肉失去濡养，则可出现肌肉瘦削、四肢疲惫、肌肉软弱无力等症，急性筋伤后期往往不易恢复。脾胃运化功能正常，则消化吸收功能旺盛，水谷精微得以生气化血，气血充足，输布全身，筋肉损伤也较容易恢复。

（3）心、肺病机　主要有肺气虚弱、心血不足等。

1）肺气虚弱　急性筋伤或久病及肺，肺的功能受损，不但会影响呼吸功能，而且也会影响气的生成，从而导致全身性的气虚，出现体倦无力、气短、自汗等症状。

2）心血不足　筋伤后出血过多，血液不足，可导致心血虚损，心气也会随之亏虚，则出现心悸、胸闷、眩晕等症。心主血，肺主气，心肺同处上焦，人体气血的正常循环输布，赖于心肺的共同推动来完成。故临床常见心肺同病，如心肺气虚、心肺气血两虚等。

4. 经络病机　筋伤的经络病机比较复杂，既有脏腑、经络、筋肉病变相互影响传变的病机，又有经络损伤的局部病机。经络内联脏腑，外络肢节。脏腑的病变可以累及经络，如经络运行阻滞，会影响其循行所过筋肉组织的功能，出现相应部位的病变。筋肉经络损伤病变又可内传脏腑，出现脏腑失和的表现。经络的局部损伤病机主要有经络损伤、络脉失和等。

（1）经络损伤　急性筋伤，经络受损，气血阻塞，不得宣通，导致局部气滞血瘀，出现疼痛、肿胀、关节活动受限等症。

（2）络脉失和　慢性筋伤，筋肉劳损，导致局部络脉不和，筋肉失养，出现隐痛、微肿、关节活动不便等症。

5. 筋骨关节病机　是指在筋伤过程中筋骨关节本身损伤的病理状况。主要有筋伤的筋病病机和骨关节病机。

（1）筋病病机　急性筋伤与慢性筋伤的病机有所不同。急性筋伤多为暴力致伤，以造成筋的组织破坏为主。慢性筋伤多为积劳成损，以筋的组织炎性反应、增生肥厚或挛缩等为主，并可继发血管、神经受压等病理变化。

1）急性筋伤病机　暴力的大小、方式不同，决定了筋的损伤破坏程度。暴力较小的扭挫伤，则会发生肌腱、韧带、筋膜、肌肉等组织的纤维撕裂或轻度挫伤。暴力较大的关节强力扭转、肌肉猛力收缩和碾压伤等，可造成肌腱、韧带、肌肉、筋膜或关节囊等组织的部分撕裂或部分断裂。暴力强大的关节极度扭转、肌肉强力收缩、碾压伤和锐器切割伤等，可造成肌腱、韧带、肌肉、周围神经、血管等完全断裂。以上筋的损伤均可导致损伤局部出现不同程度的疼痛、肿胀、瘀血或出血、关节功能障碍等表现。

2）慢性筋伤病机　因劳逸失度、姿势不正或长期单一姿势、外力积累，可导致筋的慢性劳损。若体虚筋骨不坚，或筋骨发育不良，或外感风、寒、湿邪，则更易发生筋的慢性劳损。主要引起组织的无菌性炎症，可发生在关节周围肌肉起止点、筋膜、肌肉、韧带、肌腱、肌腱周围、腱鞘、滑囊、滑膜、软骨等组织而患相应的疾病。若组织发生囊性改变可患囊肿疾病。长期、反复的无菌性炎症可引起筋肉、韧带等组织的增生肥厚或挛缩，造成骨纤维鞘管狭窄，压迫从其中通过的神经或血管等组织而出现相应的症状，亦可单独出现肌肉挛缩症。若椎间盘纤维环退变、膨隆，或纤维环破裂、髓核突出，刺激或压迫神经或血管等组织，可导致椎间盘突出症或颈椎病等。

慢性筋伤的临床表现比较复杂，主要有疼痛、肿胀和关节功能障碍等，但其程度较急性筋伤轻。

（2）骨关节病机　主要有骨错缝、关节失稳和骨断筋伤。

1）骨错缝　由于外力作用或劳损等原因，造成小关节、微动关节或联动关节的微小错位，不能自行恢复，可出现局部轻度疼痛、关节活动受限等症状。如腕间关节错缝、腰椎小关节错缝等。

2）关节失稳　由于外力作用或劳损等原因，造成关节周围的筋膜、韧带等组织损伤或松弛，不能维系关节正常的稳定性，从而发生关节失稳。桡尺远侧关节损伤可发生桡尺远侧关节失稳等。

3）骨断筋伤　在骨折和关节脱位的发生过程中，大多伴有筋膜、韧带或关节囊等筋的损伤。骨折治疗后期，往往发生筋膜、韧带、关节囊等软组织的粘连和挛缩，造成关节活动障碍或关节僵硬。关节脱位整复固定后，其病机就是筋伤。因此，在骨折和关节脱位治疗时要筋骨并重，不可偏废。

二、筋伤的四诊要点

（一）望诊

对筋伤患者进行诊治时，应该首先通过望诊来进行全面观察。人体外部和体内五脏六腑有着密切的联系，故对于筋伤的望诊，不仅要重视对损伤局部的观察，还要对人体的神、色、形、舌等进行观察，借以推断体内的病情变化。

1. 望全身

（1）望神色　首先通过诊察神色变化来判断筋伤的轻重缓急。神色是指神态和气色而言，神的存亡是推断病情轻重、转归的根本。一般筋伤对神色影响不大。

较严重的筋伤，或筋伤日久、体质虚弱者，则可出现精神萎靡、色泽晦暗、面容憔悴等症状。严重筋伤者，若出现神志不清、面色苍白或发绀、呼吸微促等症，则表明精气衰亡，是危候。

（2）望形态　望形态可以了解损伤部位和病情轻重。主要观察患者体质的强弱、胖瘦及肢体的姿势和体位。形态发生改变，多见于严重筋伤或合并骨折、脱位等。例如，急性腰扭伤患者身体多向患侧侧屈，且有用手支撑腰部等姿势；落枕患者颈部僵直，转头时常连同身体一起转动；等等。

2. 望局部

（1）望畸形　筋伤可能引起肢体畸形，但筋伤的畸形往往没有骨折、脱位时的畸形明显，因此需要仔细观察。例如，髋部筋伤时下肢可出现假性延长，桡神经损伤时出现腕下垂畸形，等等。

（2）望肿胀、肤色　筋伤后因气滞血凝，多伴有肿胀、瘀斑。肿胀是筋伤中常见的症状。筋伤早期的肿胀是局限性的，陈旧性伤肿胀不明显。肿胀伴有波动感，说明内有积血或积液。肿胀较重、局限，而肤色青紫者，为新伤。肿胀较轻，而局部肤色变黄、范围扩大者，多为陈伤。局部肤色发红并且皮肤温度升高，提示继发感染。肤色苍白而发凉，说明血液循环障碍。局部肤色变黑，则提示组织坏死。

（3）望创口　对于开放性筋伤，应注意创口的大小、深浅，创口边缘是否整齐，是否被污染及有无异物，色泽鲜红还是紫暗，以及出血情况等。如已感染，应注意是否畅通、脓液的颜色及稀稠等情况。

（4）望肢体功能　注意观察肢体功能活动情况，如上肢能否上举、下肢能否行走等，再进一步检查关节能否屈伸、旋转等。例如，肩关节的正常活动有外展、内收、前屈、后伸、内旋和外旋6种。凡上肢外展不满90°，且外展时肩胛骨一并移动者，说明外展动作受限。当肘关节屈曲、肩关节内收时，肘尖不能接近正中线，说明内收动作受限。若患者梳头动作受限，说明有旋外功能障碍。若患者手背不能置于背部，说明旋内功能障碍。望肢体功能往往与摸法、量法结合进行，通过对比的方法以测定其主动与被动活动的功能活动度。

3. 望舌　主要观察舌质、舌苔和舌底脉络。望舌虽然不能直接判断筋伤的部位和性质，但心开窍于舌，又为脾胃之外候，与各脏腑均有密切联系，所以舌能反映人体气血的盛衰、津液的盈亏、病情的进退、病邪的性质、病位的深浅和筋伤后的机体变化。因此，望舌是筋伤辨证的重要部分。舌质和舌苔在反映筋伤病情方面各有侧重，一般反映在舌质上的以气血变化为重点，反映在舌苔上的以脾胃变化为重点，故观察舌质、舌苔可相互印证。

（1）望舌质　正常的舌质为淡红色，色泽鲜明滋润。舌质淡白，为气血不足或气伤血脱。舌质胖嫩，边有齿痕者，为脾虚湿滞。舌质红提示有实热或阴虚内热，严重损伤早期血瘀化热亦可见红舌。舌质深红为绛舌，主热证和阴虚火旺。舌质红中带青紫色或蓝色称为青紫舌，主瘀血。全舌紫者提示全身血行不畅或瘀血程度较重，局部紫斑者提示局部瘀血或瘀血程度较轻。紫中带有绛色，表示热盛。

（2）望舌苔　望舌苔可分为望苔质和望苔色两个方面。

1）望苔质　苔厚为邪盛，苔薄为邪衰，苔由薄变厚者为病情加重，苔由厚变薄者为病情减轻，这在筋伤患者中较为常见。苔润泽者为津液正常，苔干燥者为津液不足。苔腻者为体内有湿邪、痰邪滞留，或为食积。苔剥而光，多为阴虚内热、津液不足或津液耗伤。

2）望苔色　苔色有白、黄、灰、黑4种。白苔主表证、寒湿证。薄苔净而润泽为正常舌苔或疾病初起在表，苔白而滑多为寒证，苔厚白而滑多为寒证中之寒痰或痰湿，苔薄白而干燥为津液不足，苔厚白干燥为湿邪化热，苔白腻为痰湿阻滞。苔黄主里证、热证。苔薄黄而干提示热邪伤津，苔黄腻多为湿热，苔老黄（深黄色）、焦黄（黑黄色）为里有湿热积聚，苔黄白相间提示病邪由表入里，由寒化热。灰苔主里证，见于里热证，亦可见于里寒证。灰苔即浅色苔，多由白苔转变而来，亦可与黄苔并见。苔灰白而润多为寒湿内阻或痰饮内停，灰苔白而干燥多为热盛伤阴或阴虚火旺。黑苔主里证，主热极，又主寒盛。黑苔多由灰苔或焦黄苔发展而来，苔黑而燥裂，甚至有芒刺，多为热极津枯；苔黑而润滑多为阳虚寒盛。

（3）望舌底脉络　凡舌底脉络青紫发暗者，提示筋伤疾病瘀血内停。

（二）闻诊

闻诊包括听声音和嗅气味两个方面，除了应听患者的语言、呼吸、咳嗽等声音，嗅呕吐物、伤口、二便等排泄物的气味外，筋伤疾患的闻诊还应注意以下几点。

1. 关节弹响声　关节内有游离体，关节活动时可有弹响。如膝关节半月板损伤时，在做膝关节旋转、伸屈活动时，可发出较清脆的弹响。

2. 肌腱与腱鞘的摩擦音　肌腱周围炎的患者在检查时，常可听到捻发音，常在有渗出的腱鞘周围可闻及，多见于前臂的伸肌群、大腿的股四头肌和小腿的跟腱部。指屈肌腱狭窄性腱鞘炎的患者，在做手指伸屈运动时，可听到弹响声。

3. 关节摩擦音　退行性骨关节炎、关节面损伤剥脱，甚至关节下骨质裸露，当患者活动关节时，常可听到关节摩擦音。如髌骨软化症患者在做髌骨研磨动作时，可听到关节摩擦音。

（三）问诊

筋伤疾病的问诊主要在于了解患者筋伤的部位、时间、经过、暴力性质、伤后处理和伤情变化等情况，通过分析，可对伤情有一个初步估计。问诊主要包括以下几方面的内容。

1. 一般情况 详细询问患者的姓名、性别、年龄、职业、婚否、民族、籍贯、住址、工作单位、电话号码、邮政编码、身份证号码等，并记录就诊日期、病历陈述者（患者本人、家属或朋友等）。这些内容不但有利于诊断时参考，也有利于建立完整的病历记录，便于查询、联系和随访。特别是对涉及交通意外、刑事纠纷等方面的伤者，这些记录更为重要。

2. 主诉 询问患者就诊时的主要症状和受伤时间。这是提示病变的性质和促使患者前来就诊的主要原因，也是患者最需要解决的问题。因此，主诉是辨证诊断中的重要依据，其内容要求简明扼要。

3. 现病史 指发病后的全身情况和局部情况，主要包括以下内容。

（1）伤处 对于筋伤部位的情况要仔细询问，如疼痛、肿胀情况、伤肢活动障碍程度、有无异常活动等。

（2）伤势 询问患者的受伤部位、受伤过程中是否发生昏厥、昏厥的时间及醒后有无再发生昏厥、有无抢救及抢救措施等，以了解患者伤势的轻重。

（3）受伤时间 询问患者的受伤时间，要问清楚日期和时间，以判断是急性筋伤还是慢性筋伤。如果患者就医前已经进行了其他治疗，还要问清楚治疗经过。

（4）受伤原因和体位 造成受伤的原因较多，故在询问时要问清楚受伤的具体原因，包括所受暴力的性质、强度、方式和患者受伤时的体位。对慢性筋伤患者，还要询问其职业工种和生活环境是否潮湿、寒冷等。

（5）寒热 询问恶寒、发热的时间和程度，以及与筋伤的关系。如筋伤初期发热多为血瘀化热，体温一般不超过38.5℃；而高热多为筋伤创口感染邪毒，或热盛肉腐成脓，体温常在38.5℃以上。

（6）疼痛 筋伤患者多有疼痛，要详细询问疼痛的起始时间、部位、范围、性质和程度等。应问清楚患者是剧痛、酸痛还是麻木；疼痛是持续性还是间歇性，是加重还是减轻，麻木的范围是在扩大还是缩小；痛点是固定不移还是游走，有无放射痛，放射到何处；服用止痛药后能否减轻；各种不同的动作（负重、咳嗽、喷嚏等）对疼痛有无影响；与气候变化有无关系；劳累、休息及昼夜对疼痛程度有无影响；等等。

（7）肢体功能 筋伤患者多有肢体功能障碍，应问清楚是受伤后立即发生，还是受伤后经过一段时间才发生。一般急性筋伤后肢体活动功能多立即出现较大障碍，慢性筋伤大多随着病情发展逐步发生肢体活动功能受限。此外，还要询问肢体功能障碍是长期存在还是间歇出现，长期存在者多为损伤后组织粘连，间歇出现者多提示有某些障碍因素存在。例如关节内有游离体，当游离体嵌在关节腔内时就会发生关节交锁现象。

（四）切诊

切诊有脉诊和摸诊两部分。通过脉诊可掌握人体内部气血、虚实、寒热等的变化。摸诊是通过对四肢、躯干胸腹等部位的触摸按压，以鉴别筋伤的轻重和部位深浅。切诊在筋伤的检查中十分重要。

1.脉诊　亦称切脉。通过脉诊，可以了解病情和辨证诊断疾病。筋伤中常见的病理脉象有浮、沉、迟、数、滑、涩、弦脉等。

（1）浮脉　在新伤瘀肿、疼痛剧烈或兼有表证时多见。大出血及长期慢性劳损患者出现浮脉，说明正气不足，虚象严重。

（2）沉脉　主病在里。筋伤的内伤气血、腰脊损伤疼痛时多见。

（3）迟脉　主寒、主阳虚。在筋伤挛缩、瘀血凝滞等证常见。迟而无力者，多见于较重的筋伤后期气血不足，复感寒邪。

（4）数脉　数而有力者，多为实热；虚数无力者，多属虚热。在损伤发热时多见。浮数为热在表，沉数为热在里。

（5）滑脉　主痰饮、食滞。在胸部挫伤血实气壅时及妊娠期多见。

（6）涩脉　主气滞、血瘀、精血不足。筋伤血亏津少不能濡润经络的虚证、气滞血瘀的实证多见。

（7）弦脉　主诸痛，主肝胆疾病，主阴虚阳亢。在胸胁部筋伤及各种筋伤剧烈疼痛时多见。弦而有力者称为紧脉，多见于外感寒盛之腰痛。

（8）濡脉　筋伤气血两虚时多见。

（9）洪脉　主热证，于伤后邪毒内蕴，热邪炽盛，或伤后血瘀化热时多见。

（10）细脉　多见于虚损患者，以阴血虚为主，亦见于气虚或久病体弱患者。

（11）芤脉　多见于损伤出血过多者。

（12）结脉、代脉　多见于筋伤骨折疼痛剧烈，脉气不衔接时。

筋伤疾患的脉诊要领，可大致归纳如下。①瘀血停积者多系实证，脉应坚强而实，并非虚细而涩。洪大则顺，沉细则恶。②失血过多系虚证，脉应虚细而涩，并非坚强而实。沉小则顺，洪大则恶。③六脉模糊者，证虽轻，而预后恶。④外证虽重，而脉来缓和、有神者，预后良好。⑤在重伤痛极时，脉多弦紧，偶尔出现结脉、代脉，系疼痛引起的暂时脉象，并非恶候。

2.摸诊　亦称摸法，它可以提供十分重要的筋伤诊断依据。《医宗金鉴·正骨心法要旨》说:"以手扣之,自悉其情。"又说:"摸者,用手细细摸其所伤之处……筋强、筋柔、筋歪、筋正、筋断、筋走。"故通过摸诊可以对筋伤部位的情况有较为明晰的了解,尤其是在缺少影像学检查设备的情况下更具有重要意义。

(1)主要内容

1)摸压痛　根据压痛的部位、范围、程度来鉴别其筋伤的性质。如直接压痛可能是局部的筋伤,压痛并有放射性疼痛则与神经受压有关。

2)摸畸形　触摸体表骨突变化,判断畸形的性质、位置等,如腰椎间盘突出症者多有脊柱侧弯、畸形等。

3)摸肤温　通过局部皮肤温度的改变,以辨别寒证和热证。局部肤温高,为新伤,或瘀血化热,或感染;肤温低,为寒性疾患,或为血液运行障碍。摸肤温,一般以手背测试并与对侧比较。

4)摸异常活动　在肢体关节处出现超出正常范围的活动为异常活动,多见于韧带断裂,或合并骨折、脱位。

5)摸肿块　首先应了解肿块的解剖层次,是在骨骼还是在肌腱、肌肉等组织中,是骨性的还是囊性的。其次还须触摸其大小、形状、硬度,边界是否清楚,推之是否可以移动及表面光滑度,等等。

(2)常用手法

1)触摸法　用手指细心地触摸伤处,范围由远端开始,逐渐移向伤处,用力大小视部位而定。触摸时仔细体验指下感觉,从而辨明损伤局部的情况。

2)挤压法　用手挤压头部或肢体,根据力的传导作用来检查筋伤疾患。如椎间孔挤压试验、腕三角软骨挤压试验等检查方法。

3)叩击法　用拳叩击头部或肢体,利用纵向叩击所产生的冲击力来检查筋伤疾患。如头顶叩击试验等。

4)旋转法　用手握住肢体关节远端做关节旋转动作,检查关节旋转活动度,并观察伤处有无疼痛、活动障碍或特殊响声等。

5)屈伸法　用手握住肢体关节远端做关节屈曲、伸展动作,检查关节屈伸活动度,并观察伤处有无疼痛、活动障碍等。检查关节活动度,应将主动和被动屈伸与旋转活动进行对比,以此作为测量关节活动功能的依据。

6)抗阻法　选择适当的体位,医者用手固定患者肢体远端,嘱患者抗阻力运动,以检查肢体肌肉的肌力及损伤部位、疼痛情况等。进行摸诊检查时,要注意与健侧比较,因为先天畸形等因素可影响诊断的准确性。

第三节　筋伤的分类及检查方法

一、筋伤的分类

筋伤的分类是根据损伤的性质、时间、方式、病理、部位、程度等不同，对筋伤疾病进行不同类型的划分。其有利于认识不同类型筋伤疾病的发生、发展变化规律和指导临床诊断治疗。古代筋伤分类和现代筋伤分类有较大差别，现将两种筋伤分类方法分述如下。

（一）古代筋伤分类

我国古代对筋伤的分类较为精细，在古代文献中有筋断、筋转、筋歪、筋走、筋翻、筋强、筋粗、筋结、筋缩、筋痿、筋柔等具体名称的分类描述。

1. 筋断　是指筋伤后筋的全部或部分断裂。

2. 筋走　是指筋扭伤后偏离原来正常的解剖位置，又称筋转、筋歪、筋翻等。

3. 筋强　是指筋伤后筋肉关节僵硬强直，多见于陈伤瘀结不化。

4. 筋粗　是指筋伤后筋较正常变粗，多因瘀血阻滞、组织增生变性或痉挛所致。

5. 筋结　是指筋伤后气血凝滞，出现结节状或囊肿状的局限性肿块。

6. 筋缩　是指筋伤后筋腱出现短缩现象，多见于损伤后关节固定时间较长，发生粘连，或因固定于特定位置而出现特定的筋挛缩，造成关节活动功能障碍。

7. 筋痿　是指筋伤后筋腱功能减弱，痿软无力。

8. 筋柔　是指筋伤后关节松弛乏力。

以上分类方法是古代中医对筋伤病因病机及临床表现特征的高度概括，但这种分类方法现在已不常用。

（二）现代筋伤分类

目前，临床上主要采用以下分类方法对筋伤进行分类。

1. 根据损伤性质分类　根据筋伤过程中外力作用性质的不同，可分为急性筋伤和慢性筋伤。

（1）急性筋伤　是突然暴力造成筋的损伤，暴力作用的时间短暂，单位时间内造成的损伤较大，多由直接暴力、间接暴力、肌肉强力牵拉暴力所导致。急性筋伤有明确的外伤史，局部疼痛、肿胀、功能障碍等较为明显。

（2）慢性筋伤　是指因劳逸失度、姿势不正或长期单一姿势、外力积累导致筋的慢性劳损。慢性筋伤好发于多动关节及负重部位。由于局部频繁活动，劳作过度，操作姿势不当，致使肌筋疲劳与磨损，气血运行不畅，筋失荣养。如长期伏案工作，容易形成颈项部肌肉筋膜劳损、颈椎病等；腰部长期负重或反复弯腰劳作，容易导致腰肌劳损、腰椎间盘突出症等。

2. 根据损伤时间长短分类　可分为新鲜性筋伤和陈旧性筋伤。

（1）新鲜性筋伤　亦称为新伤，一般指受伤后 2~3 周的筋伤。

（2）陈旧性筋伤　又称为陈伤、宿伤，是指筋伤后超过 3 周未愈者。急性筋伤因失治或治疗不当，可发展成为陈旧性筋伤。急性筋伤延误治疗或治疗不当，迁延日久，外伤瘀血凝结，积久不散，或与风、寒、湿邪相杂合，经络阻滞，以致伤处气血滞涩，血不养筋，可引起筋肉挛缩、关节僵硬等症状。

3. 根据受伤的方式分类　根据受伤的方式不同，可分为扭伤、挫伤、碾压伤、切割伤等，多为急性筋伤。

（1）扭伤　任何关节（包括可动关节和微动关节）由于旋转、牵拉或肌肉猛烈而不协调地收缩等间接暴力，使其突然超出正常生理活动范围时，造成肌肉、肌腱、韧带、筋膜或关节囊，被过度扭曲、牵拉或引起撕裂、断裂、移位，甚至可能引起关节的错缝。例如，因行走或奔跑于不平坦的道路上，或由高处跌下，或因踏入凹陷处，使足突然发生内翻或外翻，引起踝关节侧副韧带等组织的损伤，即属于扭伤。

（2）挫伤　是指跌仆撞击、重物打击等直接暴力作用于肢体而引起的闭合性软组织损伤。挫伤以外力直接作用于肢体局部皮肤皮下或深部组织损伤为主，轻则局部出现血肿、瘀血，重则肌肉、肌腱断裂，或骨错缝，或血管、神经严重损伤，可伤及气血、经脉，甚至伤及脏腑而造成内伤。如棍棒直接打击胸部，造成胸壁急性软组织损伤，即属于挫伤。

（3）碾压伤　由于钝性物体的推移挤压与旋转挤压直接作用于肢体，造成以皮下及深部组织为主的严重损伤，往往会形成皮下组织的挫伤及肢体皮肤的撕脱伤。如上肢被绞入机器传动皮带内、肢体被慢行的汽车轮碾压等造成的软组织损伤，即属于碾压伤，常伴有不同程度的皮肤撕脱或皮肤套式撕脱等严重损伤。

（4）切割伤　皮肤、皮下组织或深层组织，受到刀片、玻璃片等锐器的切割而发生破损裂伤，称为切割伤。切割伤的伤口比较整齐、裂开小、出血多，严重者可切断肌肉、肌腱、血管、神经等重要组织。

4. 根据筋伤的病理分类　根据筋伤的病理性质不同，可分为筋伤血瘀、筋出槽（筋位异常）、筋撕裂伤、筋断裂伤和骨错缝 5 种。

（1）筋伤血瘀　是指软组织受损后，局部血离经隧，小血管撕裂，浆液渗出，形成反应性肿胀，使气血循行不畅，血瘀不通，经络阻滞，但一般不引起严重的功能障碍。

（2）筋出槽（筋位异常） 是指肌腱、韧带、关节软骨盘等组织，因损伤而致位置发生异常改变，亦即筋歪、筋走、筋翻等。如腓骨长、短肌腱滑脱等。由于筋位改变，常导致关节功能障碍。若仔细触摸，可发现肌腱、韧带等组织位置发生异常。

（3）筋撕裂伤 是指扭转、肌肉收缩牵拉等较大外力造成筋的部分断裂损伤。一般腰部、腕部、踝部及指骨间关节的扭伤，易导致不同程度的筋膜、韧带、关节囊等撕裂伤。肌腱周围的筋膜被撕裂，肌腱失去筋膜组织维系，可发生肌腱移位，即所谓的筋走、筋歪、筋离等。筋肉、韧带、关节囊等撕裂伤，可发生关节失稳。筋撕裂伤后期，可因组织坏死、瘢痕化而发生筋肉的挛缩僵硬，痿软无力，即所谓的筋硬、筋缩、筋软、筋痿等。

（4）筋断裂伤 是指扭转、肌肉收缩牵拉等强大外力，或锐器切割，造成肌腱、韧带、肌肉等组织完全断裂损伤。如起跑弹跳用力过猛，小腿三头肌强力收缩可造成跟腱断裂，膝关节强力扭转可发生侧副韧带断裂。

（5）骨错缝 是指联动关节和微动关节在外力作用下发生的微小错位，也称为关节骨缝错开，多因扭伤、挫伤而发生。骨错缝可引起关节功能活动障碍和局部疼痛、肿胀等症状。

5. 根据损伤后皮肤、黏膜的完整性是否破坏分类 可分为开放性筋伤和闭合性筋伤。

（1）开放性筋伤 是指急性筋伤部位的皮肤或黏膜破裂，皮下及深部组织与外界相通者。切割伤、爆炸伤、严重碾压伤等多造成开放性筋伤，易发生局部感染。

（2）闭合性筋伤 是指急性筋伤部位的皮肤或黏膜完整，皮下及深部组织未与外界相通者。一般扭伤、撞击伤等多属于闭合性筋伤。

6. 根据损伤的部位分类 根据筋伤发生于肢体部位的不同，可分为躯干筋伤、上肢筋伤、下肢筋伤等。躯干筋伤又可分为颈项部筋伤、胸背部筋伤、腰骶部筋伤等。上肢筋伤又可分为肩部筋伤、上臂部筋伤、肘部筋伤、前臂部筋伤、腕部筋伤、手部筋伤等。下肢筋伤又可分为髋部筋伤、大腿部筋伤、膝部筋伤、小腿部筋伤、踝部筋伤、足部筋伤等。

7. 根据损伤程度分类 根据暴力作用于人体后导致筋伤的程度不同，可分为轻度筋伤和重度筋伤。

（1）轻度筋伤 又称为轻伤，受伤程度较轻，伤后恢复较快。一般的扭挫伤多属于轻度筋伤。

（2）重度筋伤 又称为重伤，受伤程度较重，伤后恢复时间较长。严重的切割伤、碾压伤、撕裂伤，或肌腱、韧带断裂伤，以及合并血管、神经损伤，均属于重度筋伤。

上述分类方法在临床上常复合使用，如急性髋部扭伤就是根据筋伤的受伤性质、部位和方式等三种分类方法综合起来使用的。

二、筋伤的检查方法

（一）肢体测量

肢体、关节的运动主要依靠关节及周围肌肉相互协调来完成，通过对关节活动范围、肢体长度和肢体周径的测量，分析和了解肢体损伤程度，这对于诊断、治疗和疗效观察均必不可少。

1. 关节活动范围的测量 全身各关节都有其正常的生理活动范围（图 2-3-1 至图 2-3-8），当肢体发生疾病或损伤时，其活动范围可发生变化，活动度减小或增大，也可出现超越生理活动范围的异常活动。目前，临床上较为常用的测量方法是以中立位为 0° 计算的，简称中立位 0° 法。测量四肢关节角度时，要准确放置量角器（表 2-3-1）。

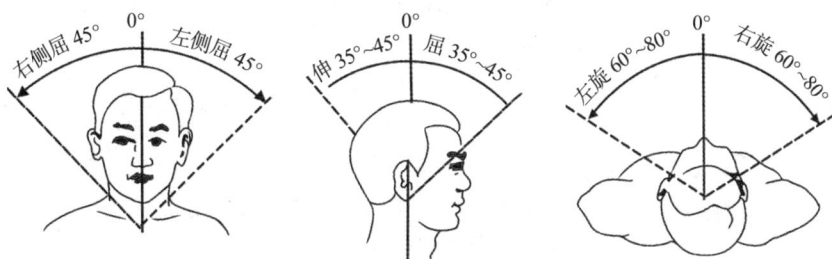

图 2-3-1 颈椎活动范围

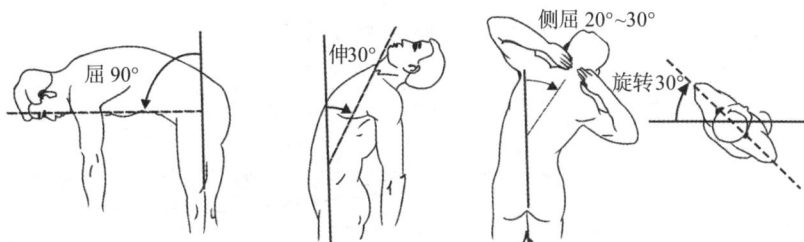

图 2-3-2 腰椎活动范围

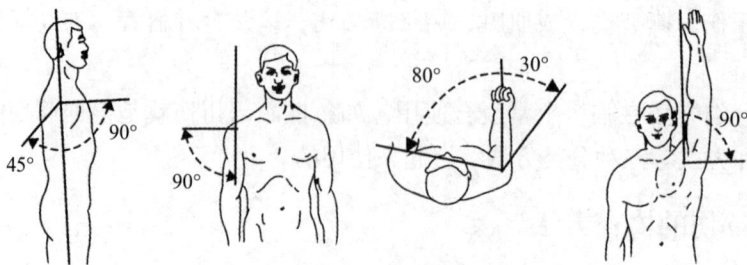

图 2-3-3　肩关节活动范围

图 2-3-4　肘关节活动范围

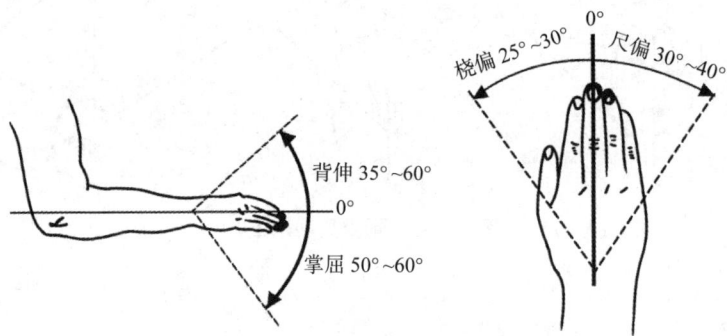

图 2-3-5　腕关节活动范围

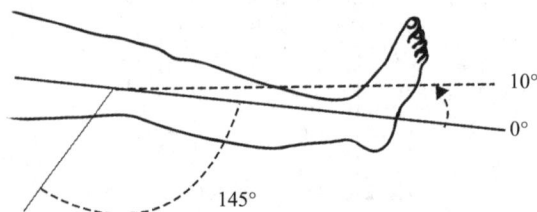

图 2-3-6　膝关节活动范围

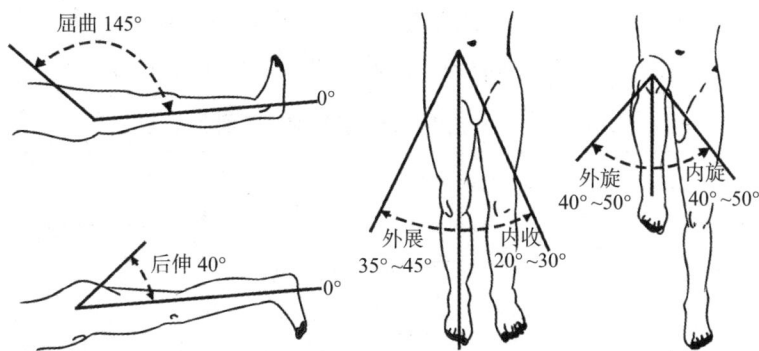

图 2-3-7　髋关节活动范围

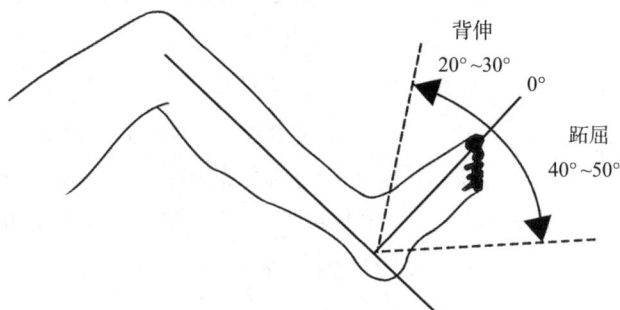

图 2-3-8　踝关节活动范围

表 2-3-1　测量四肢关节角度时量角器的放置部位

关节活动	量角器中心位置	量角器一脚的位置	量角器另一脚的位置
肩关节的屈伸、外展、内收活动	肱骨头	肩峰至髂骨最高点	肩峰至肱骨外上髁
肘关节的屈伸活动	肱骨外上髁	肱骨外上髁至肩峰	肱骨外上髁至桡骨茎突
桡腕关节的屈伸活动	尺骨远端	沿尺骨外缘	沿第5指骨（小指缘）
桡腕关节的外展、内收活动	桡尺骨远端中点	桡尺骨中线	第4、5指间
髋关节的屈伸、外展、内收活动	股骨大转子	大转子至腋中线	大转子至股骨外上髁
膝关节的屈伸活动	股骨外上髁	股骨外上髁至大转子	股骨外上髁至腓骨外踝
踝关节的屈伸活动	内踝	内踝至股骨内上髁	内踝至第1跖趾关节

　　在测量时，应注意除去关节周围的附加活动。如测量肩关节活动时，应固定肩胛骨；测量髋关节活动时，应固定骨盆。还应注意正常人体关节活动范围的差异，必要时要进行两侧关节活动对比。对不易精确测量角度的部位，可用测量长度的方法记录各骨的相对活动范围。例如，颈椎前屈可测量下颌至胸骨柄的距离，腰椎前屈时测量下垂的中指尖与地面的距离，等等。

2. 肢体长度的测量　肢体长度的测量主要用于筋伤与骨折、脱位、先天性或继发性畸形的鉴别诊断。常用的肢体长度测量部位和固定标记见表 2-3-2。

表 2-3-2　常用的肢体长度测量部位和固定标记

测量部位	测量起点	测量止点	测量内容
躯干	颅顶	骶尾端	躯干全长
上肢	肩峰	中指末端	上肢全长
	肩峰	肱骨外上髁	上臂全长
	桡骨头	桡骨茎突	前臂全长
下肢	髂前上棘	内踝	下肢全长
	髂前上棘	髌骨中心	大腿全长
	髌骨中心	内踝	小腿全长

3. 肢体周径的测量　筋伤患者常表现出肢体肿胀或萎缩，测量其肿胀或萎缩的程度对于了解病情轻重、评定治疗效果很有帮助。一般常用软尺测量肢体周径，测量时取肿胀或萎缩最明显处。如下肢常在髌上 10~15cm 处测量大腿周径、在小腿最粗处测量小腿周径等，并测量健侧对称部位的周径，分别记录，以对照比较。测量肿块时，记录其直径或体积。若测量部位粗于健侧，排除骨折、关节脱位，多为筋伤肿胀等；若细于健侧，多为陈伤误治或有神经疾患而致肌肉萎缩。

（二）神经系统检查

神经损伤是筋伤疾病中的重要内容，不及时诊断处理常会给患者带来不可挽回的后果。因此，准确判断有无神经损伤和损伤的部位尤为重要。神经系统检查包括感觉检查、运动检查和反射检查等方面。

1. 感觉检查　包括触觉、痛觉、温度觉、位置觉、振动觉等。检查要有系统性，且注意两侧对比。

（1）触觉　患者要闭目，检查者以棉絮或棉签轻轻触其皮肤，并比较不同部位的触觉变化。

（2）痛觉　用针刺皮肤以检查痛觉，操作时应掌握刺激强度，可从无感觉区向正常区检查。

（3）温度觉　用玻璃试管盛 5~10℃的冷水或 40~50℃的温水，检查皮肤温度觉。

（4）位置觉　患者闭目，检查者将患者末节指（趾）关节做被动活动，并询问其所处位置。

（5）振动觉　患者闭目，检查者将音叉柄端放在患者骨突或骨面上，如踝部、髌骨、髂峰、棘突、胸骨或锁骨，检查振动觉。

2. 运动检查 包括肌容积、肌张力、肌力等。检查时应注意两侧肢体在同一体位，并两侧对比，做好记录。

（1）肌容积 要注意肌肉有无萎缩和肿胀。测出肢体的周径，按部位与健侧对比。

（2）肌张力 肌张力增强者，静止时肌肉紧张，被动活动关节时有阻力，见于上运动神经元损伤。肌张力减低者，肌肉松弛，肌力减退或消失，见于下运动神经元损伤。

（3）肌力 必须一一检查神经损伤水平以下的主要肌肉，并与健侧或正常人做对比，以估计其肌力。通常将完全麻痹至正常的肌力分为 6 级，其标准如下。

0 级：肌肉无收缩（完全瘫痪）。

1 级：肌肉有轻微收缩，但不能移动关节（接近完全瘫痪）。

2 级：肌肉收缩可带动关节水平方向运动，但不能对抗地心引力（重度瘫痪）。

3 级：能对抗地心引力移动关节，但不能抵抗阻力（轻度瘫痪）。

4 级：能对抗地心引力活动肢体，且能抵抗一定强度的阻力（接近正常）。

5 级：能抵抗强大的阻力活动肢体（正常）。

3. 反射检查 检查时应使患者取适当体位，肌肉放松，避免紧张。检查者叩击位置要准确，用力均匀，并注意两侧的对比。

（1）浅反射 刺激体表感受器引起的反射。反射消失，则表明体表感受器至中枢的反射弧中断。临床上常用的浅反射及其相应的脊髓节段如下。

1）腹壁反射 用钝器或手指轻划腹壁两侧上、中、下部皮肤，可见到该处腹肌有收缩反应。上腹壁反射消失提示为胸 7~8 脊髓节段损伤，中腹壁反射消失提示胸 9~11 脊髓节段损伤，下腹壁反射消失提示胸 11 至腰 1 脊髓节段损伤。

2）提睾反射 用钝器轻刮大腿内侧皮肤，则引起提睾肌收缩，睾丸上升。该反射消失提示腰 1~2 脊髓节段损伤。

3）肛门反射 用钝器轻刮肛门周围皮肤，则引起肛门括约肌收缩。该反射消失提示骶 1~5 脊髓节段损伤。

（2）深反射 刺激肌肉、肌腱、关节内的本体感受器所产生的反射。临床上常用的深反射及其相应的脊髓节段如下。

1）肱二头肌反射 患者前臂置于旋前半屈位，检查者将其拇指放在患者肱二头肌腱上，用叩诊锤叩击拇指，引起肱二头肌收缩。此反射由颈 5~6 脊髓节段支配。

2）肱三头肌反射 患者前臂置于旋前半屈位，检查者以手握住其前臂，用叩诊锤叩击其肘后肱三头肌腱，引起肱三头肌收缩。此反射由颈 6~7 脊髓节段支配。

3）桡骨膜反射 患者肘关节半屈，前臂旋前，叩击其桡骨茎突，引起其前臂屈曲和旋外动作。此反射由颈7~8脊髓节段支配。

4）膝反射　检查时应使患者放松肌肉，用叩诊锤叩击其髌韧带，引起伸膝动作。此反射由腰2~4脊髓节段支配。

5）跟腱反射　用叩诊锤叩击跟腱引起足的跖屈。检查时患者仰卧，膝关节半屈曲，足跟向内。检查者左手持握患者足部（检查者拇指在下，余4指在足背部，使足呈背伸位），右手叩击跟腱引起小腿三头肌的收缩和足的跖屈。此反射由骶1~2脊髓节段支配。

以上深反射若消失，提示相应支配节段的脊髓损伤。

（3）病理反射　主要有以下几种。

1）霍夫曼（Hoffmann）征　检查者左手托住患者手掌，右手的食指和中指夹住患者的中指，再用拇指轻弹患者中指指甲。若引起患者拇指及其余各指出现屈曲动作即为阳性，提示上运动神经元损伤。

2）巴宾斯基（Babinski）征　以钝器轻划患者足底外侧，若引起踇趾伸直背屈，其余4趾呈扇形分开，即为阳性。这是锥体束损伤所表现的最重要的一个病理反射。

3）髌阵挛　患者仰卧，下肢伸直。检查者以手指按在髌骨上缘，骤然向下推动髌骨，并将推下的髌骨继续保持于这个位置。若股四头肌腱有节律地阵阵收缩而使髌骨急速阵阵上下移动，则为阳性。

4）踝阵挛　患者仰卧，检查者用右手握住其足部，使膝关节处于半屈曲位，猛力推足使踝关节背屈。若引起踝关节有节律地出现屈伸动作，则为阳性。

（三）特殊检查

1. 脊柱检查

（1）头顶叩击试验　患者取端坐位，检查者一手平按患者头顶，用另一手握拳叩击按在患者头顶的手掌掌背。患者若感觉颈部疼痛不适或向上肢窜痛、麻木，即为阳性。其用于颈椎病或脊柱损伤的检查。

（2）椎间孔挤压试验　患者取端坐位，头部略向患侧的侧后方倾斜，检查者两手交叉，按住患者头顶向下施加压力。患者若感觉颈痛并向上肢放射，即为阳性。其用于颈椎病的检查。

（3）臂丛神经牵拉试验　患者取端坐位，检查者一手握住患者病侧手腕，另一手按住患者头部，两手反方向牵拉。若患者感到疼痛并向上肢放射，即为阳性。其用于颈椎病的检查。

（4）牵引试验　患者取坐位，检查者一手托于患者颏部，另一手托扶枕部，然后慢慢提升患者头部，牵引颈椎。若提升牵引时疼痛缓解或减轻者，即为阳性。

多用于就诊时有颈神经根受压表现患者的检查。

（5）旋颈试验　又称椎动脉扭曲试验。患者取坐位，快速做仰头转颈动作。若出现明显的头昏、头晕、视雾、闪光、呕吐或歪倒症状，则为阳性。这可能是椎动脉突然发生扭曲，致血流减少，提示为椎动脉型颈椎病。

（6）Adson试验　患者取坐位挺胸，仰头转向患侧，上肢外展15°、后伸30°，深吸气后屏住呼吸，检查者一手抵住患者下颌，一手触摸患侧桡动脉。若桡动脉搏动减弱或消失，则为阳性。提示锁骨下动脉受挤压，常见于前斜角肌综合征。

（7）直腿抬高试验　患者取仰卧位，两腿伸直。检查者一手握住患者踝部，一手扶膝保持下肢伸直，逐渐抬高患者下肢。正常者可以抬高70°~90°而无任何不适感觉。若小于以上角度并有下肢放射性疼痛或麻木者即为阳性，多见于坐骨神经痛和腰椎间盘突出症。

（8）直腿抬高加强试验　又称足背屈试验，体位同直腿抬高试验。当患者抬高下肢发生疼痛后，略放低患者下肢使其不感到疼痛。检查者一手握住患者足部突然使其背屈，若患者突感疼痛加剧或引起患肢的放射性疼痛，即为阳性。其用于腰椎间盘突出症和坐骨神经痛的检查。

（9）屈髋伸膝试验　患者取仰卧位，检查者使患者下肢尽量屈髋、屈膝，然后逐渐伸直膝关节。若在伸膝时出现下肢放射痛，即为阳性。其多用于坐骨神经痛的检查。

（10）髋膝屈曲试验　患者取仰卧位，检查者用两手握住患者两膝部使其髋、膝关节尽量屈曲，并向头部推压，使臀部离开床面。若腰骶部发生疼痛，即为阳性。如果腰部筋伤、劳损，或腰椎间关节、腰骶关节、骶髂关节有病变，或存在腰椎结核等，均可出现阳性，但腰椎间盘突出症患者做此试验常为阴性。

（11）股神经牵拉试验　患者取俯卧位，患侧膝关节伸直，检查者将患肢小腿上提，使髋关节处于后伸位；或患者取健侧卧位，健侧髋关节、膝关节轻度屈曲，腰背部保持挺直，颈部轻度屈曲，检查者握住患肢伸直膝关节，同时后伸髋关节15°，然后屈曲膝关节。若出现疼痛沿大腿前方向下放射，即为阳性。此为股神经受到牵拉，提示为L_2~L_3和L_3~L_4椎间盘突出症。

（12）骶髂关节分离试验　又称"4"字试验。患者取仰卧位，检查者将患者伤肢屈膝后作盘腿状放于对侧膝上，然后一手按住对侧髂嵴部，另一手将患膝向下方按压。若骶髂关节部发生疼痛，即为阳性。其用于骶髂关节病变的检查，但事先应排除髋关节病变。

（13）床边试验　又称分腿试验。患者仰卧于床边，健侧在床上，患侧垂于床边。检查者一手握住健侧膝前部使其屈膝、屈髋，另一手用力下压患侧大腿，使髋关节尽量后伸。若骶髂关节部发生疼痛即为阳性，提示骶髂关节有疾患。

2. 上肢检查

（1）肩关节疼痛弧试验　又称肩关节外展上举试验。患者上肢外展 0°~60° 范围不痛，外展到 60°~120° 范围内则发生肩关节疼痛，再上举至 180° 反而不痛，即为阳性。此特定区域的外展疼痛称为疼痛弧，提示肩峰下的肩袖有病变。

（2）冈上肌腱断裂试验　患者肩外展，当外展 30°~60° 时，可以看到患侧三角肌明显收缩，但不能外展、上举上肢，越用力越耸肩。若被动外展患肢超过 60°，则患者又能主动上举上肢。这一特定区的肩外展活动障碍即为阳性，提示有冈上肌腱断裂或撕裂。

（3）肱二头肌抗阻力试验　患者屈肘 90°，检查者一手扶住患者肘部，一手扶住患者腕部，嘱患者用力屈肘、外展、外旋，检查者牵拉前臂对抗屈肘。若肱骨结节间沟处疼痛则为阳性，提示肱二头肌长头肌腱炎或肱二头肌腱滑脱。

（4）前臂伸肌紧张试验（Cozen 试验）　患者屈腕屈指，检查者将手压于各指的背侧做对抗，再嘱患者对抗阻力伸指及背伸腕关节。若出现肱骨外上髁疼痛即为阳性，多见于肱骨外上髁炎。

（5）网球肘试验（Mill 征）　患者前臂于旋前位，将桡腕关节屈曲再伸肘时，由于桡侧腕伸肌张力增大，引起肱骨外上髁处疼痛，即为阳性。

（6）前臂屈肌紧张试验　患者握住检查者的手指，强力伸腕握拳，检查者手指与患者握力做对抗。若出现内上髁部疼痛则为阳性，多见于肱骨内上髁炎。

（7）握拳尺偏试验　患者患侧握拳，拇指握于掌心内。检查者一手握住患腕，一手将患腕向尺侧倾斜。若桡骨茎突部疼痛即为阳性，多见于桡骨茎突腱鞘炎。

（8）屈腕试验　检查者将患者伤侧手腕屈曲，同时压迫腕掌侧正中神经 1~2 分钟。若手掌侧麻木感加重，疼痛放射至食指、中指，即为阳性。其用于检查腕管综合征。

（9）腕三角软骨挤压试验　患者取端坐位，检查者一手握住患者前臂下端，另一手握住患者手部，用力将患者手腕极度掌屈、旋后并向尺侧偏斜，并施加压力旋转。若在尺侧远端侧方出现疼痛即为阳性，提示有腕三角软骨损伤。

3. 下肢检查

（1）髋关节屈曲挛缩试验　又称托马斯征。患者取仰卧位，尽量屈曲健侧髋、膝关节，使大腿贴近躯干，腰部紧贴于床面。若患髋不能伸直平放于床面，或虽能伸直但腰部出现前突而离开床面，即为阳性。其用于髋关节挛缩、强直或髂腰肌痉挛的检查。

（2）单腿站立试验　又称臀中肌试验。患者健肢单足站立，抬起患肢，患侧骨盆及该侧臀皱褶上升，即为阴性。再令患者以患肢单足站立，健肢抬起，则健侧骨盆及臀皱褶下降，即为阳性。此试验用于检查髋关节脱位或臀中、小肌麻痹，任何使臀中、小肌无力的疾病，这一体征均可出现阳性。

（3）浮髌试验　患者取仰卧位，患侧膝关节伸直，令其放松股四头肌。检查者一手在髌骨上方压挤，将髌上囊区的关节液挤压到髌骨下方，另一手食指向下按压髌骨。若髌骨有浮动感即为阳性，提示膝关节内有积液。

（4）膝关节分离试验　又称膝关节侧副韧带牵拉试验。患侧膝关节伸直，检查者一手握住患者小腿下端，将小腿外展，另一手压住膝关节外侧向内侧推压。若膝关节内侧发生疼痛和侧方活动即为阳性，说明胫侧副韧带损伤或断裂。检查腓侧副韧带时，方法与之相反。

（5）抽屉试验　患者取仰卧位，患膝屈曲90°。检查者两手握住患侧膝部下方，向前后推拉。若小腿前移约1cm，表示前交叉韧带断裂或松弛；反之，表示后交叉韧带松弛或断裂。

（6）回旋挤压试验　又称麦氏征。患者取仰卧位，检查者一手握膝，另一手握足。先使患肢尽量屈膝，然后使小腿充分外展、旋外，或内收、旋内，并逐渐伸直。在伸直过程中，患膝出现疼痛和弹响声即为阳性。检查时，小腿外展、旋内伸膝过程出现疼痛和弹响者，多提示为外侧半月板损伤；小腿内收、旋外伸膝过程出现疼痛和弹响者，多提示为内侧半月板损伤，但临床中也可能有与之相反的结果。

（7）研磨试验　患者取俯卧位，检查者两手握住患肢踝部，屈膝90°，然后用力沿小腿纵轴向下挤压膝关节，并做内、外旋转活动。若患膝关节内、外侧疼痛即为阳性，说明内、外侧半月板损伤。此外，若将小腿向上牵拉，做内、外旋转活动引起疼痛，则说明膝胫、腓侧副韧带有损伤。

（8）半月板重力试验　又称膝伸屈试验。患者取侧卧位，患肢离开床面，让患者做膝关节伸屈活动，用小腿的重力挤压内、外侧半月板牵张侧副韧带。若出现弹响声或疼痛，提示半月板或侧副韧带损伤。

（四）现代诊断检查

1. X线检查　X线检查对筋伤疾患的诊断与鉴别诊断有一定的意义。常规X线平片检查，广泛用于筋伤与骨折、脱位和骨病等其他伤病的鉴别诊断，对少数筋伤疾患如腰椎滑脱症、颈椎病、腰椎间盘突出症、腰椎管狭窄症等有诊断和辅助诊断价值。创伤后筋伤的X线检查表现：软组织厚度增加，局部膨隆；局部软组织影像密度增高；因皮下组织内有间质水肿而成网状结构；原有组织层次混乱不清晰；由于关节内积液、积血致关节囊膨隆，并可造成关节囊外脂肪垫间脂肪线的推压移位或受压变窄，等等。这些X线检查的表现对部分筋伤的诊断有提示和参考价值。除常规X线平片检查外，临床还采用应力下X线检查和造影检查来帮助对部分肌腱、韧带和软骨等损伤的诊断。

（1）应力下 X 线检查　主要用于常规 X 线平片检查所不能显示的关节松弛、关节脱位和韧带损伤等情况。检查方法是将被检查肢体放在正位，强迫在内翻或外翻、外展或内收位时摄片，来进一步观察关节解剖关系有无异常改变。

（2）造影检查　能够较好地帮助某些筋伤疾患的诊断。如椎管造影可以确定椎管本身及椎管内病变；关节造影可确定关节软骨、关节内软骨和关节囊的病变；软组织感染出现窦道时，造影可以显示其深度和范围。

2. 肌电图、神经诱发电位检查　肌电图、神经诱发电位检查是记录骨骼肌生物电的一种方法。根据病理肌电图的形态、分布和范围，可以明确神经损伤的部位，判断神经肌肉损伤的程度和预后，可以进一步对上、下运动神经元的病变予以鉴别。肌电图及神经诱发电位检查对于神经肌肉损伤的诊断及鉴别诊断有重要意义。

3. 计算机断层扫描（CT）检查　CT 检查对颈椎病、腰椎间盘突出症、腰椎管狭窄症等筋伤疾病的诊断有重要参考价值，并可推测软组织病变的性质和范围。对于关节周围的撕脱骨折，X 线平片检查难以辨认时，可进行三维重建以明确诊断。

4. 磁共振成像（MRI）检查　MRI 的原理是某些物质的原子核内具有单数的原子或中子，有可被测量出来的微量磁力。当这些有磁力的原子核被置于强磁场时，它们就围绕磁力线做旋转运动，其周期则根据磁线的强弱和核的类型而异，呈现一定的强度。因而可以通过数据处理，使组织的磁共振图像呈现出不同的台阶式分布，按其明暗度呈现以下顺序：脂肪，脑及脊髓，内脏，肌肉，液体充盈的体腔、韧带及肌腱，有迅速血流的血管，骨密质，空气，等等，从而可产生明显的对比。MRI 的应用范围与 CT 相似，可用于检查脊髓、椎间盘、膝关节、韧带病变，滑膜肥厚、软组织肿瘤和原发性肌肉疾患等。

5. 实验室检查　实验室检查是筋伤诊断中不可缺少的一项检查，但对于一般筋伤诊断意义不大，其主要用于严重筋伤患者的诊断与鉴别诊断，并作为对病情变化、发展的判断和指导治疗的重要指标。随着筋伤学基础研究的开展，实验室检查在临床上越来越重要。

6. 关节镜检查　目前关节镜检查主要用于膝关节的检查，正逐步用于其他关节如肩、肘、桡腕、踝等关节的检查。此外，还有椎间盘镜等。关节镜的适应证及其应用价值，主要有以下几点。

（1）明确诊断　对于不能明确诊断的关节疾病，可行关节镜检查以确诊。对于临床已做出诊断并决定手术治疗的部分关节疾病，可在手术前行关节镜检查，以进一步明确临床诊断，从而避免不必要的手术。

（2）确定病变部位和程度　通过关节镜检查可了解关节内损伤的具体部位和损伤的程度，以制订正确的治疗方案。

（3）直视下取活检　可在关节镜直视下获取病变组织进行病理检查，明确诊断。关节镜不仅可用于检查诊断，也可以用于某些关节疾病的治疗，如使用膝关节镜进行关节内半月板切除手术等。关节镜检查目前已被公认为是一种有价值的辅助诊疗方法，准确率高，并发症少，在临床上的应用越来越广泛。但是，关节镜检查不能排除或代替其他诊断方法，临床上应有选择地使用。

7. 超声检查　采用超声诊断技术检查，对神经肿瘤的诊断和定位、判定神经卡压疾病局部的病因和定位、判定神经卡压受累的神经异常回声和失神经支配肌肉的结构改变具有重要价值。此外，对关节积液、腘窝囊肿、半月板囊肿、肌肉损伤及软组织内血肿等筋伤疾患的诊断具有重要的辅助作用。

第三章　施氏骨伤康复理论的演变

第一节　施氏骨伤康复诊疗技术的源流

施氏骨伤康复诊疗技术源自施访梅医师的家传秘方和她在医学细腻求索过程中所汲取的丰富经验。这一技术不仅体现了施氏家族的医术精髓，也融合了她在师承和实践中所获得的知识，形成了一套独特的康复诊疗体系。其发展不仅得益于施氏家族的代代相传，还与其他流派的理论探讨相互交融，形成了独特的治疗方法和辩证思维。

一、理论渊源

（一）家族传承

施氏骨伤康复诊疗技术的核心传承来自《施氏家传正骨汤药歌诀》。这部歌诀总结了施氏家族数代人在临床实践中的丰富经验，特别是在对骨伤疾病的药物治疗方面，提炼出了 30 余首有效的药方。这些歌诀不仅简明易懂，还通过韵律帮助医者记忆，使得技能得以有效传承。施氏家族在治疗时，基于气血、部位与经络的辩证论治理念，强调了中医整体观念的重要性。气血的调和不仅是治疗骨伤疾病的关键所在，更影响到患者的整体康复状态。施氏家族的这种传承方式充分体现了中医学的精髓，即通过观察和总结形成系统的理论体系，从而提升治疗效果。

（二）上海石氏伤科流派的影响

上海石氏伤科流派强调"十三科一理贯之"的整体治疗观念，主张在治疗的过程中综合考虑患者的身体状况，从多个角度进行深入分析。此观念不仅包括骨伤的直接治疗，还涵盖了对气血、脏腑、经络等的全面调理，强调内外结合、气血兼顾的重要性。

施氏创立的卅二字治病思想，具体包括"以气为主、以血为先，筋骨并重、内合肝肾；调治兼邪，独重痰湿；勘审虚实，施以补泻"，反映了对病因病机的深入思考。在施氏的理论中，气是推动人体生理活动的动力，而血则是滋养身体各个部分的基础。因此，将气和血的调理放在首位，有助于促进患者的康复。

此外，施氏家族注重疾病的辨证分析，尤其是在四诊合参的基础上，通过调治兼邪来处理病症中的复杂因素。比如,在面对痰湿困扰时,施氏理论强调运用相应的药物,以达到治疗的目的。这一方法强化了对症用药的重要性,也确保了治疗的有效性与个性化。

(三)湖湘张氏骨伤流派的影响

在施氏骨伤康复诊疗技术的演变中,湖湘张氏骨伤流派(简称张氏流派)理论的影响也不可忽视。张氏流派指导思想强调"功能为首、时间为金、肿痛为警、从瘀论治",对骨与关节损伤患者治疗的先后顺序有明确指引。这种治疗思路注重及时性,以避免病症进一步加重。张氏流派提出的正骨手法,对于矫正骨骼位置和恢复功能至关重要。同时,使用夹板束缚承托,使损伤部位得到稳定,又能为后续的药物调治奠定基础。这一方法的运用,完美结合了机械治疗与药物治疗,有效缩短了患者的康复周期。

施氏骨伤康复诊疗技术的形成,是一个历经数代的积累和发展过程,其源头在于施氏家族的传承与创新。通过系统的歌诀和治疗理论,施氏骨伤康复诊疗技术在理念、方药和临床实践上形成了完整的体系,不仅提高了治疗的针对性和有效性,也为患者带来了更多的康复选择。同时,张氏流派的影响使施氏骨伤康复诊疗技术更加丰富与多元,更加注重治疗的及时性与综合性。这些流派共同构成了我国传统骨伤康复的治疗体系,为更广泛的患者群体提供优质的医疗服务。在未来的发展中,这些技术与理论需继续结合现代医学内容进行深入探索与实践,以推动骨伤康复领域的进一步创新与发展。

二、施氏家族的传承

(一)家族历史源流

施访梅的家族在医学领域具有悠久的历史和深厚的文化底蕴。从小在这样的环境中成长,使她能够耳濡目染,一直受到中医理念和传统治疗方法的熏陶。在家庭中,她不仅能接触到经典的医学著作和医案,还能够经历并观察到家人中医实践的过程。这种熏陶将医学知识与实践操作紧密结合,培养了她的医学素养和人文关怀。

(二)家族医术传承

施氏家族传承的治疗秘方和治疗手法,特别是家族中祖辈医师所积累下来的经验,影响了施访梅对医学的追求。施氏家族的医术包含了许多独特的治疗技法、配方和辨证思维,使得她在学习过程中便能够从家传的知识中汲取养分。这种世代相传的文化氛围，强化了她对中医骨伤的理解与热爱。

（三）医学教育与启蒙

施访梅的父亲业医，常常在家中讲解中医理论、病例分析和治疗方法，激发了她对医学的兴趣。此外，她还感受到父辈们救死扶伤的奉献精神，潜移默化中造就了她勇于担当、热爱生命的职业操守。

（四）名医情结与学习

由于施访梅与多位名医有过亲密的交流，她有幸在 15 岁时拜师石筱山，更早地接触到中医正骨的核心、精髓。这一经历不仅开拓了她的医学视野，还激发了她对正骨技术的浓厚兴趣。在接下来的几年中，她不仅在家庭中接受教育，还获得了多方面学习的机会。施氏家族的医学背景不仅体现在专业技能上，更体现出一种传承的文化和社会责任感。家族中医师的行医理念强调以患者为中心，关注患者的整体健康与福祉。这种文化传承深深影响了施访梅的行医思想，让她在后来的工作中始终坚持"悬壶济世，救死扶伤"的理念，将中医的仁爱精神发扬光大。

三、从医经历与师承

（一）早期行医与实践

施访梅在 1956 年正式跟随父亲开始行医，这一时期是她获得基础医学知识与技能的重要阶段。在家族的指导下，她频繁接触到各种骨伤康复的病例，参与治疗实践，不仅积累了丰富的临床经验，还培养了她对患者的关怀与责任感。在这一过程中，她学习了多种家传的正骨技术和治疗方法，通过观察和亲身实践，逐渐掌握了中医正骨的基本要领。1958 年，施访梅因机缘巧合来到株洲，进入了湖南省名医张紫庚夫人林应凡所创办的骨伤诊所。这一经历对于她的职业生涯起到了至关重要的作用。身处新的医疗环境，她不仅可以接触到更多种类的病例，还能够向当时学术声誉卓著的骨伤名医学习，进一步深化了她的专业知识。

（二）师承的机缘与学习

在株洲的诊所中，施访梅有幸师承张紫庚，一位在正骨界享有盛誉的专家。通过到张紫庚的诊所学习，施访梅不仅获得了在正骨理论与实践中的专业指导，还得以详细学习张氏家族的正骨技艺与医学思想。这段师承关系使得她能更系统化地进行正骨学习，她的技术水平、理论深度得到了显著提升。在与名医们的切磋与交流中，施访梅吸收了许多跨学科的知识，尤其是对中医理论的理解和应用。在谈论和研究中，她总是积极参与，提出自己的见解和疑问，在与师长的讨论和实践中反思，不断提升自己的医学素养。同时，她也逐渐形成了自己独特的见解与风格，能够将传统中医与现代医学理念有效结合。

（三）实践中继承与创新

施访梅在张紫庚的指导下积累了丰富的临床经验，逐步成为一个能够独当一面的医生。她在技术上追求卓越，常常在实践中进行创新。通过对传统正骨手法的观察与实践，她逐渐悟出了自己独特的技巧，并开始尝试改良和创新治疗的方法。她也开始参与到伤科药方的创制中，与张紫庚和林应凡等名医共同探讨和研发症状对应的外敷药方，提升了治疗效果。

四、技术创新与理论构建

施访梅在扎根中医骨伤领域的几十年里，始终坚持传承中医传统，同时也不断进行探索和创新。她在研究正骨、整脊手法的基础上，改进了小夹板固定技术，并结合张紫庚和林应凡等名医的研究，形成了一系列有效的伤科外敷方，诸如伤科外敷散、血冰散、三黄散等药方，在临床上取得了显著疗效。施访梅的技术不仅限于调治骨伤疾病，而是整合了辨证施治的原则，使患者获得恰当的个性化治疗方案。经过多年的临床实践与总结，她逐渐形成了一套系统的正骨理论与方法，从而也构建了早期的施氏骨伤康复诊疗技术的科学体系。

（一）传统技艺的继承与改进

施访梅在骨伤方面的技术，既受到家族传统的影响，又在实践中不断改进。她深入研究传统正骨手法，结合实际病例，逐渐形成了一套更加贴合现代人需求的治疗方案。这种对传统技艺的继承和改进，使得她在施治时能够更加灵活地应对不同的病症，使治疗效果更为显著。以"察形摸骨，循其旧道，就巧复位"为核心理念，强调医生对创伤的准确评估和复位手法的灵活运用。在这一过程中，施氏不仅继承了中国传统骨伤治疗的技术和经验，还在此基础上进行了新的诠释和发展。例如，施氏根据不同的骨折类型，对复位手法进行了系统化的分类和创新，特别是针对肱骨髁上骨折、踝部骨折等，创造出了一系列独特的复位手法。这些手法的开发在充分考虑传统技术的基础上，加入了现代解剖学知识，使得治疗更加科学。

（二）正骨诊疗技术的深化

在施访梅的实践过程中，她深入观察不同类型骨伤疾病的病理变化，通过不断地临床探索，逐渐形成了独特的骨伤分类方法。她根据患者的具体情况，制订出个性化的治疗方案，增强了正骨技术的针对性和有效性。此外，她还将中医学的辨证施治理念融入骨伤治疗中，推动了中医学与西医学的结合。施氏强调，在进行骨折复位前，需了解创伤的具体情况及病理机制，确保复位的准确性和有效性。此外，通过对损伤类型和程度的研究，施氏能够为不同患者提供个性化的治疗方案。施氏传统正骨手法在治疗过程中不断深入，逐渐形成了多种疗效显著的复位方法，比如肱骨髁上骨折旋后位捏挤提按复位法、踝部骨折四步复位法等。这些手法在多年的临床实践中得到了充分验证，为骨伤患者提供了更为安全和有效的治疗。

（三）外治法的开发与应用

施访梅还特别重视中医外治方法的研发。通过对多种外敷药物的实验与配比，她创造了多种新型的外敷药方，适用于不同类型的骨伤和疼痛病症。这些新药方不仅保留了中医药的特色，还通过现代医学的评估与验证，提高了临床疗效和安全性。传统外治理论的创新方面，施氏主张"损伤先治瘀、先治气血"，这一理念不仅继承了传统医学的外治法原则，还进行了创新和完善。通过对损伤的整体把握，施氏能够针对性地制订外治方案，提高了外治法的实际效果。施氏根据家传秘方，创制了伤科外敷散、三黄散、血冰散等一系列外治药方，这些药方在近60年的临床应用中积累了大量的成功案例，显示出显著的疗效。此类药方的开发，不仅丰富了外治法的内容，也使得施氏骨伤疗法在治疗效果上更具优势。施氏骨伤康复诊疗技术通过不断的临床实践，验证了各种外治药方的实际效果，使得这些方法在不同骨伤患者中得到了有效应用。这一过程是对传统外治法的实践创新，提升了其可信度与临床价值。

施氏骨伤康复诊疗技术通过深入探索传统技艺的继承与改进、正骨诊疗技术的深化以及外治法的开发与应用，成功构建了一套系统的治疗方法。这种方法不仅保留了传统中医文化的精髓，也结合了现代医学的发展趋势，展示了施氏骨伤流派持续发展的潜力与活力。这种对传统与创新的平衡，使得施氏骨伤康复诊疗技术在当今的医学领域中，成为了一个值得借鉴和推广的成功范例。施访梅通过对中医正骨技艺的实践反思，逐步构建起一套较为系统的正骨理论框架。她深入探讨了骨伤疾病的发生机制、治疗原则及其与患者整体健康的关系，使得正骨技术在理论上有了更深的学术支撑。她的理论不仅为临床提供了指导，也为后续研究提供了新的思路和方向。

五、继承与创新

施访梅的医学成就不仅体现在她个人的实践中，更在于她在株洲市中医伤科医院将这些技术和理念传播给后来的医师，培养了一批又一批的骨伤科人才，使施氏骨伤康复诊疗技术得以延续和发展。她通过对中医正骨技艺的精研与总结，结合地方特色，建立起一项系统而有效的治疗体系，展现了中医文化的博大精深与活力。

（一）家族的传承与坚守

施访梅出生于中医世家，家庭的医学背景为她的成长奠定了深厚的基础。她在年轻时就受到父亲的影响，学习中医正骨的基本知识和技能。在这一过程中，施访梅不仅学习了技艺，更接受了家族传承的医学伦理和责任感。这种代代相传的医学素养，成为了她行医过程中的指导原则，使她始终铭记医者的初心与使命。

（二）技艺传承与弟子培养

施访梅在自己的学习与实践中，逐渐形成了一套成熟的中医正骨康复技艺体系。她不仅在临床中积累了丰富的经验，同时也十分注重对后辈的培养。施访梅亲自培养了多位年轻医生，传授她所掌握的正骨技术和理论。在她的指导下，这些年轻医生逐步掌握了传统的正骨手法与现代的医学理念，形成了一支具备专业能力的中医团队，以延续和发扬施氏骨伤流派。

施氏正骨康复体系的传承发展，以唐鹏飞、林运华等人为代表的施氏传统正骨第二代传承人，继承了施氏传统正骨的精髓。代表人物唐鹏飞老中医坚持中西医结合，学术上他主张正骨应"顺势借力、逆向复位"，提出了自己对新正骨手法的理解，形成"手法正骨十点体会"，临床上唐老的手法有独到之处。他还提出"痹证从肝风治"理论，认为肝肾亏虚型痹证除补益肝肾外，应以平肝息风治疗，并自拟通痹汤，治疗肝肾亏虚兼肝风内动型的腰腿痛患者，疗效显著。

施氏传统正骨第三代传人蔡安烈，系施访梅之子，尽得施氏传统正骨真传。运用独特手法复位、夹板外固定、内服外用中药治疗骨伤疾病的"三绝技术"，对关节内骨折不容易达到解剖复位、不稳定性骨折、外固定形式针对性差及压应力难以掌握等临床难题进行了研究攻关。他先后通过改良、创新运用推挤手法治疗肱骨外髁翻转骨折、内翻法复位治疗三踝骨折（外旋Ⅲ度）、孟氏骨折固定法等新方法和新技术，增强了临床疗效，提高了手法整复的成功率。

第三代代表传人袁尚锋主任医师，在传承施氏传统正骨技术的基础上，自创俯卧位肱骨外科颈骨折复位法，桡倾手法复位治疗儿童肱骨髁上骨折，三步复位法治疗肱骨干粉碎性骨折，极度屈肘固定法治疗孟氏骨折，当归拈痛汤口服配合五藤散外敷治疗湿热痹阻型风湿性关节炎等获得了良好效果。同时擅长中西医结合治疗各种骨与关节损伤及骨科疑难病症，对创伤危急症的救治具有丰富的经验，能熟练开展脊柱、髋关节及复杂骨折等骨科大型疑难手术，特别是对脊柱外科、髋关节外科有较深造诣。

（三）理论著作与文献整理

为促进正骨技术的传承与普及，施访梅开始撰写相关的理论文章和实践指南。通过更系统化的文字记录，施访梅将她的临床经验、治疗原则和创新技术进行了整理与总结，为后来的从业者提供了宝贵的参考。其中，以唐鹏飞、林运华等人为代表的施氏传统正骨第二代传承人，先后在期刊杂志发表和参加各类骨科学术会议论文20余篇，进一步发展了施氏传统正骨康复技术。第三代代表传人袁尚锋主任医师先后完成2项中医药科研课题，发表核心期刊论文10余篇。

（四）现代技术的结合与适应

在继承与传承中，施氏骨伤康复诊疗体系同样关注中医如何与现代科技结合。逐渐引入现代医学的研究方法与理念，探索中医正骨在现代医疗体系中的定位与发展。在她的引领下，越来越多的年轻医生开始关注如何将中医传统技艺与现代医学设备、技术相结合，推动中医正骨领域的创新与变革。2005年，为进一步发挥施氏传统正骨特色，株洲市中医伤科医院成立了中医正骨科，科室采用施氏传统正骨技术治疗骨伤病，充分发挥施氏手法复位、小夹板外固定技术简便廉验的特色，施氏传统正骨技术在临床进一步发展壮大。2012年，株洲市中医伤科医院通过三级甲等骨伤专科医院评审，医院骨伤科也被列为国家重点骨伤专科。评审专家组对施氏传统正骨技术给予了极高的评价。2015年，施氏传统正骨第二代传人唐鹏飞老中医被选为湖南省第三批老中医药专家学术经验继承工作指导老师，李康贵等2人被选为学术经验继承人。2017年12月，施氏传统正骨第三代传人袁尚锋主任医师被选为全国第六批老中医药专家学术经验继承工作指导老师，彭真灵、雷桂平2人被选为学术继承人，并组织正式拜师仪式。

第二节　施氏骨伤康复诊疗技术的发展

一、"治瘀八法"的提出

施氏骨伤治疗体系中，以唐鹏飞为代表的第一代传承人，继承并发扬了"气血当先，从瘀论治"的理论基础，提出了"治瘀八法"。这八法为治疗各种骨伤疾病及后遗症提供了明确的指导思路，通过对不同类型瘀血症状的具体分析，制订有针对性的处方，确保了治疗的高效性及个性化。

（一）理论基础

在中医学中，气血是生命活动的根本，二者的和谐与平衡是身体健康的基础。施氏骨伤治疗理论强调，骨伤之后常伴随气血的亏损与瘀滞，必须首先关注气血的状态，在此基础上再进行对应的瘀血治疗。瘀血不仅阻碍气血的流通，还会导致疼痛、肿胀等不适症状，因此通过从瘀论治，及时化解体内瘀血，能够有效地促进康复。该理论基础总结为"气血当先，从瘀论治"。

（二）具体内容

1. 疏肝化瘀法

（1）适用症状　跌打损伤，引起胁肋及腹部胀痛，伴有舌边紫斑、脉弦等证候。

（2）主方　复元活血汤。

（3）治疗思路　通过疏肝解郁，活血化瘀，加强肝脏的疏通功能，帮助改善气机不畅导致的肝脏气血瘀滞状态。

2. 重镇化瘀法

（1）适用症状　脑部损伤，表现为神志模糊、眩晕、胀痛，以及恶心呕吐等。

（2）主方　加减琥珀安神汤。

（3）治疗思路　重镇法旨在清除脑部的瘀浊，同时镇静心神，通过改善脑部血液循环，缓解脑部损伤引发的不适症状。

3. 肃肺化瘀法

（1）适用症状　胸胁部挫伤，造成肺络受损，表现为胸闷、胸痛、咳嗽等。

（2）主方　加减苏子桃仁汤。

（3）治疗思路　通过肃肺化痰，促进肺部气机的通畅，清除肺络内的瘀血，从而缓解由于胸闷、疼痛等引起的呼吸不畅。

4. 通腑化瘀法

（1）适用症状　早期蓄瘀，表现为腹部的胀满作痛和大便秘结，舌苔黄，脉数的实证。

（2）主方　大成汤。

（3）治疗思路　通过调理肠胃，通畅腑道，解除脏腑内的瘀滞，以达到疏通气机、促进排便的效果。

5. 化瘀止血法

（1）适用症状　胸膺内伤致使瘀血疼痛，伴有咯血、胸闷刺痛及胸膈不适感等。

（2）主方　止血宁痛汤。

（3）治疗思路　重点解决胸腔内的瘀血问题，化瘀止痛，缓解胸膈不适感，同时促进血液的流动和改善血液循环。

6. 化瘀接骨法

（1）适用症状　肢体骨折后，血络损伤，表现为肢体疼痛、活动受限等。

（2）主方　续骨活血汤。

（3）治疗思路　通过活血化瘀以促进骨折部位的愈合，减轻疼痛，改善局部的血液循环及营养供给。

7. 化瘀利尿法

（1）适用症状　腰部受伤，合并肾络受损，表现为尿血、尿痛，或会阴部挫伤、阴囊青紫肿痛等。

（2）主方　加减琥珀散。

（3）治疗思路　通过化瘀祛湿，改善肾脏和泌尿系统的功能，减轻肾脏负担，同时利尿以促进尿液的正常排出。

8. 益气化瘀法

（1）适用症状　患者素体虚弱，伤后瘀阻疼痛，或在损伤后期瘀血未尽，元气不足，表现为伤处肿暗不清、精神疲惫等。

（2）主方　加减补阳还五汤。

（3）治疗思路　通过补气益血，增强体内的正气，以化解瘀滞，提高机体自我修复能力，加快康复进程。

（三）临床应用

施氏制订的"治瘀八法"针对性强，适用于多种类型的骨伤情况。在临床应用中，医生会根据每位患者的具体症状、体质、病史等进行系统的诊断，选用合适的治疗方药。同时，结合推拿、针灸等其他中医外治法，以提升整体疗效。

通过对"治瘀八法"的灵活应用，以推动气血畅通，消除瘀血，进而促进伤后康复，提高患者生活质量与功能恢复。这一系列方法的提出，不仅丰富了施氏骨伤的理论体系，也为临床治疗提供了有效的手段。施氏骨伤的"治瘀八法"是在深厚的中医理论的基础上，结合长期的临床经验所归纳得出，是应对多种骨伤疾病、瘀血症状的有效方案。凭借其精细的分类和针对性的治疗思路，为各类患者提供明确的治疗方案，彰显了传统中医学的智慧与根基。在未来的医疗实践中，这一治疗方案仍值得深入探索与实际应用，为更广泛的患者群体提供更为细致的康复服务与支持。

二、"脾肾两虚"理论的演绎

随着中医学的发展，施氏骨伤的治疗理念也在不断深化和丰富。在这一过程中，以袁尚锋为代表的第二代传承人以及陈泽华为代表的第三代传承人，以"肾虚血瘀，补肾通络"为基础，进一步提出了"脾肾两虚"的病证理论，并确立了健脾补肾法。这一理论的提出，是对骨伤疾病治疗的新拓展，反映了对基本病因和病理的深入分析，同时也在临床应用中展现了良好的效果。

（一）"肾虚血瘀"的基础

在施氏骨伤治疗中，"肾虚血瘀"是一个核心的理论概念。肾为先天之本，主藏精，肾精不仅关系到身体的生长和发育，也会直接影响气血的生成与运作。当肾脏亏虚时，血液的生成和循环受到影响，容易导致瘀血的产生。骨伤患者由于外力的冲击，常使得气血运行受阻，血液瘀滞，进而影响愈合。因此，在治疗过程中，"补肾通络"成为一种必要的治疗策略，旨在通过振奋肾气、重摄气血，促进气血的循行，帮助骨骼组织的修复与再生。然而，单纯对肾的关注，在某种程度上可能会忽视脾的作用。脾为后天之本，主运化水湿和气血的生化，肾与脾的关系密切。此时，若能改善脾的功能，对骨伤后的康复也会起到至关重要的作用。

（二）"脾肾两虚"的提出

受"肾虚血瘀"理论的启发，袁尚锋和陈泽华进一步观察到许多骨伤患者在愈合过程中表现出脾的虚弱，导致身体气血生成不足、运化失常，进而影响到肾精的化生与功能发挥。因此，在对传统理论进行总结与分析的基础上，他们提出了"脾肾两虚"的观点，即脾和肾功能同时不足，会相互影响，造成气血的亏虚与瘀滞，进而延缓骨伤的愈合和康复。具体来说，对于早期和日久的骨伤患者来说，脾虚可能表现为食欲不振、消化不良、腹胀等症状；而肾虚则可能伴随精力不足、四肢乏力、腰膝酸软等症状。这些症状虽然看似不直接与骨伤疾病相关，但实则影响着整个身体的恢复状态。因此，施氏骨伤治疗中的"脾肾两虚"理论为临床提供了更加全面的治疗思路。

（三）"健脾补肾法"的确立

在"脾肾两虚"理论的指导下，"健脾补肾法"作为一项针对性的治疗策略应运而生。在治疗骨伤疾病时，不仅要关注肾的养护和气血的通畅，更要注重脾的增强，使得后天气血的转化变得更为充足。通过健脾以改善脾的运化功能，提升气血的生成，从而促进肾的健康和功能恢复。在具体的治疗方法上，"健脾补肾法"的实施通常包括以下几个方面。

1. 药物治疗 制订符合患者个体的用药方案，常用人参、白术、茯苓、黄芪等健脾养气的药物，同时配伍熟地黄、山药、杜仲等补肾的药物，达到"双管齐下"的效果。

2. 饮食调理 注重患者的日常饮食，鼓励摄入富含蛋白质、维生素及矿物质的食物，以助于维持脾胃的良好功能。饮食上，可以增加摄入小米、红枣、山药等补气健脾的食材。

3. 生活方式 提倡患者保持良好的作息习惯，避免过度劳累，适当参加体育锻炼，促进气血的流通及身体的整体功能。

4. 外治疗法 可配合推拿、针灸等中医外治疗法，进一步提高治疗效果，促使脾肾功能的恢复。

5. 心理调节 在心理层面，骨伤患者常伴随心理压力和焦虑情绪，适当的心理疏导与情绪管理也有助于气血的畅通和身体的康复。

（四）临床应用

"脾肾两虚"理论与"健脾补肾法"在临床中有广泛的应用，尤其对于长期骨伤恢复不良、体质较弱的患者效果显著。许多患者在接受该疗法后，症状得到明显改善，骨折愈合时间缩短，整体功能逐步恢复。在实际病例中，施氏骨伤治疗团队由于综合考虑了患者的脾肾状况，让治疗更加系统化与个性化，进一步提升了患者的治愈率。该治疗思路为骨伤领域的临床诊疗提供了新方向，同时也为其他相关疾病的治疗提供了借鉴。

施氏骨伤的"脾肾两虚"理论及"健脾补肾法"是对传统中医治疗思想的进一步发展，充分体现了现代中医学对患者整体健康状态及个性化需求的重视。通过不断地探索和研究，相信这一理论会在越来越多的临床实践中发挥出积极的作用，以期推动中医治疗的进展。在未来的研究中，如何将"脾肾两虚"理论与现代医学相结合、形成更为科学和系统的诊疗体系，将是中医领域需要继续探索的方向。只有在中西医结合的背景下，才能更好地为患者提供全面的诊疗服务，达到更高层次的治疗效果。

三、康复实践

（一）康复原则

1.气血动态平衡 源于《内经》"血气不和，百病乃变化而生"，施氏提出"瘀去新生"理论，瘀血为病理产物兼致病因子，清除瘀滞可恢复"气行血畅、血载气行"的循环。

急性瘀滞期（2周内）：以"治瘀八法"疏通气机，消除瘀滞。如通腑化瘀法解腑实，重镇化瘀法宁神醒脑。

瘀消正复期（3~6周）：化瘀接骨配合导引术，促进骨痂生长。

脾肾固本期（6周后）：健脾补肾充养气血，固本培元，以防后遗症。

2.脾肾协同 《医宗必读》载"肾为先天之本""脾胃为后天之本"。施氏提出，肾精亏虚→髓枯骨萎（主骨生髓功能减弱）；脾失健运→气血乏源（肌肉失养致萎缩无力）；又交互影响，脾虚累肾（土不制水），肾虚及脾（火不暖土），形成"虚 – 瘀 – 损"的恶性循环。

健脾补肾法（人参、黄芪健脾，配伍熟地黄、杜仲补肾）打破循环，提升骨代谢与组织修复能力。

3.筋骨并重 《仙授理伤续断秘方》强调"动静结合"，施氏发展为：筋骨同治，正骨恢复骨性支架，药治濡养筋络（如续骨活血汤促进骨痂生长，外敷活血膏舒筋）；动态平衡，早期制动防二次损伤，中期渐进训练防关节僵硬。

（二）康复技术支柱

康复技术支柱条目，见表3-2-1。

表3-2-1 康复技术支柱

技术类别	理论依据	康复目标
中医正骨技术	筋骨并重，动静结合	解剖复位，恢复力学平衡
骨伤药治技术	治瘀八法，健脾补肾法	内服外敷，调节气血循环
导引康复技术	气血流通理论	功能训练，改善功能活动

（三）动作要领与操作规范

1.正骨手法（急性期） "稳、准、柔"三原则。

（1）稳 固定近端，牵拉远端（如桡骨远端骨折采用"牵抖复位法"）。

（2）准 触诊定位骨错缝处，拇指按压精准复位（如腰椎小关节紊乱）。

（3）柔　手法力度随患者耐受度调整，避免二次损伤。

2. 药治技术配合

（1）外敷　伤科外敷散、血冰散等贴敷肿胀处，每日换药。

（2）内服　分期用药。

3. 导引康复训练

导引康复训练的分期康复技术见表3-2-2，分部位康复技术见表3-2-3。

表 3-2-2　分期康复技术

分期	技术类型	动作要领	禁忌
急性期	轻手法理筋	五指揉法（掌指关节微屈，沿肌纤维走向轻揉，力度 ≤ 3kg）	肿胀灼热处禁用按压
中期	导引训练	握力球训练（患肢肘部紧贴躯干，五指缓慢握紧保持 5 秒，每组 10 次）	骨折未连接禁负重
后期	健脾补肾导引术	健脾桩（双脚同肩宽，屈膝 30°，意守丹田，配合腹式呼吸）	严重骨质疏松减幅 50%
	功能性训练	虚步蹬山（健腿弓步，患腿虚点地，缓慢屈伸膝关节至 30° 范围）	关节不稳者需支具保护

表 3-2-3　分部位康复技术

部位	技术类型	动作要领	注意
上肢损伤、骨折	握云手	屈肘 90° 缓慢旋腕，配合深呼吸	根据损伤、骨折情况动态评估与康复
脊柱损伤、骨折	拱桥式	仰卧屈膝，抬臀至"肩-膝-髋"成直线	根据损伤、骨折情况动态评估与康复
下肢损伤、骨折	虚步蹬空	坐位伸膝，足尖勾绷交替，激活股四头肌	根据损伤、骨折情况动态评估与康复

（四）特色康复技术

1. 化瘀导引术

（1）胸胁伤（肃肺化瘀）　动作：托天理气式（取坐位，双手交替上举至极限，配合咳嗽发力）。要领：上举时吸气，下落呼气，每日 3 组 × 8 次。

（2）腰骶伤（化瘀利尿）　动作：旋腰摆海式（双手叉腰，骨盆画 ∞ 字，幅度由髋至腰渐进）。要领：速度 ≤ 2 秒 / 周期，避免腰椎扭转。

2. 脾肾同调罐疗法

（1）选穴　脾俞（第 11 胸椎棘突下，旁开 1.5 寸）、肾俞（第 2 腰椎棘突下，旁开 1.5 寸）。

（2）操作　火罐留罐 8 分钟，起罐后艾灸 10 分钟。

（3）频次　隔日 1 次，每疗程 5 次。

第四章　施氏骨伤康复常用药治

第一节　施氏骨伤康复药治特色

施氏骨伤流派突出的特色在于其"家传"传统，强调方剂的个性化与适应证的精准匹配。通过多代传承，施氏家族的医者在实践中锤炼出独特的治疗技艺，使每一个方剂都蕴含着浓厚的经验积累。此外，该流派在理论与实践的结合上，也表现出较强的灵活性，可以根据临床的变化进行适时的调整。

一、施氏家传正骨汤药

头上受伤防风归，臧红[1]甘草抚川穹，木通辛芷勺桔梗，陈皮玉竹菊花配。
上肢受伤羌活枝，桃仁丹皮抚淮通，香附云苓甘草吉，人交白芷抚归尾。
攀肩受伤独活尾，生地广皮赤芍桂，土鳖苍术天台午[2]，川穹甲珠与桔梗。
背心受伤生地尾，白芍桃仁同桔梗，香附桂心台午草，莪术乳没通山楞。
胸心不开芷壳梗，赤芍广皮天台午，生地杏仁桂心草，土鳖香附火海煎。
奶旁受伤归尾杏，生地赤芍乳没赤，桃仁血竭莪术草，大茵[3]木通香附广。
腰部受伤羌独活，木通台午抚云苓，牛膝桃仁川续断，细辛桂枝抚广香。
脏腑受伤莪术赤，硅硝[4]枳实大黄苓，生地归尾桃仁草，伏毛[5]山勺[6]苏木同。
下肢受伤生地陈，莪术川勺[7]山木[8]同，车前红花杏仁草，猪苓见泄与枝仁。
下肢受伤灵化通，羌活香附抚赤芍，陈皮苡米抚土鳖，加皮木瓜川膝草。
胸部内伤用土鳖，归尾瓜壳与青皮，柴胡苏木玄胡草，杏仁广香赤桔梗。

【注解】
[1]臧红：指藏红花。
[2]天台午：指台乌（乌药）。后文"天台午""台午"同。
[3]大茵：指茵陈。
[4]硅硝：指芒硝。
[5]伏毛：指大腹皮。
[6]山勺：指山药、芍药。
[7]川勺：指川芎、芍药。
[8]山木：指山药、木通。

（一）头部受伤

1. 常见症状及病机分析　头部受伤通常表现为头痛、肿胀、眩晕、意识模糊、局部疼痛等症状。其病机多与外邪侵袭、气血失调、经络不畅、风湿侵袭等因素有关。治疗时应根据具体病因，选用合适的中药进行调理。

2. 常用中药及其配伍

（1）防风　功效及主治：防风具有解表散寒、祛风止痛的功效，常用于各种头痛、风寒感冒等病证。配伍：常与薄荷、白芷等药物配伍使用，以增强祛风止痛的功效。

（2）白芷　功效及主治：白芷有散风解表、通窍止痛的功效，尤其对头痛效果显著，适用于风寒或风湿引起的头痛。配伍：常与防风、川芎等药物配伍使用，以增效止痛。

（3）川芎　功效及主治：川芎具有活血、行气、止痛的功效，性善上行，直达头目，为治疗头痛之要药。适用于治疗因瘀血导致的疼痛。配伍：常与白芷、防风、红花等药物配伍使用，可以增强活血化瘀的功效。

（4）木通　功效及主治：木通具有清心、利尿、通络的功效，其能通利血脉以缓解头痛。配伍：与生地黄、甘草等配伍使用，效果更佳。

（5）菊花　功效及主治：菊花具有清热、明目、解毒等功效，适用于因热引起的头痛。配伍：常与防风、白芷等配伍使用，可增强解毒清热的功效。

（6）柴胡　功效及主治：柴胡具有疏肝解郁的功效，适用于因肝气郁结导致的头痛。配伍：可以与白芍、枳壳等泄肝解郁的中药配伍使用。

3. 药方示例　根据上述中药的特性及配伍，以下是一个针对头部受伤的药方示例。

方剂名称：施氏正骨头痛汤。

组成：防风10g，白芷10g，川芎10g，木通9g，菊花10g，甘草6g。

用法：将以上中药共煮，煎煮30分钟，过滤取得药汁，去渣后服用，每日1次，连续使用3天。

功效：本方具有祛风止痛、通络活血的功效，能缓解头部受伤引起的疼痛和不适，适用于外伤或者风寒导致的头痛。

4. 注意事项　头部受伤的治疗，需要根据具体的症状以及病机进行针对性的药物选择。施氏家传正骨汤药歌诀中的中药在临床上有良好的效果，通过精确地配伍与合理地使用，能够有效缓解头部受伤的症状，使患者更快地康复。

（二）上肢受伤

1. 常见症状及病机分析 上肢受伤常见于运动、劳作或外界撞击等各种情况，主要表现为局部疼痛、肿胀、活动受限、肌肉痉挛及神经压迫等。病因可归纳为外伤、风寒湿邪侵袭、气血不畅等。治疗时需要根据具体症状和病因选择合适的中药，以达到缓解疼痛、消肿、活血化瘀的效果。

2. 常用中药及其配伍

（1）羌活 功效及主治：羌活具有散寒解表、祛湿止痛的功效，尤其适用于因风、寒、湿邪侵袭导致的局部疼痛。配伍：常与防风、白芷等药配伍使用，以增强解表祛湿的效果。

（2）川芎 功效及主治：川芎具有活血行气、祛风止痛的功效，能减轻由于血瘀引发的疼痛。配伍：可以与红花、当归等药配伍，增强活血化瘀的效果。

（3）赤芍 功效及主治：赤芍具有清热解毒、活血化瘀的功效，适用于因血瘀导致的肿痛。配伍：与川芎、桂枝配伍使用，可以增强活血止痛的作用。

（4）细辛 功效及主治：细辛能够散寒止痛，常用于外伤所致的局部疼痛，尤其针对神经性疼痛。配伍：与独活、桂枝搭配，可以增强温经散寒的效果。

（5）云苓 功效及主治：云苓有利水渗湿、健脾和胃的功效，能够消除因湿气偏重而导致的肿胀。配伍：与茯苓、泽泻共用，可以增强利水消肿的功效。

（6）香附 功效及主治：香附具有行气解郁、调经止血、止痛的功效。配伍：与柴胡、白芍搭配，能增强疏肝理气的功效。

（7）归尾 功效及主治：归尾不仅能活血化瘀，也能温经止痛，适用于疼痛加剧或气血不畅者。配伍：与其他活血化瘀药配伍使用，可增强疗效。

3. 药方示例 根据上述中药的特性及配伍，以下是一个针对上肢受伤的药方示例。

方剂名称：上肢受伤舒痛方。

组成：羌活 10g，川芎 10g，赤芍 10g，云苓 10g，香附 6g，归尾 6g，甘草 3g。

用法：将所有中药共煎，取汁后去渣，分 2 次温服，每日 1 剂，连续使用 3~5 天。

功效：本方具有祛风散寒、活血化瘀、理气止痛的功效，针对因上肢受伤引起的疼痛、肿胀及活动受限等症状，能帮助上肢的康复。

4. 注意事项 在应用这些中药时，应结合患者的具体病情、体质，在医生的指导下选用。同时，患者在服用过程中需注意观察身体反应，若出现不适应停用并咨询专业医生。上肢受伤的治疗需精确到病因和症状，采用针对性的中药方剂进行调理。施氏家传的药方通过多种中药的合理搭配，充分发挥了中医辨证论治的特点，能有效缓解上肢受伤带来的症状，为患者提供更为安全和有效的治疗方案。通过治疗，不仅有助于外伤的愈合，也能够促进整体的康复。

（三）肩部受伤

1. 常见症状及病机分析　肩部受伤常见于运动、搬运重物或外力撞击等多种情境，主要表现为肩部疼痛、肿胀、活动受限、肌肉紧张，以及可能伴随的神经疼痛等症状。肩部受到风、寒、湿邪侵袭，或由于气血不畅、经络阻塞等病机，造成局部的疼痛和肿胀。

2. 常用中药及其配伍

（1）独活　功效及主治：独活具有祛风湿、止痛及温经散寒的功效，适用于各种风湿疼痛。配伍：可与羌活、细辛等配伍使用，增强散寒祛湿的功效。

（2）川芎　功效及主治：川芎可活血化瘀，又善行气开郁，尤善调畅气血运行。配伍：常与赤芍、红花等药物搭配，以增强活血化瘀的功效。

（3）赤芍　功效及主治：赤芍能清热解毒、活血止痛，有助于减轻由于血瘀引起的局部肿痛。配伍：与川芎、当归等配伍使用，可增强整体效果。

（4）羌活　功效及主治：羌活具有解表散寒、舒筋止痛的功效，适用于风、寒、湿邪侵袭的肩部疼痛。配伍：可与白芷、苍耳子等配伍，增强止痛效果。

（5）白芷　功效及主治：白芷能散风止痛、消肿止痒，适用于肩部因风寒引起的疼痛及肿胀。配伍：与羌活、川芎配伍使用，提高疗效。

（6）豆蔻　功效及主治：豆蔻能温中止呕、调理脾胃，同时具备一定的镇痛效果。配伍：可以与甘草配伍，增强镇痛作用。

（7）桂枝　功效及主治：桂枝具有温经散寒的功效，能够改善寒湿引起的肩部疼痛。配伍：可以与细辛、独活配伍使用。

3. 药方示例　根据上述中药的特性及配伍，以下是一个针对肩部受伤的药方示例。

方剂名称：肩痛舒络汤。

组成：独活10g，川芎10g，赤芍10g，羌活10g，桂枝6g，甘草3g。

用法：将所有中药共煎，取汁后去渣，分2次温服，每日1剂，连续使用3~5天。

功效：本方具有祛风散寒、活血化瘀、舒筋活络的功效，针对肩部受伤引起的疼痛、肿胀和活动受限等症状，帮助促进肩部的康复。

4. 注意事项　肩部受伤的治疗需根据受伤原因和症状，选用针对性的中药方剂进行调理。其可调和气血、祛除寒湿，有助于缓解肩部疼痛，促进身体康复。

在处理肩部受伤时，力求做到辨证施治，为患者提供全面而有效的治疗方案。

（四）背部受伤

1. 常见症状及病机分析　背部受伤通常由外力撞击、过度劳累、扭伤、寒湿侵袭等因素引起，常见症状包括局部疼痛、肿胀、活动受限、肌肉痉挛等。背部疼痛可能与肾虚、气滞血瘀、风寒湿邪等因素有关。因此，在治疗时需要辨证施治，选择适合的中药以达到减轻症状、舒筋活络的效果。

2. 常用中药及其配伍

（1）独活　功效及主治：独活具有祛风散寒、止痛及通络的功效，适用于风、寒、湿邪侵袭所致的背部疼痛。配伍：常与羌活、细辛等配伍使用，以增强缓解疼痛和改善血液循环的效果。

（2）川芎　功效及主治：川芎被誉为"血中之气药"，既能活血化瘀，又善行气开郁，尤善调畅气血运行，能有效促进血液流通，从而减轻因瘀血造成的疼痛。配伍：可与赤芍、红花等配伍使用，以加强活血化瘀的功效。

（3）赤芍　功效及主治：赤芍具有活血止痛、清热解毒的功效，对于因血瘀引起的背部疼痛尤为有效。配伍：与川芎和当归配伍使用，能够增强药效，促进局部血液循环。

（4）桂枝　功效及主治：桂枝具有温经散寒的功效，尤其适合因寒邪引起的背部疼痛。配伍：与细辛、羌活配伍使用，以增强散寒止痛的功效。

（5）透骨草　功效及主治：透骨草能祛风除湿、舒筋活血、散瘀消肿，可直达筋骨，具有较强的止痛和活血化瘀作用。配伍：可与赤芍、川芎配伍，进一步加强止痛效果。

（6）白芷　功效及主治：白芷能够散风止痛，对于风寒引起的背部疼痛有良好的效果。配伍：与羌活、独活配伍，可提高解表散寒的功效。

（7）牛膝　功效及主治：牛膝可引血下行，有助于舒筋活络，能缓解因血滞引起的疼痛。配伍：与川芎、赤芍配伍，能增强活血化瘀的功效。

3. 药方示例　根据上述中药的特性及配伍，以下是一个针对背部受伤的药方示例。

方剂名称：背痛舒络汤。

组成：独活 10g，川芎 10g，赤芍 10g，桂枝 6g，透骨草 6g，甘草 3g。

用法：将上述中药共煎，取汁后去渣，分 2 次温服，每日 1 剂，连续使用3~5 天。

功效：本方具有活血化瘀、祛风散寒、舒筋活络的功效，针对背部受伤引起的疼痛、肿胀和活动受限等症状，能够有效促进康复。

4. 注意事项 背部受伤的治疗，应根据病因和症状进行辨证施治，通过运用针对性的中药方剂，能够有效缓解疼痛、消除肿胀和促进康复。通过治疗，能够缓解背部疼痛，帮助患者恢复健康。

（五）胸部受伤

1. 常见症状及病机分析 胸部受伤通常是由外力撞击、跌倒、运动损伤或长期不良姿势造成，常见症状包括胸痛、压迫感、呼吸困难、肿胀和活动受限等。胸部损伤可能涉及肺、心脏、肋骨等，症状表现也可能因影响部位不同而有所不同。中医视胸部为"气海"所在，胸部的损伤往往与气滞血瘀、寒湿侵袭、脏腑功能失调等病机有关。

2. 常用中药及其配伍

（1）川芎 功效及主治：川芎可活血化瘀，能有效改善气血运行，减轻因气滞血瘀所引起的疼痛。配伍：常与红花、桃仁搭配，增强活血效果，缓解疼痛。

（2）赤芍 功效及主治：赤芍具有活血止痛、清热解毒的功效，善治血瘀疼痛及癥瘕积聚所引起的胸部疼痛。配伍：可以与川芎、当归配伍使用，以增强整体疗效。

（3）桂枝 功效及主治：桂枝具有温经散寒、舒筋活络的功效，适用于因寒邪引起的胸部疼痛。配伍：与白芷、细辛配伍使用，能够增强散寒的效果。

（4）五灵脂 功效及主治：五灵脂擅长活血化瘀，能有效缓解胸部的疼痛。配伍：可与川芎、赤芍配伍使用，共同发挥止痛与活血的功效。

（5）柴胡 功效及主治：柴胡具有疏肝解郁的功效，能有效缓解因情绪波动引起的气滞性胸痛。配伍：与薄荷、陈皮等搭配，以帮助理气和疏解气滞。

（6）苍耳子 功效及主治：苍耳子可通鼻窍、舒筋通络，对于因风寒引起的胸部不适有辅助治疗作用。配伍：与独活、羌活等药物配伍使用，能增强散寒与止痛效果。

（7）白芷 功效及主治：白芷散风止痛，对于因风湿引起的胸部疼痛有显著效果。配伍：与羌活、独活相结合，提高舒筋止痛的效果。

3. 药方示例 根据上述中药的特性及配伍，以下是一个针对胸部受伤的药方示例。

方剂名称：胸痛舒络汤。

组成：川芎 10g，赤芍 10g，桂枝 6g，五灵脂 6g，甘草 3g，柴胡 6g。

用法：将上述中药共煎，取汁后去渣，每日分 2 次温服，连续使用 3~5 天。

功效：本方具有活血化瘀、疏肝解郁、温经散寒的功效，能改善因胸部受伤引起的疼痛、肿胀和呼吸不畅等症状。

4. 注意事项　胸部受伤的治疗，应依据具体病因和症状，通过运用针对性的中药方剂，达到活血化瘀、舒筋止痛的效果。中药不仅能够有效减轻患处的疼痛和不适，还能调理身体，恢复功能，促进患者康复。选用针对性的药方并结合合理的剂量与使用方式，能提升治疗效果，帮助患者尽快恢复日常活动。

（六）腰部受伤

1. 常见症状及病机分析　腰部受伤常因跌倒、外力冲击、扭伤、长期劳累等原因造成，主要症状包括腰痛、腰部酸胀、肌肉紧张、活动受限等。中医认为腰为"肾之府"，与肾脏密切相关，腰部的疼痛可能与肾虚、气滞血瘀、寒湿入侵等因素有关。

2. 常用中药及其配伍

（1）独活　功效及主治：独活可散寒、祛湿、止痛，适用于因寒湿引起的腰痛。配伍：常与羌活、细辛等药物配伍使用，能增强祛风散寒之功效。

（2）杜仲　功效及主治：杜仲具有补肾强骨、舒筋活络的功效，适用于肾虚引起的腰部不适。配伍：可与当归、枸杞子等搭配，以增强滋肾明目、舒筋活络的效果。

（3）川芎　功效及主治：川芎能活血化瘀，适用于缓解因血瘀而引起的腰痛。配伍：可与赤芍、桃仁配伍，增强活血的效果。

（4）赤芍　功效及主治：赤芍具有活血止痛的功效，适用于因血瘀引起的疼痛。配伍：与川芎、五灵脂等配伍使用，进一步提升活血止痛的效果。

（5）白芍　功效及主治：白芍具有柔肝止痛、养血调经的功效，有助于缓解气滞引起的腰痛。配伍：与甘草、桂枝配伍，能够舒肝理气。

（6）牛膝　功效及主治：牛膝能引血下行、舒筋活络，适用于腰部因血滞引起的疼痛。配伍：与川芎、通草等药物配伍，能提高活血化瘀的效果。

（7）桂枝　功效及主治：桂枝可温经散寒，适用于腰部因寒邪引起的疼痛。配伍：常与蔓荆子、白芷等药物配伍，能增强温通的效果。

3. 药方示例　根据上述中药的特性及配伍，以下是一个针对腰部受伤的药方示例。

方剂名称：腰痛舒筋汤。

组成：独活10g，杜仲10g，川芎6g，牛膝6g，白芍10g，甘草3g。

用法：将上述中药共煎，取汁后去渣，每日分2次温服，建议连续使用5~7天。

功效：本方具有活血化瘀、温阳祛寒、舒筋止痛等功效，能够有效缓解腰部受伤而引起的疼痛、肿胀和活动受限等症状，促进患者康复。

4.注意事项　腰部受伤的治疗，应结合患者的具体情况，采取针对性的中药方剂，以达到活血化瘀、舒筋止痛的目的。通过合理的中药配伍和配方使用，能有效缓解腰部疼痛，促进肌肉、关节和组织的恢复，从而帮助患者恢复日常生活和运动功能。这样的中医治疗方案不仅侧重于缓解症状，更注重整体的调理与康复，体现了中医学的整体观念和辨证施治的特点。

（七）脏腑受伤

1.常见症状及病机分析　脏腑受伤通常是由于外部创伤、内伤（如过度劳累、情绪波动等）或病理因素（如感染、炎症等）导致，影响脏腑的功能和整体健康状态。常见的症状包括疼痛、功能障碍（如消化不良）、乏力、食欲减退等。根据中医理论，脏腑的功能状态与气血的运行、阴阳的平衡密切相关。因此，脏腑受伤通常与气滞血瘀、阴阳失衡等因素有关。

2.常用中药及其配伍

（1）当归　功效及主治：当归是常用的补血药，能够养血活血，适用于血虚引起的脏腑亏虚。配伍：常与川芎、白芍搭配，增强活血化瘀的效果。

（2）黄芪　功效及主治：黄芪具有益气固表的功效，能提高免疫力，适用于气虚导致的脏腑功能失调。配伍：与党参、莲子搭配，增强补气和健脾的效果。

（3）枸杞子　功效及主治：枸杞子具有补肝肾、明目的功效，适用于因肝肾虚损导致的脏腑亏虚。配伍：可与熟地黄、山药配伍使用，提高滋补之功效。

（4）茯苓　功效及主治：茯苓健脾利湿，能够帮助改善脏腑功能，适用于因脾虚导致的消化不良。配伍：常与白术、炙甘草搭配，增强健脾利湿的效果。

（5）生姜　功效及主治：生姜温中散寒，具有复温的作用，适用于因寒邪导致的脏腑疼痛。配伍：与大枣、桂枝搭配，可增强温阳的效果。

（6）川楝子　功效及主治：川楝子可理气止痛，对于因气滞引起的脏腑疼痛有较好的效果。配伍：可与青皮、柴胡配伍，提升理气止痛的效果。

（7）白术　功效及主治：白术有健脾、利水的功效，适用于因脾虚导致的水湿内停。配伍：常与茯苓、甘草配伍使用，增强健脾渗湿的功效。

（8）牛膝　功效及主治：牛膝可引血下行、活血化瘀，适用于脏腑受伤引起的血滞。配伍：与川芎、桃仁同用，能够加快血液循环，改善疼痛。

3.药方示例　根据上述中药的特性及配伍，以下是一个针对脏腑受伤的药方示例。

方剂名称：脏腑调理汤。

组成：当归10g，黄芪10g，茯苓10g，川芎6g，生姜3片，甘草3g。

用法：上述中药共煎，取汁后去渣，每日分2~3次温服，建议连续使用

5~7 天。

功效：本方具有益气补血、理气和脾、活血化瘀的功效，旨在调和脏腑，减轻损伤引起的症状，并促进身体恢复。

4. 注意事项 脏腑受伤的治疗，要注重整体调理与辨证施治，合理选择中药及配伍，能有效改善脏腑的功能，缓解由于脏腑受伤引起的疼痛和不适。同时，根据个体差异，应结合患者的具体情况与症状，制订个性化的治疗方案，以促进全面康复。通过中医调理，能够使患者更好地恢复身体的自愈能力和活力，提高生活质量。

（八）下肢受伤

1. 常见症状及病机分析 下肢受伤通常包括腿部的肌肉拉伤、韧带损伤、骨折等，常见的症状包括疼痛、肿胀、活动受限、淤血等。在中医理论中，下肢的受伤往往与气滞血瘀、寒湿侵袭、肝肾亏虚等因素相关。治疗时需明确病因，根据不同的症状和体质制订处方。

2. 常用中药及其配伍

（1）独活 功效及主治：独活具有散寒祛湿、止痛的功效，适用于因寒湿引起的下肢疼痛。配伍：常与羌活、细辛搭配，增强祛风散寒的效果。

（2）川芎 功效及主治：川芎能活血化瘀、通络止痛，适用于下肢血瘀引起的疼痛。配伍：可与赤芍、桃仁合用，加强活血化瘀的功效。

（3）牛膝 功效及主治：牛膝具有引血下行、活血化瘀的功效，适用于下肢的瘀血疼痛。配伍：与川芎、当归配伍使用，以增强活血的作用。

（4）赤芍 功效及主治：赤芍能活血止痛，对于因血瘀引起的下肢疼痛有显著效果。配伍：可与牡丹皮、五灵脂等药物配伍，提升整体的活血作用。

（5）白芍 功效及主治：白芍能养血调经、柔肝止痛，可缓解肌肉疼痛、舒缓下肢不适，适用于气滞引起的疼痛。配伍：常与甘草、桂枝搭配，调和诸药。

（6）三七 功效及主治：三七能活血化瘀、止血，适用于因外伤导致的瘀血。配伍：可与桃仁、红花等药物配伍，增强活血止痛的效果。

（7）茯苓 功效及主治：茯苓能健脾利湿，有助于增强机体的恢复能力。配伍：与白术、薏苡仁搭配，可增加健脾利湿的效果。

（8）红花 功效及主治：红花可活血通经，有助于消除瘀血，减轻疼痛。配伍：与三七、川芎联合使用，以增强活血的效果。

3. 药方示例 根据上述中药的特性及配伍，以下是一个针对下肢受伤的药方示例。

方剂名称：下肢舒筋汤。

组成：牛膝 10g，川芎 6g，三七 5g，赤芍 10g，独活 6g，红花 3g。

用法：将上述中药共煎，取汁后去渣，每日分 2 次温服，建议连续使用 5~7 天。

功效：本方具有活血化瘀、舒筋通络的功效，能减轻疼痛，旨在消除下肢的瘀血与不适，促进身体恢复。

4. 注意事项　下肢受伤的治疗，要注重整体的调理与辨证施治，选择合适的中药与配伍可以有效改善下肢的功能，缓解疼痛与不适。根据个体差异，应结合患者的具体情况进行个性化治疗，增强身体自愈能力和提高生活质量，促进全面康复。

（九）胸部内伤

1. 常见症状及病机分析　胸部内伤通常是指因外部创伤或内伤（如情绪压抑、过度劳累等）导致的病变，主要影响肺、心、脾等脏腑。常见症状包括胸痛、气短、咳嗽、心悸、胸闷、乏力等。中医认为，胸部内伤常与气滞血瘀、风寒湿邪入侵、脏腑虚弱等因素有关。

2. 常用中药及其配伍

（1）桃仁　功效与主治：桃仁能活血化瘀、散结止痛，适用于胸部血瘀引起的疼痛。配伍：常与红花、川芎配伍，增强活血止痛的效果。

（2）丹参　功效与主治：丹参能活血化瘀、通络止痛，适用于胸部内伤后出现的疼痛。配伍：可与当归、赤芍配伍，增强活血、滋阴的功效。

（3）黄芪　功效与主治：黄芪能益气固表，增强机体免疫力，适用于气虚引起的胸闷、气短。配伍：可与党参、枸杞子配伍，以增强补气的效果。

（4）桂枝　功效与主治：桂枝能温阳散寒、解表，对于寒邪引起的胸痛有较好的效果。配伍：与生姜、大枣搭配，能够增强温阳祛寒的作用。

（5）香附　功效与主治：香附能理气解郁，可用于因情绪压抑引起的胸闷、疼痛。配伍：与柴胡、薄荷同用，以增强理气解郁的效果。

（6）川芎　功效与主治：川芎能活血行气、止痛，适用于各种由于血瘀导致的胸部疼痛。配伍：与红花、牛膝配伍使用，提升活血的效果。

（7）枸杞子　功效与主治：枸杞子能滋补肝肾、益气生津，适用于气虚、阴虚型患者。配伍：与熟地黄、白术合用，以增强滋补的效果。

3. 药方示例　根据上述中药的特性及配伍，以下是一个针对胸部内伤的药方示例。

方剂名称：胸痛舒畅汤。

组成：丹参 10g，桃仁 5g，黄芪 10g，川芎 6g，桂枝 6g，香附 5g。

用法：将上述中药共煎，取汁后去渣，每日分 2 次温服，建议连续使用 7~10 天，具体用药情况可根据症状调整。

功效：本方具有活血化瘀、理气止痛、益气补益的功效，旨在缓解胸部疼痛、改善气短及不适感。

4. 注意事项 胸部内伤的治疗强调整体调理，通过辨证施治，合理选择中药与配伍，可以有效缓解胸部的不适和疼痛。根据个体差异，治疗方案应根据患者的具体情况而定，全面提升自愈能力，帮助患者恢复健康。

第二节 施氏骨伤康复特色制剂与用药

一、施氏骨伤康复制剂的特点与应用

施氏骨伤康复制剂，不仅以其独特的配方和应用体现出中医"辨证施治"的特点，同时也体现了较强的实用性、针对性和个体化。施氏骨伤康复制剂涵盖了多个方面的疗法，主要包括内服汤剂、外用制剂等。根据损伤的不同阶段，施氏骨伤流派将其制剂分为损伤早期、损伤中期、损伤后期及特定疼痛症状的治疗。这种分类方法既体现了中医学"因时而治"的理论，也增强了治疗的针对性和有效性。

（一）分期论治的制剂特点

1. 损伤早期 在损伤早期，主要以消肿止痛、逐瘀为主。

（1）伤科 1 号方 组成：根据具体情况而定，通常包括具有活血化瘀功效的中药。特点：该制剂强调对瘀血的疏通和消散，以减轻肿胀与疼痛，适用于损伤早期的治疗。

（2）宽胸逐瘀汤 组成：多以行气药为主，共同作用于胸部，改善血液循环。特点：强调胸部的气机通畅，适用于因胸部受伤而产生的瘀血，有助于缓解胸痛及呼吸困难。

（3）逐瘀定痛汤 组成：以活血化瘀药为核心，如红花、丹参等。特点：该制剂重点在于消除体内的瘀血，快速减轻疼痛，适用于急性损伤后的初期治疗。

2. 损伤中期 在损伤中期时，患者的损伤情况开始逐渐稳定，治疗重点转向促进愈合与接骨。

（1）伤科 2 号方 组成：通常包含接骨、补虚的中药。特点：此制剂以促进骨骼愈合为重点，具有强化骨愈合、补充气血的作用。

（2）接骨续筋丸 组成：包括多种补肾、接骨的药物。特点：这一制剂以方便服用而备受欢迎，有助于恢复肌腱和韧带的韧性，促进骨骼的再生。

3. 损伤后期　在损伤经过初步愈合之后，后期的调理和恢复则显得尤为重要。

（1）气血双补汤　组成：包括补气和补血的药物，如人参、当归等。特点：该制剂关注全身的气血调和，为恢复提供支持，增强体力和免疫力，促进康复。

（2）补肾通络汤　组成：着重于肾脏的滋养和通络。特点：该制剂适用于肾虚引起的慢性疼痛，增强身体自愈力。

（3）益肾壮骨丸　组成：包括温补、固精和壮骨的药物。特点：有助于增强脊柱的力量和稳定性，减少后续损伤的风险。

（二）施氏骨伤康复制剂体系

1. 制剂分类

（1）内服汤剂　常见制剂：通痹汤系列。组成：以通络舒筋药物为主。适应证：项痹、腰痹、膝痹等因气血运行不畅所致的痹证。功效：通利关节，舒缓疼痛。

（2）外用制剂

1）外用水、油、酊剂　常见制剂：伤科水、伤科油、伤科酒（酊）。特点：快速透皮吸收，消炎止痛。

2）外用散剂　常见制剂：伤科外敷散、血冰散、黄柏芩连散、温筋散。特点：专用于瘀血严重的部位，消肿止痛、活血化瘀。

3）外用药膏　常见制剂：伤痛宁膏、红花化瘀软膏。特点：透皮吸收良好，适合长期使用。

4）外用熏洗方　常见制剂：膝关节熏洗方、正骨熏洗方。特点：改善局部血液循环，舒筋活络。

5）外用膏药　常见制剂：双十温通自制膏等。特点：个体化定制，温通散寒、消肿止痛。

2. 制剂特点与优势

（1）中医理论指导　以辨证施治原则，提供个体化治疗方案。

（2）剂型多样性　内服与外用制剂结合，多种剂型满足不同需求。

（3）中西医融合　中西医结合理念，科学循证应用。

（4）预防康复理念　注重疼痛缓解与骨伤愈合，强调功能恢复与预防复发。

（5）创新发展　注重地方特色制剂开发，在传承中创新。

二、施氏骨伤康复常用制剂

（一）伤科外敷散

组成：大黄、黄柏、当归、白芷、延胡索、地榆、姜黄、赤芍、牡丹皮、香附、泽兰、乌药、栀子、羌活等。

功效：活血祛瘀，消肿止痛。

适应证：用于闭合性骨折及早期软组织损伤，气血瘀滞，症见局部肿胀、疼痛、活动不利等。

（二）黄柏芩连散

组成：黄柏、黄芩、黄连等。

功效：清热解毒，消痈散疖。

适应证：用于痈疡肿毒，疔疮疖肿初起，症见赤肿焮痛、脉数有力等。

（三）温筋散

组成：桃仁、红花、白芷、细辛、乳香、三七、没药、羌活、丁香、冰片等。

功效：祛风散寒，除湿通络。

适应证：用于风寒湿痹证，症见关节肌肉疼痛、肿胀散漫、屈伸不利等。

（四）桃红活血胶囊

组成：桃仁、红花、延胡索、木通、赤芍、当归、乌药、陈皮、生地黄、三七等。

功效：活血化瘀，消肿止痛。

适应证：用于骨折早期及软组织损伤之血瘀证，症见骨折疼痛、肿胀、瘀斑等。

（五）理伤续断丸

组成：骨碎补、延胡索、桂枝、接骨木、苏木、续断、红花、白芍、枳壳、当归、三七等。

功效：活血化瘀，消肿止痛。

适应证：用于骨折或急性软组织损伤中期，瘀血停滞所致的疼痛、肿胀、活动不利等症状。

（六）益肾壮骨丸

组成：骨碎补、木瓜、山茱萸、接骨木、当归、续断、杜仲、淫羊藿、白芍、枳壳、川芎等。

功效：舒经活络，益肾强骨。

适应证：用于骨折、骨性关节炎、骨质疏松症等，属肝肾不足、经络瘀阻者。

（七）红花化瘀软膏

组成：大黄、黄柏、黄芩、白芷、赤芍、羌活、红花、当归、乌药等。

功效：清热凉血，活血化瘀，消肿止痛。

适应证：用于急性软组织损伤所致的气滞血瘀证，症见肿胀、疼痛或见淤斑者。

（八）双十温通膏

组成：桃仁、红花、当归、白芷、细辛、乳香、防风、冰片、香附、三七、没药、川芎、羌活、丁香、木香、苎麻根、皂角刺、花椒等。

功效：祛风胜湿，温经止痛。

适应证：用于风寒湿痹所致的关节或颈肩腰腿疼痛，活动不利；风湿性关节炎、类风湿关节炎、骨性关节炎、骨质增生、椎间盘突出症，证属寒湿痹阻者。

（九）补肾通络酒

组成：熟地黄、当归、人参、川芎、黄芪、赤芍、杜仲、山药、茯苓、牛膝、狗脊、陈皮、骨碎补、秦艽、细辛、白芷、淫羊藿、白芍、威灵仙等。

功效：益肝肾，祛风湿，补气血，止痹痛。

适应证：主治肝肾亏虚引起的关节、肢体、筋骨疼痛。

（十）舒筋透骨洗剂

组成：伸筋草、透骨草、五加皮、三棱、莪术、秦艽、海桐皮、牛膝、木瓜、红花、苏木等。

功效：舒筋通络，祛风除湿。

适应证：用于骨折损伤、软组织挫伤、风寒湿痹所致的筋络不通、瘀血阻滞、关节不利等病证。

（十一）龙胆祛湿止痒洗剂

组成：龙胆草、苦参、栀子、苍术、泽泻、黄柏、黄芩、冰片、土茯苓、防风、蒲公英、艾叶等。

功效：清肝胆，利湿热。

适应证：主要用于湿热下注所致的小便短赤、外阴瘙痒等症。

（十二）桃红祛风通络酒

组成：桃仁、红花、川芎、羌活、独活等。

功效：祛风活血，通络止痛。

适应证：主要用于风、寒、湿邪所致的关节或颈肩腰腿疼痛，活动不利；风湿性关节炎、类风湿关节炎、骨性关节炎、骨质增生、椎间盘突出症等。

（十三）安神宁心汤

组成：川芎、钩藤、三七、白芷、当归、天麻、酸枣仁、远志、白芍、升麻、丹参等。

功效：活血定痛，养血安神。

适应证：主治头部损伤中、后期引起的头痛、头晕、失眠等症状。

（十四）伤科油

组成：大黄、黄柏、黄芩、白芷、地榆、赤芍、牡丹皮、栀子、红花、泽兰、当归、乌药、香附、延胡索、姜黄、续断、羌活、血竭、冰片等。

功效：活血祛瘀，消肿止痛。

适应证：用于骨折及软组织挫伤早、中期。

（十五）补骨膏

组成：山药、山萸萸、牡丹皮、熟地黄、茯苓、党参、陈皮、莲子、核桃仁、阿胶、龟甲胶、鹿角胶、冰糖、大枣、黑芝麻等。

功效：舒经活络，益肾强骨。

适应证：用于骨折中、后期，骨质疏松症。

（十六）黄精养血膏

组成：黄精、熟地黄、枸杞子、阿胶珠、茯苓、当归、陈皮等。

功效：滋阴养血。

适应证：用于失血过多，气血不足等病证。

（十七）脾胃乐

组成：党参、白术、人参、茯苓、山药、薏苡仁、鸡内金、厚朴、山楂、陈皮、阿胶珠、大枣等。

功效：益气健脾。

适应证：用于脾胃虚弱、气血不足等病证。

（十八）润肠贴

组成：莱菔子、沉香、火麻仁、枳壳、艾叶、胡椒等。

功效：润肠通便。

适应证：长期卧床便秘者。

临床运用篇

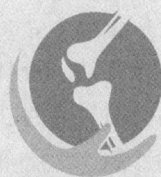

第五章　上肢骨损伤

第一节　锁骨骨折

一、概述

锁骨位于胸部前上方，是上肢与躯干的连接和支撑装置，呈"S"形。内侧端与胸骨柄构成胸锁关节，外侧端与肩峰形成肩锁关节。锁骨内侧 2/3 凸向前，呈三棱形；外侧 1/3 凸向后，呈扁平形。二者之间交界处较薄弱，锁骨骨折好发于此处。锁骨像一个杠杆，使上肢远离胸壁，以保证上肢的灵活运动。

锁骨骨折是一种常见骨折，占全身骨折的 4%~5%，好发于青少年，多为间接暴力引起。常见的受伤原因是侧方摔倒，肩部着地，受力传导至锁骨，发生斜行骨折。直接暴力常由胸上方撞击锁骨，导致粉碎性骨折，但较少见。儿童锁骨骨折多为青枝骨折，成人多为斜行、粉碎性骨折。锁骨发生开放性骨折的机会较少。

锁骨位于皮下，全长可在体表扪及。骨折后常出现肿胀、瘀斑，肩关节活动时可使疼痛加重。查体时可触及骨折端有局限性压痛，有骨擦感。根据症状及体征，较容易对锁骨骨折做出正确诊断。无移位或儿童的青枝骨折，单靠查体难以做出正确诊断，上胸部 X 线检查可帮助明确诊断。锁骨后有臂丛神经及锁骨下血管经过，若骨折移位明显，还应检查上肢的神经功能及血供情况。锁骨骨折的典型移位见图 5-1-1。

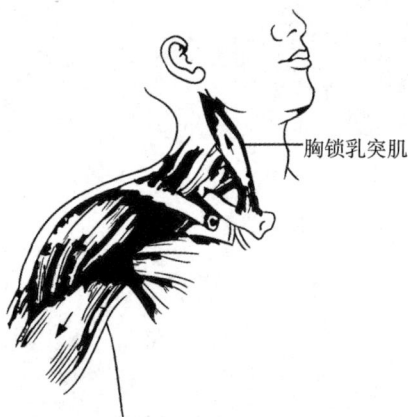

胸锁乳突肌

图 5-1-1　锁骨骨折的典型移位

锁骨骨折的 Allman 分型如下。

Ⅰ型：锁骨中段 1/3 骨折。

Ⅱ型：锁骨外侧 1/3 骨折。

Ⅱa型：骨折断端在喙突和喙锁韧带的内侧，锁骨干向近端移位。

Ⅱb型：伴喙锁韧带损伤。

Ⅲ型：锁骨内侧 1/3 骨折。

二、临床特点

（一）病史

锁骨骨折可发生于任何年龄段，但多见于青壮年及儿童。不同年龄段的患者在骨折类型、治疗方式及恢复速度上可能存在差异。患者的整体健康状况、骨骼质量、是否存在骨质疏松等都会影响骨折的发生和治疗效果。锁骨骨折通常由直接或间接暴力引起，如跌倒摔伤、交通事故、运动损伤等。了解受伤原因有助于判断骨折的类型和严重程度。记录受伤的具体时间对于评估病情进展、制订治疗计划具有重要意义。

（二）症状

外伤后锁骨区疼痛、肿胀；患侧肩部比健侧低，并向前倾斜；健侧手扶托患侧前臂，头部向患侧偏斜。

（三）体征

局部皮下淤血、瘀斑，局部压痛，有骨擦感，可扪及骨折端，有时可见骨折端刺破皮肤。

（四）辅助检查

常见的辅助检查为影像学检查。①X 线检查：常规拍摄上胸部锁骨正位片，锁骨内侧骨折通常不易被发现而漏诊，加摄锁骨向头侧斜位片可以进一步明确诊断。②CT 和 MRI：无需常规进行 CT 或 MRI 检查。怀疑锁骨内侧隐匿性骨折或锁骨病理性骨折，需进一步行 CT 或 MRI 检查以明确诊断。

三、康复评定

（一）关节功能评定

1.关节活动度（ROM）测量　最常用的测量和记录 ROM 的方法为中立位法

（解剖 0° 位法），即将解剖学中立位时的肢体位置定为 0°。当被测量者某关节出现非正常过伸情况时，要进行标记。

2. 肩关节功能评分　常用的肩关节功能评分为美国肩与肘外科协会评分系统（ASES），是 1993 年美国肩与肘外科协会研究通过的肩关节功能评价标准。目前，评分方法采用基于患者的主观评分，包括疼痛（50%）和生活功能（50%）两部分，满分 100 分，分数越高表示肩关节功能越好。Placzek 等通过统计分析发现，ASES 评分与年龄相关性低，可信度较高。疼痛量表采用视觉模拟评分法（VAS）评价。生活功能量表涵盖了 10 个日常生活中的活动项目，包括穿衣服、梳头、如厕等。

（二）肌力评定

进行肌力检查时，要取标准体位，受检肌肉做标准的测试动作。固定受检查肌肉附着肢体的近端，放松不受检查的肌肉，首先在承受重力的情况下观察该肌肉完成测试动作的能力，然后根据测试结果决定是否由检查者施加阻力或助力，并尽可能达到最大运动范围，进一步判断该肌肉的收缩力量。

（三）肌围度测量

用软尺分别量出肘横纹以及上下各 5、10、15 厘米等围度，左右两边进行对比。

（四）疼痛评定

临床上通常采用视觉模拟评分法（VAS）。

（五）日常生活能力评定

目前，国内上肢功能评定主要采用 Hudak 等研发的臂、肩、手障碍（DASH）调查表。他从 150 项日常生活活动中筛选出 30 项最能反映患者活动功能的指标，形成 DASH 调查表。该调查表包括三部分，A 部分用于了解患者上肢功能活动情况，B 部分用于调查上肢不适症状，C 部分用于调查专业人员的上肢功能，对于大部分患者仅用 DASH 调查表的 A、B 两部分即可。DASH 值计算方法是将 A、B 两部分所有分值相加，然后按以下公式计算。

DASH 值 =［A、B 两部分分值总和 –30（最低值）］/1.20

DASH 值为 0 时，表示上肢功能完全正常；DASH 值为 100 时，表明上肢功能极度受限。

（六）骨折愈合情况评定

骨折愈合情况评定则应根据患者年龄、自身机体条件、骨折部位、骨折类型、软组织损伤程度、是否为开放性骨折、使用内固定物的种类和数量，以及术后影像学检查骨痂生长情况等进行综合判断。

四、康复指导

（一）健康宣教

1. 饮食　在饮食上无特殊禁忌，但应注意摄取营养价值高的食物，宜进食高能量、高蛋白、高维生素、粗纤维膳食、含钙丰富的饮食。如新鲜蔬菜、水果、富含维生素 C 的食品，以促进骨痂生长及伤口的愈合；豆制品、木耳、谷物、瘦肉等，以增强自身免疫力，增强体质。

2. 用药

（1）正确服用消炎止痛药物，有助于缓解疼痛，之后进行规律、有效的康复锻炼。使用消炎止痛药可能会有胃肠道反应等，建议饭后半小时再服用。

（2）如使用抗凝药物（如低分子肝素、利伐沙班），用药后可引起出血，肝肾功能不全或有消化道溃疡史、出血倾向的患者应慎用，用药后需注意观察有无牙龈出血等倾向。

（3）服用中药汤剂，宜饭后温服；服用活血化瘀类中药，如三七粉或三七片等，应饭后服用。

（4）当使用外敷药如六合丹等消肿类药物时，应注意包扎的松紧度，指导患者学会观察患肢末梢循环情况；取下敷药后，观察患处局部皮肤是否出现红疹、瘀斑等不良反应。

（二）护理指导

1. 心理护理　理解患者，耐心倾听，了解产生焦虑的原因；根据患者对疾病知识的掌握程度，有针对性地进行健康指导。

2. 营养支持　指导进食低脂、高蛋白的食物。

（三）功能训练指导

术前有计划地进行功能训练，让患者适应并学会康复训练动作，如握拳、腕肘部肌肉训练等；气道准备，如术前雾化、咳嗽及排痰训练，改善心肺功能。

五、康复治疗

（一）康复目的

锁骨骨折的康复目的主要在于恢复关节的稳定性和功能，同时减轻疼痛及炎症反应，并防止周围肌肉萎缩。

（二）康复方法

1. 现代康复治疗

（1）功能训练　以运动治疗为主，主要包括关节活动及肌力训练，分早、中、后三期。

1）早期康复　纤维骨痂形成期（4周内），肩关节固定于内收、内旋、屈肘90°位，患侧不持重。伤后2天内可逐步开始活动肘关节及腕、手部各关节，但不活动肩关节；3天后可开始肘、腕部肌肉等长锻炼，并在健侧手的辅助下，练习肘关节的主动屈伸，以维持肱二头肌力量。伤后2周，继续活动肘关节及腕、手部各关节，肩关节在不引起疼痛的前提下做钟摆样练习；继续加强肘、腕部肌肉等长锻炼，开始三角肌等长锻炼。

2）中期康复　骨痂形成期（5~12周），开始各方向主动活动，但肩外展角度应限制，加大肩关节钟摆锻炼幅度；继续加强肘关节及腕、手部各关节活动。在此基础上开始肩袖相关肌肉的训练，并继续加强肘、腕部肌肉等长锻炼。但患侧应避免持重。

3）后期康复　骨折愈合期（12周以后），肩、肘、腕各关节最大限度地主动活动，进行肩胛带相关肌肉的等长锻炼及抗阻力锻炼，患肢由不持重逐步过渡到全负重。

（2）物理因子治疗　主要包括热敷、冷敷、超声波治疗等，这些疗法需要在专业人员的指导下进行。物理因子治疗可以缓解肌肉紧张，减轻肿胀，并促进血液循环。

2. 中医传统康复治疗

（1）常用中医传统康复治疗　锁骨骨折的中医传统康复治疗是一个综合性的过程，需要患者积极配合医生的治疗和建议，通过推拿、药物和功能锻炼等多种手段的综合应用，达到最佳的治疗效果。

1）推拿治疗　运用特定手法对受损区域进行轻柔的推拿治疗。可改善局部血液循环，缓解肌肉紧张，并促进损伤组织的修复。但需注意操作轻柔，以防加重损伤。

2）中药内服　通过辨证施治，配制个体化的方剂，如活血化瘀、消肿止痛的中药汤剂或丸散膏丹，以促进骨折愈合和恢复。

3）中药外敷　选用具有活血化瘀作用的中药（如红花、桃仁等），研磨成细粉后加适量醋调制成糊状，外敷于受伤区域。外敷可加速局部血液循环，缓解肿胀及疼痛，促进血肿的吸收，为骨折修复创造良好的条件。

注意事项：在整个康复过程中，患者应保持充足休息，避免剧烈运动，以免影响骨骼愈合。定期复查，以便医生及时了解骨折愈合情况，并根据实际情况调整治疗方案。如遇疼痛或肿胀无缓解甚至加重的情况，应及时就医，避免并发症的发生。

（2）施氏骨伤康复治疗

1）早期　此时，患者因外伤致筋骨受损，局部瘀血阻滞、经络不通，因此在治疗上一方面须减轻疼痛以提高患者生活质量；另一方面，祛瘀通络以通调局部气机，使经络气血通畅，受损之筋骨得以充养。治疗上，当以行气活血、逐瘀定痛为主，方选伤科 1 号方或逐瘀定痛汤，配合桃红活血胶囊，外用红花化瘀软膏或伤科外敷散。功法锻炼：①手部锻炼：手掌握拳、伸指、分指。②腕部锻炼：腕关节掌屈、背伸。③前臂锻炼：旋前、旋后。

康复训练指导

2）中期　此时，患者伤势趋于稳定，当调理患者一身之气机，调和患者周身之血液，使得周身气血通畅、调和。一方面调和气血，使得气机通畅，血行无阻；另一方面，维护人体正常的生理功能，预防并发症的发生。治疗上，当以理气和血、化瘀消滞为主，方选伤科 2 号方或接骨续筋丸，外用伤科外敷散或红花化瘀软膏。功法锻炼：①肩关节被动运动：前屈后伸，外展内收。②肩关节助力运动：健侧带动患侧，或体操棒辅助，保持 10 秒后放松，重复 10 次为 1 组，做 3~4 组，每日 2 次。③肩关节内外旋主动运动：屈肘，上臂内收并做内外旋运动，保持 10 秒后放松，重复 10 次为 1 组，做 3~4 组，每日 2 次。④肩关节肌力训练：前屈后伸、外展内收、内外旋等等长收缩训练，每个动作保持 10 秒后放松，重复 10 次为 1 组，做 3~4 组，每日 2 次。

3）后期　此时，患者病情稳定，应以补为主，促进骨伤康复。治疗上，以养血益气、补肾通络为主，方选伤科 3 号方或气血双补汤，配合益肾壮骨丸、补骨膏，外用双十温通膏。功法锻炼：可选择太极拳、易筋经、八段锦等功法锻炼，循序渐进。

六、案例分享

（一）病情简介

刘某，男，35岁。

患者自诉于1天前不慎撞伤左肩部，出现左肩肿胀、疼痛，抬手困难，休息1天后不能缓解，当日由家属送至我院急诊治疗。

入院症见：患者神清，精神可，右手托扶左肘。查体：左侧胸壁局部肿胀，压痛及触痛（＋），无反常呼吸，无胸壁静脉曲张。双肺呼吸运动对称，未见肋间隙增宽。左肩部肿胀，未见皮下淤血，未见破溃，左锁骨区触痛（＋），压痛（＋），可扪及骨折断端，主动、被动活动左肩关节痛性受限明显。左上肢各指运动感觉未见异常，尺、桡动脉搏动可触及，末梢循环良好。余关节活动度正常。其余肢体未见明显异常。

（二）诊疗简介

1. 辅助检查 X线检查示左锁骨中段骨折，骨折近端向前上方移位，骨折远端向后下方移位。

2. 治疗方案

（1）中医治疗 运用施氏正骨手法对骨折部位进行复位后，行三期辨证中药内服、中药熏洗、中药外敷、针灸（取穴：臂臑、肩井、大杼、肩髃、臑俞、天髎等穴）、推拿、中医传统功法等治疗，疏通经络，从而缓解疼痛和炎症。

（2）西医药物治疗 给予非甾体抗炎药及局部封闭治疗，以缓解疼痛及炎症反应。

（3）物理治疗 采用超短波、红外线光疗等物理疗法，促进局部血液循环，缓解肌肉紧张及粘连。

（4）功能锻炼 指导患者进行肩关节功能锻炼，如爬墙运动、画圈运动等，以恢复肩关节功能。

（三）康复治疗

复位后，双侧腋窝用棉垫保护，开始康复训练，逐步练习握拳、屈伸肘关节、双手叉腰、后伸肩关节等训练。卧床休息时，将肩胛区垫高、去枕，保持双肩后伸位。

1. 早期 纤维骨痂形成期（4周内），详见前文"现代康复治疗"的内容。

患者为青壮年男性，体内正气旺盛，气血充足，因此复位不久，局部出现了进行性的肿胀表现，且肿势相对较大。在这种情况下，治疗的首要目标是宁血消瘀和止痛。施氏骨伤康复治疗的早期方案，强调行气活血、逐瘀定痛的原则。因此，治疗选择伤科 1 号方作为基础方剂，同时配合口服桃红活血胶囊，以增强活血化瘀的效果。此外，外用红花化瘀软膏或伤科外敷散，以促进局部血液循环，加速肿胀消退和瘀血吸收，帮助患者更快地恢复。

2. 中期　骨痂形成期（5~12 周），详见前文"现代康复治疗"的内容。

在当前阶段，患者的肿胀现象已经显著减轻，锁骨骨折的情况也已经变得稳定。为了进一步促进患者的康复，施氏骨伤康复治疗主要采取理气和血、化瘀消滞的治疗原则。治疗方案中特别选用了伤科 2 号方，这是一种专门针对骨折和软组织损伤的中药方剂。此外，为了加强治疗效果，还外用了伤科外敷散以及红花化瘀软膏，这两种外用药物能够帮助患者缓解局部疼痛，促进血液循环，加速瘀血的吸收和消散，从而加快骨折部位的愈合过程。

3. 后期　骨折愈合期（12 周以后），详见前文"现代康复治疗"的内容。

此时患者肿胀已基本消退，但剧烈锻炼或松动治疗后，肿胀的情况仍然有可能再次出现。这种情况表明，体内的积瘀尚未完全消散，因此治疗过程中仍然需要注重活血化瘀以及调和营卫。同时，为了加强治疗效果，还需要注重补养肝肾和强化筋骨。在施氏骨伤康复治疗方案中，主要的治疗原则是养血益气以及补肾通络。治疗时，通常会选择伤科 3 号方作为基础方剂，配合使用益肾壮骨丸和补骨膏，这些药物的主要作用是通过口服补肾壮骨。除此之外，还会采用外用的双十温通膏，以达到温通经络的效果。在锻炼之后，为了进一步促进瘀血的消散和经络的畅通，可以使用红花化瘀软膏进行外敷。如果在治疗过程中发现肿胀情况较为严重，可以使用芒硝进行冷敷，以帮助消肿。

（四）回归社会及家庭情况

患者左肩部疼痛明显减轻，左肩关节外展、上举及旋转功能明显改善，逐渐能够独立完成日常生活活动，如穿衣、吃饭、洗漱等。患者重返工作、生活环境，可以逐渐参与各种社交活动。

第二节　肩锁关节脱位

一、概述

肩锁关节脱位是指锁骨外端与肩峰构成的微动关节发生脱位的情况。其损伤程度分级见图 5-2-1。

肩锁关节脱位，按照发病原因可分为以下 2 类。①直接暴力：肩锁关节脱位通常是直接暴力作用于肩部导致，如摔倒时肩部着地、重物撞击肩部等。这些外力作用会使肩峰及肩胛骨猛然向下，导致关节囊及周围韧带断裂而发生脱位。②运动创伤：多见于年轻人的运动损伤，受力作用于肩峰端，使肩胛骨向前、向下（或向后）错动，从而引起脱位。

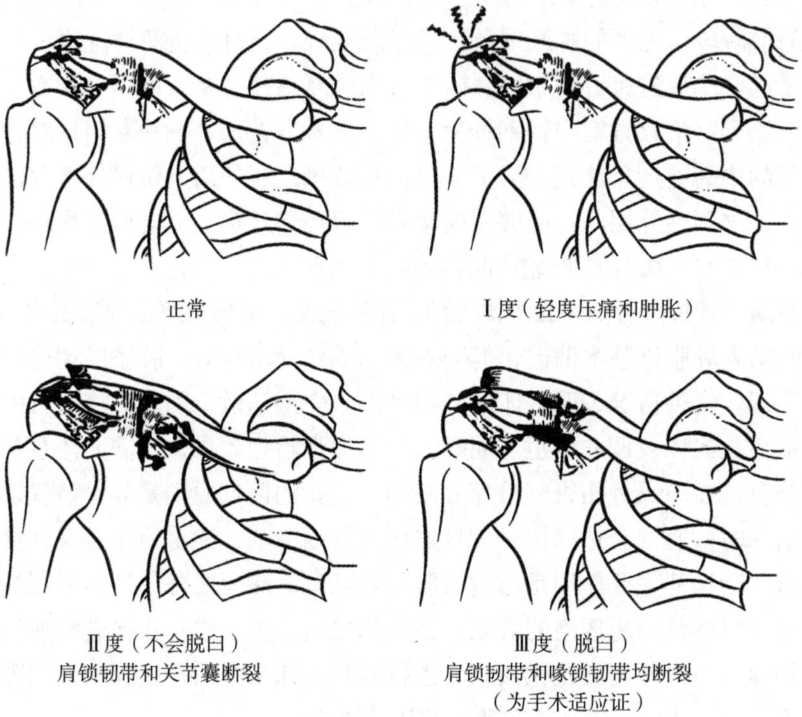

正常

Ⅰ度（轻度压痛和肿胀）

Ⅱ度（不会脱臼）
肩锁韧带和关节囊断裂

Ⅲ度（脱臼）
肩锁韧带和喙锁韧带均断裂
（为手术适应证）

图 5-2-1　肩锁关节脱位损伤程度

二、临床特点

（一）病史

随着年龄的增长，肩锁关节软骨逐渐磨损，韧带弹性减弱，从而增加了肩锁关节脱位的风险。肩锁关节脱位最常见的原因是肩部受到直接暴力作用，如摔倒时肩部着地、重物撞击肩部等。这些外力可能导致肩锁韧带撕裂或断裂，从而使肩锁关节失去稳定性而发生脱位。肩部肌肉的力量不平衡也可能导致肩锁关节脱位。例如，如果肩胛提肌和斜方肌过于紧张，而三角肌和肱二头肌相对较弱，就容易导致肩锁关节向前移位。有些人天生存在肩锁关节发育不良或畸形的情况，这也可能增加肩锁关节脱位的风险。

（二）症状

1. 疼痛与肿胀　患者会感到肩部明显疼痛，并伴有局部肿胀和压痛。

2. 活动受限　伤肢外展或上举均较困难，前屈和后伸运动亦受限，且活动时疼痛加剧。

3. 畸形外观　锁骨外端会向上翘起，形成典型的畸形外观，两肩可能出现不等高的现象。

（三）体征

1. 压痛　肩锁关节脱位后，局部会有明显的疼痛感，尤其是在活动肩部或按压时，疼痛会加剧。在肩锁关节脱位处按压时，患者可感觉到明显的疼痛，这是肩锁关节脱位的重要体征之一。这种疼痛可能会影响患者的日常生活和工作。

2. 肿胀　肩锁关节脱位导致出血和渗出，脱位部位通常会出现较为显著的肿胀。肿胀的程度可能会因脱位的严重程度而有所不同。

3. 畸形　锁骨外端向上翘起是肩锁关节脱位的典型畸形表现。与对侧相比，患侧锁骨外端会有明显的异常隆起，形成肉眼可见的畸形外观。

4. 活动受限　肩锁关节脱位会影响肩关节的正常运动功能，导致肩部的上举、外展等动作不能顺利完成。患者可能会因为疼痛而不敢活动肩部，保持特定的姿势以减轻疼痛。

此外，肩锁关节脱位的体征还可能因脱位的严重程度而有所不同。轻度脱位时，上述体征可能相对较轻；但随着脱位程度的加重，疼痛、肿胀、畸形和活动受限会更加明显。

（四）辅助检查

对于肩锁关节脱位的诊断，除了通过临床表现进行判断外，还需要结合详细的病史询问以及 X 线等影像学检查来明确脱位的具体情况和程度。X 线检查是诊断肩锁关节脱位的重要手段，可以评估脱位的程度和类型。CT 检查和 MRI 检查也有助于进一步明确诊断和指导治疗。

三、康复评定

肩锁关节半脱位的康复评定通常涉及几个关键步骤和方法，以下是一些常见的评估技术。

（一）关节功能评定

1. 关节活动度测量　最常用的测量和记录 ROM 的方法为中立位法（解剖 0° 位法），即将解剖学中立位时的肢体位置定为 0°。当被测量者某关节出现非正常过伸情况时，要进行标记。

2. 肩关节功能评分　常用的肩关节功能评分为美国肩与肘外科协会评分系统（ASES），评定方法详见"第五章第一节"中"肩关节功能评分"的内容。

（二）肌力评定

进行肌力检查时，要取标准体位，评定方法详见"第五章第一节"中"肌力评定"的内容。

（三）肌围度测量

用软尺分别量出肘横纹以及上下各 5、10、15 厘米等围度，左右两边进行对比。

（四）疼痛评定

临床上通常采用视觉模拟评分法（VAS）。

（五）日常生活能力评定

同"第五章第一节"中"日常生活能力评定"的内容。

（六）骨折愈合情况评定

同"第五章第一节"中"骨折愈合情况评定"的内容。

四、康复指导

同"第五章第一节"中"康复指导"的内容。

五、康复治疗

（一）康复目的

肩锁关节脱位的康复目的主要在于恢复关节的稳定性和功能，同时减轻疼痛及炎症反应，并防止周围肌肉萎缩。具体来说，康复目标可以分为以下几个阶段。

1. 初期康复目标

（1）缓解疼痛与炎症　通过适当的休息、冷敷等措施，缓解肩锁关节脱位带来的疼痛和炎症反应，为患者后续的康复训练打下基础。

（2）保护修复组织　在术后或保守治疗初期，被修复的组织需要在一段时间内受到保护（制动），避免过度活动导致损伤加重。

2. 中期康复目标

（1）恢复关节活动度　随着疼痛的缓解和炎症的消退，逐渐进行关节活动度的训练，包括前后方向、左右侧向以及绕环（画圈）等动作，使关节活动范围逐渐恢复至正常水平。

（2）增强肌肉力量　通过闭锁练习、开链练习等逐步增加低负荷的练习来恢复肩胛骨的控制和肩关节的活动范围，进而强化肩关节各活动方向的肌群肌力，提高关节的稳定性。

3. 后期康复目标　恢复正常生活与工作。在关节活动度和肌肉力量得到显著改善后，患者可以开始进行更高强度的力量训练和功能锻炼，如使用哑铃或皮筋进行抗阻力量练习，直至能够重新参与投掷、游泳、网球等运动，最终回归正常的生活和工作状态。

4. 长期康复目标

（1）预防再次脱位　通过持续的康复训练和生活方式的调整，增强关节周围的肌肉力量和稳定性，降低再次发生肩锁关节脱位的风险。

（2）提高生活质量　确保患者能够自如地运用患侧上肢进行日常活动，减少因脱位带来的不便和困扰，从而提高患者整体的生活质量。

综上所述，肩锁关节脱位的康复目的是一个综合性的过程，需要患者在医生的指导下逐步进行各项康复训练，以达到最佳的康复效果。

（二）康复方法

1. 现代康复治疗　肩锁关节脱位的现代康复治疗内容，主要包括以下几个方面。

（1）术后初期制动与远端关节活动　术后初期，肩锁关节需要一段时间的制动，以促进软组织修复。在此期间，患者可进行远端关节的活动，如肘关节屈伸、腕关节旋转及手指抓握等，以保持这些关节的灵活性和肌肉力量。

（2）肩关节活动度训练

1）前屈与后伸训练　随着病情的稳定，患者可开始进行肩关节的前屈与后伸训练。取站立位，双手叉腰，缓慢进行肩关节的前屈和后伸动作，以感受肩锁关节的活动范围，持续 5~10 分钟。此训练有助于恢复肩关节的灵活性和活动度。

2）外展与内收训练　患者站立，并向前弯腰至大约90°，双手自然下垂。随后让患侧手臂先向外侧伸展，然后再缓慢收回至身体内侧，反复练习5~10分钟。此训练可增强肩锁关节的稳定性，促进关节周围肌肉的恢复。

（3）肩部肌肉力量训练　耸肩运动即肩部上下移动，可锻炼肩部周围的肌肉。患者站立，双手自然下垂，进行耸肩动作，重复练习。此外，患者还可借助哑铃等工具进行侧平举、前平举等动作训练，以增强肩部肌肉力量，为关节提供更好的稳定性。

（4）钟摆式摆动与墙面攀爬

1）钟摆式摆动　患者俯身，让患侧手臂自然下垂，然后让手臂进行圆周运动，可以是逆时针或顺时针方向。开始时，运动的半径可以小一些，然后逐渐增加旋转的幅度，以增加肩锁关节的活动范围。

2）墙面攀爬　患者面对墙壁站立，将患侧手臂紧贴在墙壁上，然后用手指带动手臂沿墙面向上移动，模仿爬行的动作。同时，身体尽量贴近墙面，直到达到手臂的最大伸展范围后保持静止，坚持约1分钟。此训练可增强肩关节的力量和稳定性。

（5）稳定性与功能性训练　患者还可借助抗阻器和拉力器等器械进行稳定性训练，进一步增强肌肉力量。同时，进行功能性训练，模拟日常生活中的动作，如抬手取物、穿衣等，以恢复肩部的正常功能。

在康复过程中，患者应遵循循序渐进的原则，逐渐增加训练强度和时间。还应注意保持正确的姿势和动作规范，避免过度劳累和二次损伤。在康复锻炼期间，如出现疼痛、肿胀等不适症状，应及时就医并向医生咨询。

2. 中医传统康复治疗

（1）常用中医传统康复治疗　肩锁关节脱位的中医康复是一个综合性的治疗过程，旨在通过中医的方法促进关节复位、缓解疼痛、恢复功能，需要患者在医生或康复治疗师的指导下坚持训练和治疗。通过手法复位与固定、中药调理、针灸、推拿、功能锻炼以及饮食与生活调理等多方面的努力，才能促进关节的顺利康复和功能的全面恢复。以下是一些关键的中医康复步骤和方法。

1）中医手法复位与固定治疗　通过特定的手法技巧，在无痛或轻微疼痛的情况下将移位的骨关节恢复正常解剖位置。此方法适合单纯性肩锁关节脱位且患者能耐受轻度疼痛的情况。固定治疗是利用绷带、支具等工具对受伤部位进行稳定和保护，限制活动以促进愈合。对于肩锁关节脱位后需要静养恢复的患者是一种常规处理手段。

2）中药治疗　中药的运用在肩锁关节脱位的康复中发挥着重要作用，具体可分为初期、中期和后期三个阶段。初期：以活血化瘀、行气止痛为主。内服药物如舒筋活血汤等；外用药物如消肿散、双柏散等，可促进局部血液循环，缓解肿胀和疼痛。中期：此阶段以和营生新、续筋接骨为主。内服药物如壮筋养血汤、跌打营养汤等；外用药物如活血散、接骨续筋膏等，有助于促进组织修复和骨折愈合。后期：以补益肝肾、壮骨接筋为主。内服药物如壮筋养血汤、补肾壮筋汤等；外用药物如海桐皮汤等，可增强患者的体质，促进全面康复。

3）针灸治疗　通过刺激特定穴位来调节气血、舒筋活络。针灸有助于缓解局部肌肉紧张及疼痛，对促进肩关节稳定有一定作用。通常由专业针灸师操作。

4）推拿治疗　通过摩、揉、捏等手法作用于患者背部、肩部等部位，每次治疗时间30分钟至60分钟不等。推拿可改善血液循环、缓解肌肉紧张并提高关节灵活性，对于预防肩关节脱白有积极意义。

5）功能锻炼　在中医康复过程中，功能锻炼也是不可或缺的一环。包括被动运动和主动运动等多种形式，需在医师指导下制订个性化计划并严格执行。通过锻炼可以恢复受损软组织结构的完整性及稳定性，增强周围肌群力量与耐力，防止因长期制动导致关节僵硬与肌肉萎缩。

6）饮食与生活调理　饮食调理方面，多吃富含蛋白质和维生素的食物，如瘦肉、鱼类、蛋类、新鲜蔬菜和水果等，有助于促进组织修复和增强体质。生活调理方面，保持良好的生活习惯，保证充足的睡眠时间，避免过度劳累和剧烈运动。同时要注意保暖，避免患侧上肢受凉。

（2）施氏骨伤康复治疗　根据施氏骨伤康复理论，肩锁关节脱位的康复过程遵循三个阶段的基本原则。在治疗的初期阶段，重点在于消除瘀血和缓解疼痛。这一阶段的治疗手段主要集中在减少局部的炎症反应，减轻患者的不适感。中期阶段，则更加注重调和身体的营卫

康复训练指导

之气，通过适当的补益或调理手段来达到身体内部的和解状态。到了治疗的后期阶段，重点则转移到补益上，强化肝肾功能，滋养气血，以促进骨折部位的完全愈合。值得注意的是，整个治疗方案需要根据患者的具体情况灵活调整，以确保治疗效果的最大化。

1）早期　在治疗的早期阶段，如果患者既有瘀血又有继续出血的情况，或者伤后出现局部持续肿胀，这时应优先考虑止血、消瘀、止痛的治疗措施。待肿胀稳定后，再进行活血化瘀和行气止痛的治疗。治疗过程中，还需充分考虑个体差异，包括患者的体质、性别、年龄等因素，进行个性化治疗。例如，对于年长体弱或气血不足的患者，以及血液循环不佳或愈合困难的部位，应特别处理。对于瘀血肿痛不严重的病例，即使在初期也应减少使用活血化瘀药物，以免过度攻伐而损伤正气。功法锻炼：以远端手部锻炼为主，手掌握拳、伸指、分指。老年患者手指屈伸频率要慢，但幅度要大，一定要屈伸到位。功能练习可促进组织肿胀的消退，防止血肿机化粘连，通过弛张活动减轻筋肉的痿废。

2）中期　在中期阶段，补益与活血共用，根据患者的具体情况灵活处理。如

果仍有瘀血，则补血、活血并重；瘀血较少，则以补益为主促进恢复，活血为辅以预防康复过程中因康复训练及日常活动产生新的瘀血。功法锻炼：①蝶肘舞：两脚站立，与肩同宽，双手由身侧屈肘提起至胸前，撮指，指尖点于胸乡穴处，以肘尖画圆，先由后向前画15次，然后再由前向后画15次，幅度先小后大，画毕变掌，先深吸气，后吐气，用力下按于两侧。②少林霸力推掌：吸气，两手掌提起变拳，拳心向内对靠于胸前，吐气发力变掌，向左右两边尽力平肩推出，然后吸气，由掌变拳，慢慢收回胸前，再吐气发力推出，如是15次。

3）后期　到了后期，如果愈合缓慢，则需加强补法。然而，对于某些病例，若后期仍有瘀血未消，仍需活血和营，直至瘀血完全消除后才开始补益。对于儿童和青壮年，以及血液循环良好且易于愈合的部位，即使在治疗后期，也不必急于使用补法，以免过度补益导致不必要的身体负担。功法锻炼：可选择太极拳、易筋经、八段锦等功法锻炼，循序渐进。

六、案例分享

（一）病情简介

李某，女，47岁。

患者4月中旬不慎跌倒，撞伤后右肩肿痛、畸形，伴右上肢活动障碍。经影像学诊断为右侧肩锁关节脱位，在某三甲医院行手法复位和1个月左右的治疗，但肩关节疼痛情况没有改善，且影响日常生活功能和运动，到我院进行专业的评估及治疗。

入院症见：右侧肩部、右上肢肿胀、疼痛、活动受限。查体：神志清楚，查体合作，全身皮肤黏膜无黄染及淤血、瘀斑，口唇黏膜及四肢末梢发绀，头颅无畸形，双瞳孔等大等圆，直径3mm，对光反射灵敏，颈软，气管居中，甲状腺无肿大，颈静脉无明显充盈，胸廓正常，两肺未闻及干湿性啰音，心率72次/分，各瓣膜听诊区未闻及病理性杂音，腹部平坦，无压痛及反跳痛，肝、脾肋下未触及，移动性浊音阴性，四肢肌力正常，双下肢无水肿，病理征阴性。专科检查：右肩部畸形，局部肿胀，压痛阳性。叩击痛阳性，活动受限。

（二）诊疗简介

1. 辅助检查　X线检查示右侧肩锁关节脱位，肩关节结构未见明显异常，排除骨折及关节脱位等器质性病变。

2. 治疗方案

（1）中医治疗　三期辨证中药内服、中药熏洗、中药外敷、针灸（取穴：肩髎、肩井、天宗、肩髃、臑俞、天髎等穴）、推拿、中医传统功法等治疗疏通经络，从而缓解疼痛和炎症。

（2）西医药物治疗　给予非甾体抗炎药及局部封闭治疗，以缓解疼痛及炎症反应。

（3）物理治疗　采用超短波、红外线光疗等物理疗法，促进局部血液循环，缓解肌肉紧张及粘连。

（4）功能锻炼　指导患者进行肩关节功能锻炼，如爬墙运动、画圈运动等，以恢复肩关节功能。

（三）康复治疗

1. 早期　使用绷带或其他固定装置将肩关节固定，以避免其活动和受力。固定有助于稳定肩部结构，减少疼痛，并促进局部组织的修复。疼痛剧烈时，可服用消炎止痛药物，如非甾体抗炎药来对症处理。也可以服用活血化瘀、消肿止痛的中药或中成药。

施氏骨伤康复治疗，以行气活血、逐瘀定痛为主。方选伤科1号方，配合桃红活血胶囊，外用红花化瘀软膏或伤科外敷散。

2. 中期　物理治疗为主，包括热敷、冷敷、超声波治疗等，可以缓解肌肉紧张，减轻肿胀，并促进血液循环，主要包括以下物理疗法。①低频电刺激冈上肌和三角肌提高肌力。②中频电刺激：改善局部血液循环和促进淋巴回流，缓解疼痛。③电子生物反馈治疗：通过听觉或视觉反馈和电刺激，促进瘫痪肢体肌肉收缩，恢复大脑中枢对瘫痪肌肉的控制。

施氏骨伤康复治疗，以理气和血、化瘀消滞为主。方选伤科2号方，外用伤科外敷散、红花化瘀软膏。

3. 后期　在医生的建议下制订有针对性的功能恢复训练计划。功能锻炼可以帮助增强肩部稳定性及周围肌群力量，预防粘连与僵硬，包括以下锻炼方法。①患侧负重。②关节挤压。③快速刺激：治疗师手指伸直，在冈上肌、三角肌、肱三头肌上由近及远做快速摩擦或以冰块刺激。④保护肩关节全范围无痛性被动活动度。⑤改善肩胛带的弛缓状态。⑥上肢操球训练。⑦肩胛带负重训练。⑧木钉、滚筒、体操棒等训练。

施氏骨伤康复治疗，以养血益气、补肾通络为主。方选伤科3号方，配合益肾壮骨丸、补骨膏，外用双十温通膏。

（四）回归社会及家庭情况

患者右肩部水肿、疼痛明显减轻，右肩关节外展、上举及旋转功能明显改善，逐渐能够独立完成日常生活活动，如穿衣、吃饭、洗漱等。患者重返工作、生活环境，可以逐渐参与各种社交活动。

第三节　肱骨髁上骨折

一、概述

肱骨髁上骨折是指肱骨干与肱骨髁（肘关节的内外侧髁）交界处的骨折。这种骨折在儿童中尤为常见，因为儿童的活动量较大，自我保护意识较弱，容易在跌倒时前臂着地，导致肘部受伤。其常见分型如下。

伸直型骨折：多见，骨折线位于肱骨下段鹰嘴窝水平或其上方，骨折方向为前下至后上，远折端向后移位。

屈曲型骨折：较少见，骨折线可为横断，骨折向后成角，远折端向前移位或无明显移位。

开放性骨折：肘部可见不规则伤口，骨骼、肌肉外露。

闭合性骨折：骨折断端未与外界相通。

二、临床特点

（一）病史

肱骨髁上骨折的病史，通常涉及患者的受伤经过、症状表现、就医过程以及治疗情况等多个方面。患者多因摔倒等间接暴力导致肱骨髁上骨折，常见于儿童。例如，患儿可能不慎跌倒，右肘部着地，导致右侧肱骨髁上发生骨折。

（二）症状

1. 疼痛　骨折后，患者会感到明显的肘关节疼痛，常因疼痛而拒绝检查或活动患肢。

2. 肿胀　骨折部位会出现局部肿胀，尤以伸直型及粉碎型骨折为甚。肿胀严重时，可能引起皮下瘀斑。

3. 活动受限　肱骨髁上骨折会导致肘关节活动受限，患者不敢活动肘关节。

4. 畸形　如果骨折错位明显，患肢可能出现短缩、成角畸形等症状。

（三）体征

肱骨髁上骨折的体征包括疼痛与压痛、肿胀与皮下瘀斑、畸形与活动受限以及神经与血管损伤等多个方面。这些体征对于诊断骨折、评估病情严重程度以及制订治疗方案具有重要意义。因此，当患者出现相关症状时，应及时就医并进行全面检查以明确诊断。

1. 疼痛与压痛

（1）疼痛　患者通常在骨折处感到剧烈的疼痛，尤其是在试图移动手臂或肘部时会明显加重。这种疼痛是骨折后的常见症状之一，也是促使患者就医的主要原因。

（2）环状压痛及纵向叩击痛　在骨折部位周围进行触摸时，患者可能会感到明显的压痛。同时，当医生沿着骨骼的长轴方向进行叩击时，也可能会引起疼痛。

2. 肿胀与皮下瘀斑

（1）肿胀　肱骨髁上骨折会导致显著的肿胀，通常发生在肘部周围。这是组织损伤和血管破裂导致的局部出血和水肿所致。肿胀可能会迅速发展，并伴随淤血形成。

（2）皮下瘀斑　随着肿胀的发展，骨折断端会有明显出血，进一步会出现皮下出血，进而引起瘀斑。这些瘀斑通常呈现暗紫色或紫红色，是骨折后常见的体征之一。

3. 畸形与活动受限

（1）畸形　因为骨折导致肘关节错位，患者的手臂可能呈现不正常的角度或外观，严重时可见明显的短缩、成角畸形等。这种畸形是由于骨折断端移位所致，也是诊断骨折的重要依据之一。

（2）活动受限　由于疼痛和肿胀的影响，患者难以自如地移动肘部。肘关节的屈伸功能受到限制，无法进行正常的日常活动，如抬举、弯曲等。

4. 神经与血管损伤体征

（1）神经损伤　肱骨髁上骨折有时可能压迫附近的神经，导致前臂或手部出现感觉异常，如麻木或刺痛。如果神经受到严重损伤，还可能出现肌肉瘫痪等严重后果。

（2）血管损伤　虽然较少见，但肱骨髁上骨折也可能导致血管损伤。可能因患肢的血运障碍，出现皮肤苍白、发凉等症状。严重时，甚至可能引起肢体坏死等严重后果。

（四）辅助检查

肱骨髁上骨折的辅助检查，通常包括以下几个方面。第一，详细询问患者的外伤史，了解受伤的具体情况和时间。第二，进行临床表现的评估，这包括观察肘部是否有明显的肿胀现象，患者是否感到剧痛，以及肘关节的活动是否受到限制。第三，对肘关节的骨性标志进行仔细地观察，检查肘后三角关系是否正常，这些都是评估骨折情况的重要指标。第四，X线正侧位片是诊断肱骨髁上骨折的主要方法，通过X线检查可以清晰地看到骨折的位置、类型以及是否有移位等情况，为治疗方案的制订提供重要依据。

三、康复评定

肱骨髁上骨折的康复评定，主要包括以下几个方面。

（一）关节活动度测量

最常用测量和记录ROM的方法为中立位法（解剖0°位法），即将解剖学中立位时的肢体位置定为0°。当被测量者某关节出现非正常过伸情况时，要进行标记。

（二）肌力评定

同"第五章第一节"中"肌力评定"的内容。

（三）肌围度测量

用软尺分别量出肘横纹以及上下各5、10、15厘米等围度，左右两边进行对比。

（四）疼痛评定

临床上通常采用视觉模拟评分法（VAS）。

（五）骨折愈合情况评定

对于骨折术后病例的康复，采用骨科运动康复安全性评定。详见"第五章第一节"中"骨折愈合情况评定"的内容。

四、康复指导

同"第五章第一节"中"康复指导"的内容。

五、康复治疗

（一）康复目的

1. 促进骨折愈合 通过康复练习加速骨折部位的血液循环，提供足够的生物应力，从而促进骨折愈合。

2. 恢复肩肘关节活动范围 通过逐步的康复训练，恢复和增加肩关节和肘关节的活动范围，恢复患者的日常生活和工作能力。

3. 预防肌肉萎缩和肌力下降 长期制动会导致肌肉萎缩和肌力下降，康复练习有助于保持肌肉力量和形态。

4. 避免并发症 通过早期康复和适当的训练，能减少并发症的发生，如关节僵硬、肌肉萎缩、神经损伤等。

（二）康复方法

1. 现代康复治疗

（1）早期康复（术后当日及第1周） 进行伸指握拳活动，每日2次，每次5~10分钟。如果合并神经损伤，应在医生的指导下被动活动患肢，并鼓励患者活动患肢。如果肿胀明显，进行向心方向挤压患手，每日2次，每次5~10分钟。第2天增加腕关节屈伸练习，进行肩部前后、左右摆动练习。1周后增加肩部主动练习，包括肩屈伸内收、外展与耸肩，并逐渐增加运动幅度。

（2）中期康复（术后2~4周） 进行肩关节的前屈、后伸、外展、内收功能练习，以主动活动为主，辅以部分抗阻训练。进行肱二头肌、肱三头肌的等长收缩练习。进行手、腕的伸、抗阻练习和旋前圆肌、旋后肌的抗阻练习。进行物理治疗和作业治疗。注意：肘关节勿做肌肉力量训练和负重提物。

（3）后期康复（去除外固定后） 主动进行肘关节屈伸练习或前臂旋前、旋后练习，每日2次，每次10~15分钟。伸直型骨折侧重于恢复屈曲功能，屈曲型骨折侧重于恢复伸直肘关节功能。进行前臂外旋活动，每日2次，每次10~15分钟。配合物理疗法。如低频脉冲电治疗，可加快血流速度，促进骨骼愈合。蜡疗、红外线、短波、热敷等温热治疗，可消炎止痛，改善关节活动度。

2. 中医传统康复治疗

（1）常用中医传统康复治疗 肱骨髁上骨折术后的常用中医传统康复治疗，主要包括以下几个方面。

1）用药护理 常用中药：如桃红四物汤、十七味归芍合剂等，用于活血化瘀、消肿止痛。桃红接骨胶囊、伸筋通络胶囊等用于舒筋活络、续筋接骨。药物反应观察：注意观察用药后的反应，如有不适及时就医。

2）生活起居 环境：保持生活环境安静、空气流通，患者可到户外晒太阳，增强机体对钙的吸收。起居：慎起居、避外邪、适劳逸，注意天气变化，及时增减衣物。

3）中医特色护理技术 ①外敷和中药贴敷：适用于气滞血瘀、湿瘀阻络，可外敷消肿止痛散或中药贴敷治疗。②温热治疗：如红光治疗、艾灸等，适用于气血不和的情况。③耳穴埋豆：作用于神门、心、皮质下等穴位，以镇痛安神。

4）饮食调护 根据不同的中医证型，进行饮食调护。①气滞血瘀：骨折早期，宜食行气止痛、活血化瘀的食物，如桃仁、百合、生姜、山楂、白萝卜等。②营血不和：骨折中期，宜多食水果、蔬菜及含钙量高的食物，如牛奶、骨头汤、鸽子汤等。③肝肾亏虚：骨折后期，宜选滋补肝肾、补益气血的食物，如猪肝、排骨、鸡汤、牛奶等，可适量食用坚果。饮食禁忌：避免辛辣、刺激性食物，忌肥厚、油腻、生冷、油炸食品，戒烟酒。

5）情志调护 多与患者沟通，及时疏导不良情绪，减轻焦虑，帮助患者树立信心，配合治疗与护理。

6）功能锻炼 ①手指屈伸训练：握紧后放松，再用力伸直五指。②捏软球练习：挤压软球，增强手指力量和功能。③前臂内外旋转练习：患侧上肢中立位，向内、外做主动旋转活动。

（2）施氏骨伤康复治疗

1）早期 此时，患者因外伤致筋骨受损，局部瘀血阻滞，经络不通，而肘关节在功能上相对灵活，在结构上相对不稳定，因此要绝对制动。在治疗上，一方面须减轻疼痛以提高患者生活质量，使之饮食规律、作息正常；另一方面，祛瘀通络以通调局部气机，使经络气血通畅，受损之筋骨得以充养。治疗上，当以行气活血、逐瘀定痛为主，方选伤科1号方或逐瘀定痛汤，配合桃红活血胶囊，外用红花化瘀软膏或伤科外敷散。功法锻炼：以手部锻炼为主，手掌握拳、伸指、分指。

康复训练指导

2）中期 此时，患者伤势趋于稳定，当调理患者一身之气机，调和患者周身之血液，使得周身气血通畅、调和。一方面调和气血，使得气机通畅，血行无阻；另一方面，维护人体正常的生理功能，预防并发症的发生。治疗上，当以理气和血、化瘀消滞为主，方选伤科2号方或接骨续筋丸，外用伤科外敷散或红花化瘀软膏。功法锻炼：飞肘展翅。两手抱于头后，深吸气使肘关节尽量内收，然后缓缓吐气，两肘尽力外展，呼吸，内收、外展15次。

3）后期 此时，患者病情稳定，应以补为主，促进骨伤康复。治疗上，以养血益气、补肾通络为主，方选伤科3号方或气血双补汤，配合益肾壮骨丸、补骨膏，外用双十温通膏。功法锻炼：可选择太极拳、易筋经、八段锦等功法锻炼，循序渐进。

六、案例分享

(一)病情简介

张某,男,57岁。

患者不慎摔伤,右肘关节着地,伤后即感右肘关节疼痛,呈持续性锐痛,活动后加重,患者被家属送来就诊。

入院症见:右肘部肿胀、疼痛、活动受限。查体:右肘部肿胀,局部压痛,右肘关节主动及被动活动受限,伤后右肘关节无皮肤破溃,肢端无麻木不适,无头晕、头痛,无恶心、呕吐,无胸痛、胸闷,无呼吸困难,无腹胀、腹痛,无大小便失禁等伴随症状。

(二)诊疗简介

1.辅助检查 X线检查示肱骨髁上骨折。

2.治疗方案 积极对症治疗,行手法复位后石膏固定制动,行止痛、消肿、冰敷处理。治疗方案如下。

(1)中医治疗 三期辨证中药内服、中药熏洗、中药外敷、针灸(取穴:少海、曲池、尺泽、手三里、手五里等穴)、推拿、中医传统功法等治疗疏通经络,从而缓解疼痛和炎症。

(2)西医药物治疗 给予非甾体抗炎药及局部封闭治疗,以缓解疼痛及炎症反应。

(3)物理治疗 采用超短波、红外线光疗等物理疗法,促进局部血液循环,缓解肌肉紧张及粘连。

(4)功能锻炼 指导患者进行肩、肘关节功能锻炼,如爬墙运动、画圈运动等,以恢复肘关节功能。

(三)康复治疗

1.伤后1周 进行手指的屈伸和腕关节的掌屈、背伸练习。伸直型骨折可加强肱二头肌的练习,屈曲型骨折可做肱三头肌的等长收缩练习。

施氏骨伤康复治疗,以行气活血、逐瘀定痛为主。方选伤科1号方,配合桃红活血胶囊,外用红花化瘀软膏或伤科外敷散。

2.伤后2~4周 进行肩关节的前屈、后伸、外展、内收功能练习,以主动活动为主,辅以部分抗阻训练。进行肱二头肌和肱三头肌的等长收缩练习。进行手、腕的伸、抗阻练习和旋前圆肌、旋后肌的抗阻练习。辅以物理治疗和作业治疗。

施氏骨伤康复治疗,以行气活血、逐瘀定痛为主。方选伤科1号方,配合桃红活血胶囊，外用红花化瘀软膏或伤科外敷散。

3.伤后5~8周 加大肘关节屈伸主动活动的幅度，避免肘关节扭转动作。注意避免肩关节内外旋转动作，切忌肘关节任何被动活动练习，肘关节勿做肌肉力量训练和负重提物。

施氏骨伤康复治疗，以理气和血、化瘀消滞为主。方选伤科2号方，外用伤科外敷散、红花化瘀软膏。

4.伤后9~12周 进行全方位功能训练，辅助吊轮、墙拉力器、肋木、肩腕关节训练器、橡皮带器械进行练习。伸直型骨折侧重于恢复屈曲功能，屈曲型骨折着重于恢复伸直肘关节功能。如果发生骨化性肌炎，需将肘关节制动，待症状消失后进行功能训练。

施氏骨伤康复治疗，以养血益气、补肾通络为主。方选伤科3号方，配合益肾壮骨丸、补骨膏，外用双十温通膏。

（四）回归社会及家庭情况

患者右上臂、右肘关节部疼痛明显减轻，右肘关节屈伸、旋转功能明显改善，逐渐能够独立完成日常生活活动，如穿衣、吃饭、洗漱、打羽毛球、打乒乓球等。患者重返工作、生活环境，可以逐渐参与各种社交活动。

第四节　掌骨骨折

一、概述

掌骨骨折是手部常见的骨折类型之一，亦称驻骨骨折。常见的有第1掌骨基底部骨折、掌骨颈骨折。掌骨颈骨折移位方向和复位方向见图5-4-1。掌骨颈骨折畸形见图5-4-2。

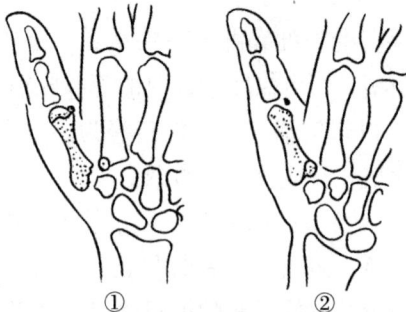

①　　　　　　②

图5-4-1　掌骨颈骨折

注：①为移位方向；②为复位方向。

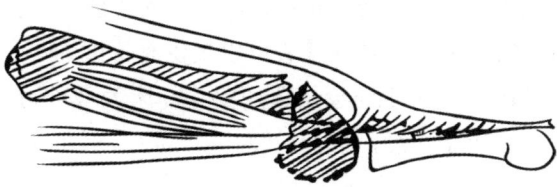

图 5-4-2　掌骨颈骨折畸形

二、临床特点

（一）病史

掌骨骨折往往由直接暴力或间接暴力导致，如手部受到压砸、碰撞等外伤。这些外伤可能发生在工作、运动或日常生活中，是诊断掌骨骨折的重要依据之一。

（二）症状

1.疼痛　骨折部位出现剧烈疼痛，特别是在移动患肢时加剧，常伴明显压痛。

2.肿胀　周围组织血管破裂出血形成血肿，以及周围软组织损伤导致水肿，使患肢出现肿胀。

（三）体征

1.功能障碍　局部肿胀和疼痛导致患肢活动受限，肢体原有的正常功能减弱或丧失。

2.畸形　骨折端移位可使患肢外形发生改变，如缩短、成角或延长。

3.异常活动　正常情况下肢体不能活动的部位，在骨折后出现异常活动。

4.骨擦音或骨擦感　两骨折端相互摩擦、撞击产生的声音或感觉。

（四）辅助检查

掌骨骨折的辅助检查内容，主要包括以下几种。

1.X线检查　X线检查是诊断掌骨骨折的常用方法，能够清晰显示骨折的部位、类型和移位情况。通过拍摄手部的正斜位片，医生可以准确判断是否存在骨折以及骨折的严重程度。

2.CT检查　对于复杂骨折或X线检查显示不清的情况，CT检查可以提供更为精确的评估。CT检查能够显示骨折线的走向、骨折块的数量和位置等细节，有助于医生制订合适的治疗方案。

3.MRI检查　MRI检查对于掌骨骨折伴软组织损伤有明确诊断意义。它可以明确肌肉或韧带出现的损伤，但费用相对较高，因此一般不作为常规检查。然而，在怀疑有软组织损伤的情况下，MRI 检查可以提供有价值的信息。

在辅助检查的基础上，医生还会结合病史、临床表现进行综合分析，以确诊掌骨骨折并制订相应的治疗方案。

三、康复评定

（一）关节活动度评定

评定肌肉主动收缩时关节活动的范围（AROM）和肌肉完全松弛状态下关节在外力作用下被动活动的范围（PROM）。

（二）肌力评定

1. 握力评定 主要反映屈肌肌力，正常值约为体重的 50%。握力指数 = 健手握力（kg）/ 体重（kg）× 100%。

2. 捏力评定 主要反映拇对指肌力，约为握力的 30%。手捏方式包括掌捏（拇指尖对示指尖）、侧捏或钥匙捏（拇垫对示指中节侧面）、三点捏（拇指尖对示、中指指尖）。

（三）肌围度测量

用软尺分别量出肘横纹以及上下各 5、10、15 厘米等围度，左右两边进行对比。

（四）疼痛评定

临床上通常采用视觉模拟评分法（VAS）。

（五）日常生活能力评定

采用 Barthel 指数（BI）和改良 Barthel 指数（MBI）来评估患者日常生活能力，如穿衣、做饭、洗澡等。

（六）骨折愈合情况评定

对于骨折术后病例的康复，采用骨科运动康复安全性评定。详见"第五章第一节"中"骨折愈合情况评定"的内容。

四、康复指导

（一）健康宣教

同"第五章第一节"中"健康宣教"的内容。

（二）护理指导

同"第五章第一节"中"护理指导"的内容。

（三）功能训练指导

从损伤的开始就要关注水肿的发展，防止局部纤维增生、关节僵硬。处理的基本原则：抬高患肢，主动运动和患部加压。具体方法如下。①损伤后要将伤手持续抬高，高于心脏水平位以上。②缓慢、持续、有计划地进行等长收缩训练有助于静脉回流，可以指导患者做前臂和手部肌肉的等长收缩。如果患部皮肤条件允许，在主动收缩的间歇，做伤肢抬高位的向心性按揉，利用"肌肉泵"的作用，促进静脉、淋巴回流。新近缝合的肌肉、肌腱保持静止。③患部加压治疗通常采用弹力绷带从指尖到指根缠绕手指，然后放开。重复进行，一日数次。单个手指肿胀可以使用弹力指套。④理疗：用红外线、微波、超短波等疗法加强局部血液循环，增强血管壁通透性，加速渗液吸收。

五、康复治疗

（一）康复目的

1. 恢复关节活动范围　通过逐步的康复训练，使腕关节的活动范围接近正常，最终达到主动活动范围与被动活动范围接近的治疗目的，实现正常活动范围。

2. 增强肌肉力量　通过渐进性抗阻力肌力练习，增强腕关节周围的肌肉力量，提高患肢的功能性和稳定性。

3. 预防并发症　通过水肿及疼痛控制、未受累关节活动度练习等措施，预防异位骨化、神经卡压和关节僵硬等并发症的发生。

4. 恢复日常生活能力　鼓励患者尽早参与轻度日常活动，逐步恢复日常生活自理能力，包括操作手机、电脑键盘、走路等。

5. 心理康复　通过康复训练，帮助患者克服术后焦虑和恐惧，增强自信心，更好地融入社会。

（二）康复方法

1. 现代康复治疗 掌骨骨折的康复治疗，主要包括以下几个阶段。

（1）早期阶段 在骨折初期，如果骨折部位已经固定，患者可以进行未被固定的关节活动。如用手指抓握健侧手的手指进行屈伸练习，帮助保持关节的灵活性，防止僵硬。在骨折固定期间，进行肌肉的静力性收缩练习，即肌肉用力但不产生关节运动，以防止肌肉萎缩。

（2）中期阶段 随着骨折的初步愈合，可以逐渐增加活动范围，进行更大幅度的关节活动度练习。此时，可以使用健侧手或辅助器械进行被动活动，如被动屈曲掌指关节和腕关节。拆除固定后，可以利用握力器、橡皮球等器械进行肌肉的力量练习，通过反复握紧和放松器械，增强手掌和前臂的肌肉力量。

（3）后期阶段 当骨折愈合较为牢固时，可以进行全面的关节活动度练习，包括手指的尺偏、桡偏和旋转活动，以及腕关节的全方位运动。随着肌肉力量的恢复，可以进行一些功能性训练，如抓握小球、拧毛巾等动作，以模拟日常生活中的手部活动，提高手掌的实用功能。

另外，物理治疗可以缓解肌肉紧张，减轻肿胀，并能促进血液循环。常见的物理疗法主要包括热敷、冷敷、超声波、神经肌肉电刺激、红外线治疗等。

2. 中医传统康复治疗

（1）常用中医传统康复治疗

1）中药治疗 中药治疗在掌骨骨折的康复中起着重要作用。早期，以活血化瘀、消肿止痛为主，可内服活血止痛汤，外用消瘀止痛膏。中期，以接骨续筋为主，可内服仙灵骨葆胶囊等药物。后期，则以养肝肾、补气血、强筋骨为主，可内服十全大补汤等滋补药物。常用的中药包括桂枝、川芎、当归、续断、骨碎补等，它们具有促进骨折愈合、缓解疼痛和肿胀的作用。

2）针灸治疗 针灸治疗在掌骨骨折康复中也具有重要意义。针灸可以刺激神经末梢，调节身体内分泌系统的平衡，增加自然免疫力，从而促进骨折愈合。同时，针灸还能改善局部血液循环，缓解疼痛和肿胀。针灸治疗可在伤后 2 周左右开始进行，根据骨折恢复情况进行调整。

3）推拿治疗 推拿治疗也是掌骨骨折康复的有效手段之一。通过推拿治疗，可以促进血液循环和代谢，加速骨折部位的康复。同时，推拿治疗还能减轻疼痛和肿胀，促进关节功能的恢复。

综上所述，掌骨骨折的中医传统康复治疗是一个综合的治疗过程，需要手法复位、中药治疗、针灸治疗、推拿治疗和康复锻炼等多种方法的有机结合。患者应在专业医生的指导下进行治疗和康复锻炼，以获得最佳的治疗效果。

（2）施氏骨伤康复治疗　掌骨骨折的施氏骨伤康复治疗，同样分三期论治。初期，活血化瘀，行气止痛；中期，调和营卫，补而和之或行而和之；后期，以补为主。其特殊之处在于，对于第1掌骨基底部骨折或骨折脱位，要保持第1掌骨外展，拇指对掌位；掌骨骨折则要保持掌指关节和近侧指间关节在屈曲位，以免造成骨折断端及脱位的移位，可予以舒筋透骨熏洗方外用熏洗，促进骨折康复。对于腕舟骨骨折，由于供血不足、断端不易愈合，需分别对待，不可过用活血化瘀药物。瘀血过甚者，可用和血之法以和解瘀血。施氏骨伤康复功法锻炼如下。

康复训练指导

1）早期　功法锻炼以静态为主。①握拳练习：轻轻握拳，每天进行多次，每次持续5~10秒。通过握拳可以促进手部血液循环，防止肌肉萎缩。②手腕屈伸：轻柔地屈伸手腕，每天进行多次，每次持续5~10秒。有助于维持手腕关节的活动度，防止关节僵硬。

2）中期　可适当运动锻炼。①少林霸力训练：吸气，两手掌提起变拳，拳心向内对靠于胸前，吐气发力变掌，向左右两边尽力平肩推出，然后吸气，由掌变拳，慢慢收回胸前，再吐气发力推出，如是15次。②手腕旋转：轻柔地旋转手腕，每天进行多次，每次持续5~10秒。增加手腕关节的灵活性和活动度。

3）后期　以力量训练和灵活性训练为主。①正卷木棍：两脚站立与肩同宽，两臂前平举，手心朝下握住木棒的两端。左右手交替向前抓棒木棒，使绳索逐渐缠卷在木棒上，至吊袋接近木棒；两手向后抓木棒，将绳逐渐松开，恢复至预备式状态。②反卷木棍：两手心朝上握棒两端，其他练法同正卷法。练习时，两手可以一手一下地交替抓棒，也可一手松握辅助维持棍位，另一手连续抓拧数次，再换另一只手，如此互换交替。

六、案例分享

（一）病情简介

患者，女，31岁。

患者在骑共享单车下坡时不慎摔伤，右掌着地，致使右掌疼痛，呈持续性锐痛，伴肘关节主动及被动活动受限，皮肤擦伤、渗血，肢端无麻木不适，无头晕、头痛，无恶心、呕吐，无胸痛、胸闷，无呼吸困难，无腹胀、腹痛，无大小便失禁等伴随症状。

入院症见：右掌部肿胀、疼痛、活动受限。查体：见伤手小指节桡侧皮肤长约5cm的线性裂口，小指末节尺侧沿甲皱襞裂开并向甲根延伸，硬甲翘起，甲床裂开，伤口有出血、软组织挫伤，无反常活动。摄片见骨折。

（二）诊疗简介

1. 辅助检查　X线检查示第5掌骨骨折。

2. 治疗方案

（1）中医治疗　三期辨证中药内服、中药熏洗、中药外敷、针灸（取穴：曲池、手三里、大陵、劳宫、合谷、后溪等穴）、推拿、中医传统功法等治疗疏通经络，从而缓解疼痛和炎症。

（2）西医药物治疗　给予非甾体抗炎药及局部封闭治疗，以缓解疼痛及炎症反应。

（3）物理治疗　采用超短波、红外线光疗等物理疗法，促进局部血液循环，缓解肌肉紧张及粘连。

（4）功能锻炼　指导患者进行腕关节功能锻炼，如爬墙运动、画圈运动等，以恢复腕关节功能。

（三）康复治疗

1. 早期阶段　未被固定的关节应尽早活动，用患手的手指抓握健侧手的手指进行屈伸练习以防止僵硬；配合静力性收缩练习以防止肌肉萎缩。

施氏骨伤康复治疗，以行气活血、逐瘀定痛为主。由于第5掌骨骨折分经论治属太阳、少阴经，方选伤科1号方，加羌活、独活引气归经，二药同用促进恢复。中成药予桃红活血胶囊，外用红花化瘀软膏或伤科外敷散。

2. 中期阶段　以被动屈曲为主，逐步增加活动范围、关节活动度。固定拆除后，以肌肉力量练习为主，以握力器、橡皮球等器械练习，使用弹力带、沙袋进行抗阻训练，增强肌肉力量、耐力。

施氏骨伤康复治疗，以理气和血、化瘀消滞为主。方选伤科2号方，由于此时瘀血已去，可外用伤科外敷散、红花化瘀软膏。

3. 后期阶段　进行全面的关节活动度练习，包括手指的尺偏、桡偏和旋转及腕关节的全方位运动，根据患者力量情况进行一些功能性训练，模拟手部日常活动，提高其协调性和灵活性。

施氏骨伤康复治疗，主要采用养血益气、补肾通络的方法。选用伤科3号方，同时配合使用益肾壮骨丸和补骨膏，外敷双十温通膏。在治疗过程中，患者需遵循医嘱，合理安排休息与活动，避免过度劳累。饮食上宜清淡，多食富含钙质和维生素D的食物，以促进骨骼健康。此外，定期进行适度的康复锻炼，如太极拳、游泳等，有助于加快恢复进程。

（四）回归社会及家庭情况

患者右掌部、右腕部疼痛较前明显缓解，右掌抓握功能及右腕关节屈伸、尺偏、桡偏功能受限明显改善，能够独立完成日常生活的各项活动，如穿衣、吃饭、洗漱、洗衣服、做饭等。患者重返工作环境，可以逐渐参与各种社交活动。

第五节　指骨骨折

一、概述

指骨骨折是指在外力的作用下，手指中骨骼（即指骨）的连续性和完整性遭到了破坏。这是上肢常见的骨折类型之一，无特定的患病人群，可于手指的任何部位出现各种不同类型的骨折，别名竹节骨骨折。

二、临床特点

（一）病史

患者往往有明确的外伤史，这是诊断指骨骨折的重要依据。常见的外伤原因主要如下。

1.重物击打　手指被重物直接击打可能导致骨折。

2.挤压伤　手指被门缝、机器等挤压可能造成骨折。

3.扭伤或拉伤　手指在扭转或拉伸过程中受到过度的力量也可能导致骨折。

（二）症状和体征

1.疼痛　骨折处会有明显的疼痛感，且随着活动的增加而加剧。

2.肿胀　骨折周围的组织会出现充血、水肿等症状。

（三）体征

1.活动受限　由于疼痛和肿胀的影响，患者的手指活动会受到限制。

2.局部畸形　在严重的情况下，骨折处可能会出现明显的畸形。

3.压痛　局部压痛明显。

（四）辅助检查

对于可疑骨折者，X线检查即可确诊。X线检查能显示骨折的类型和位置，为治疗提供依据。

三、康复评定

指骨骨折的康复评定涉及多个方面，包括关节活动度、肌力、感觉功能以及疼痛评估等。以下是具体的康复评定内容。

（一）关节活动度评定

主动和被动活动范围：评估掌指关节、近侧和远侧指间关节的活动范围。正常情况下，掌指关节的屈曲应为 60° 至 90°，近侧指间关节屈曲应为 90°，远侧指间关节屈曲应为 60° 至 90°。

（二）肌力评定

1. 握力和捏力 握力指数正常值应大于 50，主要反映屈肌肌力。捏力主要反映拇指肌力，约为握力的 30%。

2. 徒手肌力测试（MMT） 使用 Lovetter 的 6 级分类法定量评定。

（三）肌围度测量

用软尺分别量出肘横纹以及上下各 5、10、15 厘米等围度，左右两边进行对比。

（四）疼痛评定

视觉模拟评分法（VAS）和 McGill 疼痛问卷用于评估疼痛程度。

（五）日常生活能力评定

可采取日常生活活动量表（ADL）评估患者在进行日常生活活动时的能力。但有时 ADL 量表不能完全体现指骨骨折对患者生活的影响，可使用上肢功能评定（DASH）量表，DASH 是一种综合评定上肢能力的量表，不同于仅机械测量手部关节活动度的量表，它更关注整体生活能力方面，主要包括下列内容：完成日常生活能力、社会活动受限程度、日常生活受限程度、疼痛、睡眠和自我满意度。常用前 30 个项目，每项 1~5 分，30 分代表无功能障碍，150 分代表最大功能障碍。DASH 量表见表 5-5-1。

表 5-5-1　上肢功能评定（DASH）量表

项目	评分标准				
A 部分：请您评估在上 1 周内，进行下列活动的能力，并填写相应等级					
困难程度	没困难 （1 分）	轻微困难 （2 分）	中等困难 （3 分）	很大困难 （4 分）	做不到 （5 分）
（1）开启或拧紧瓶盖	☐	☐	☐	☐	☐
（2）书写	☐	☐	☐	☐	☐
（3）拧钥匙开门	☐	☐	☐	☐	☐
（4）煮饭	☐	☐	☐	☐	☐
（5）推开一扇重门	☐	☐	☐	☐	☐
（6）将物品放于高于头的位置	☐	☐	☐	☐	☐
（7）做粗重家务（如洗地、擦窗等）	☐	☐	☐	☐	☐
（8）园艺（如种植、除杂草等）	☐	☐	☐	☐	☐
（9）整理床铺（如换床单）	☐	☐	☐	☐	☐
（10）拿购物袋或公文包	☐	☐	☐	☐	☐
（11）拿重物（超过 5kg）	☐	☐	☐	☐	☐
（12）换天花板灯泡	☐	☐	☐	☐	☐
（13）洗头或吹头	☐	☐	☐	☐	☐
（14）清洁背部	☐	☐	☐	☐	☐
（15）穿 T 恤或套衫	☐	☐	☐	☐	☐
（16）用刀切食物	☐	☐	☐	☐	☐
（17）不费力的娱乐活动（如打扑克、麻将、下棋等）	☐	☐	☐	☐	☐
（18）手臂、肩及手部都要用力的娱乐活动（如打高尔夫球、使用锤子等）	☐	☐	☐	☐	☐
（19）手臂需要灵活伸展的活动（如打羽毛球等）	☐	☐	☐	☐	☐
（20）搭乘交通工具	☐	☐	☐	☐	☐
（21）性生活	☐	☐	☐	☐	☐
影响程度	完全没影响 （1 分）	轻微影响 （2 分）	中等影响 （3 分）	颇有影响 （4 分）	严重影响 （5 分）
（22）在过去 1 周中，你的手臂、肩或手部疾患是否影响你与家人、朋友或其他团体的正常社交活动	☐	☐	☐	☐	☐
限制程度	完全没限制 （1 分）	轻微限制 （2 分）	中等限制 （3 分）	颇有限制 （4 分）	严重限制 （5 分）
（23）在过去 1 周中，你的手臂、肩或手部疾患是否限制了你的工作或其他日常起居	☐	☐	☐	☐	☐
A 部分总分					
B 部分：请您评估在上 1 周下列症状的严重程度，并填写相应等级					
症状严重程度	无 （1 分）	轻微 （2 分）	中等 （3 分）	重度 （4 分）	极度 （5 分）
（24）休息时肩、臂或手部疼痛	☐	☐	☐	☐	☐

项目	评分标准				
（25）在进行特定的某些活动时，肩、臂或手部疼痛	☐	☐	☐	☐	☐
（26）肩、臂或手部有针刺感	☐	☐	☐	☐	☐
（27）肩、臂或手部感到乏力	☐	☐	☐	☐	☐
（28）肩、臂或手部感到僵硬	☐	☐	☐	☐	☐
影响程度	完全没影响（1分）	轻微影响（2分）	中度影响（3分）	颇有影响（4分）	严重影响（5分）
（29）过去1周中，你是否因手臂、肩部或手部的疼痛而影响睡眠	☐	☐	☐	☐	☐
影响程度	极不同意（1分）	不同意（2分）	没意见（3分）	同意（4分）	非常同意（5分）
（30）因为手臂、肩部或手部疾患而感到自己不及以前能干、自信和有用	☐	☐	☐	☐	☐
B 部分总分					
A 和 B 部分总分					
DASH 值 [（A 和 B 部分总分 –30）/1.2]					

C 部分（工作单元）（选填部分）：以下问题询问你的肩、臂或手部疾患对你工作能力的影响（若家务是你主要的工作，亦包括在内）

是否有工作	☐ 有（请填写工作/职位：_____） ☐ 没有（填写"没有"可忽略此部分）

过去1周中，当你工作时是否感到困难？请根据困难程度选择适当的数字

困难程度	没困难（1分）	轻微困难（2分）	中等困难（3分）	很大困难（4分）	做不到（5分）
（1）当你运用一贯技巧工作时，是否感到困难	☐	☐	☐	☐	☐
（2）你在执行一贯工作职务时，是否因手臂、肩部或手部疾患而感到困难	☐	☐	☐	☐	☐
（3）在工作时，你能否发挥出你的预期水平	☐	☐	☐	☐	☐
（4）你能否和往常一样花相同时间在工作上	☐	☐	☐	☐	☐
C 部分总分 [（每题得分相加/4–1）×25]					

D 部分（适用于音乐和体育专业人员）（选填部分）：以下问题涉及你的肩、臂或手部疾患对你演奏乐器或运动时的影响。若你所做的运动或所演奏的乐器多于一种，请按照你认为最主要的那一项活动作出回答

是否做运动或演奏乐器	☐ 是（请填写最主要做的运动或演奏的乐器是：____） ☐ 否（填写"否"可忽略此部分）

过去1周中，当你进行该项活动时是否感到困难，请你根据困难程度选择适当数字

困难程度	没困难（1分）	轻微困难（2分）	中等困难（3分）	很大困难（4分）	做不到（5分）
（1）当你运用一贯技巧运动或演奏乐器时，是否感到困难	☐	☐	☐	☐	☐

项目	评分标准				
（2）你运动或演奏乐器时，是否因臂、肩或手部疼痛而感到困难	☐	☐	☐	☐	☐
（3）你在运动或演奏乐器时，能否发挥出你的预期水平	☐	☐	☐	☐	☐
（4）你能否和往常一样花相同的时间演奏乐器或运动	☐	☐	☐	☐	☐
D 部分总分 [（每题得分相加 /4−1）×25]					

（六）骨折愈合情况评定

对于骨折术后病例的康复，采用骨科运动康复安全性评定。详见"第五章第一节"中"骨折愈合情况评定"的内容。

四、康复指导

（一）健康宣教

同"第五章第一节"中"健康宣教"的内容。

（二）护理指导

同"第五章第一节"中"护理指导"的内容。

（三）功能训练指导

从损伤的开始就要关注水肿的发展，防止局部纤维增生，关节僵硬。处理的基本原则：抬高患肢，主动运动和患部加压。详见"第五章第四节"中"功能训练指导"的内容。

五、康复治疗

（一）康复目的

1. 控制肿胀和疼痛 在骨折初期，康复治疗的主要目标是减轻肿胀和疼痛，促进骨折部位的愈合。这可以通过抬高患肢、冰敷、适当的加压包扎和使用抗炎药物来实现。

2. 恢复关节活动度 随着肿胀的消退，康复治疗逐渐转向恢复关节的活动范围。这包括进行被动和主动的关节活动练习，如握拳、伸展手指等，以增强手部的灵活性和力量。

3. 增强肌肉力量 康复过程中，逐渐增加力量训练，使用弹性带或手部康复器材进行力量训练，帮助恢复手部的力量和功能。

4. 改善感觉功能 指骨骨折可能会影响手部的感觉，进行感觉训练有助于恢复手部的敏感度。

5. 日常生活活动训练 随着手部功能的逐渐恢复，开始进行日常生活活动的训练，如穿衣、洗漱、做饭等，以恢复手部的日常功能。

6. 心理康复 骨折和康复过程可能会给患者带来心理压力，适当的心理辅导和支持也是康复治疗的重要组成部分。

（二）康复方法

1. 现代康复治疗

（1）早期康复

1）疼痛管理 使用止痛药物如布洛芬胶囊、阿司匹林等，以控制疼痛。

2）冰敷 在骨折后的 24 小时内进行冰敷，帮助减轻肿胀和疼痛。

（2）中期康复

1）运动治疗 包括主被动关节活动度训练、关节松动术、肌肉力量训练等。

2）物理因子治疗 如极超短波治疗、超声波治疗、中频电刺激治疗、蜡疗等。

3）作业疗法 如精细动作训练、握力捏力训练、手功能训练等。

（3）后期康复

1）功能锻炼 在石膏托外固定 4~6 周后，去除外固定后进行，逐步增加活动强度和范围。

2）物理治疗 如超声波、中频电刺激等，帮助恢复肌肉功能。

2. 中医传统康复治疗

（1）常用中医传统康复治疗 中药内服在指骨骨折的康复过程中发挥着重要作用。根据骨折的不同阶段，中医会采用不同的治疗原则和方剂。

早期（骨折后 1~2 周）：患者肿胀和疼痛比较严重，应采用活血化瘀、消肿止痛的治疗原则，如使用复元活血汤、桃红四物汤等方剂。

中期（骨折后 3~6 周）：瘀肿虽消而未尽，断端虽连而未坚，宜用和营生新、接骨续筋法，常用药物有熟地黄、黄芪等。

后期（骨折 7 周后）：主要采用养气血、补肝肾、强筋壮骨的治疗原则，如使用壮骨养血汤、左归丸等方剂。

此外，中医外治也是指骨骨折康复治疗的重要手段。如使用药膏、药粉、药酒等外用于骨折处，或采用针灸、推拿治疗等方式，促进气血运行、缓解肌肉萎缩、加速康复。

需要注意的是，中医传统康复治疗需要在专业医生的指导下进行，以确保治疗的安全性和有效性。同时，在治疗过程中，还应注意饮食调理和适当运动等方面的问题，以达到更好的治疗效果。

（2）施氏骨伤康复治疗　指骨骨折的施氏骨伤康复治疗，同样分三期论治。初期，活血化瘀、行气止痛；中期，调和营卫，补而和之或行而和之；后期，以补为主。其不同之处在于，指骨位于肢体末端，为经气始发之处，即经气的根源，也是经气集中之处，因此指骨骨折后往往伴有剧烈的疼痛和明显的肿胀。此外，由于手指的灵活性和精细动作要求较高，骨折后活动受限的症状也较为明显。因此，指骨骨折的施氏骨伤康复治疗当贯穿活血、和血之法，不仅要祛除外伤、手术等导致的瘀血，也应预防康复过程中新生的瘀血。

康复训练指导

功法锻炼：早期以握拳静态训练为主；中后期可以进行爬墙锻炼，可以将五个手指抵在墙面上，五指爬墙，依次往上运动，着重加强骨折部位的锻炼。

六、案例分享

（一）病情简介

患者，男，42岁。

患者在骑共享单车下坡时不慎摔伤，右拇指骨折、畸形。

入院症见：右拇指肿胀、疼痛、活动受限。查体：右手拇指可见瘀斑、肿胀、畸形，近节指骨压痛，可触及异常活动及骨擦感，末节不能主动背伸，末梢血运存在，点押回血延迟，感觉稍减退。术中探查见右手拇指经掌指横纹桡侧至尺背侧有一半环形伤口，长约3cm，边缘不规整，深达皮下，尺背侧裂口与近骨折端相通，已经行清创缝合内固定。

（二）诊疗简介

1.辅助检查　X线检查示右手拇指远节指骨近基底部可见横行骨折线影。

2.治疗方案

（1）中医治疗　三期辨证中药内服、中药熏洗、中药外敷、针灸（取穴：手三里、合谷、少商、鱼际等穴）、推拿、中医传统功法等治疗疏通经络，从而缓解疼痛和炎症。

（2）西医药物治疗　给予非甾体抗炎药及局部封闭治疗，以缓解疼痛及炎症反应。

（3）物理治疗　采用超短波、红外线光疗等物理疗法，促进局部血液循环，缓解肌肉紧张及粘连。

（4）功能锻炼　指导患者进行腕关节功能锻炼，如爬墙运动、画圈运动等，以恢复腕关节功能。

（三）康复治疗

1. 早期康复　早期的止痛和冰敷是关键。施氏骨伤康复治疗，以行气活血、逐瘀定痛为主。方选伤科 1 号方，行气药、活血药的应用应当更为灵活，可配合患处远端放血治疗，中成药可配合使用桃红活血胶囊。外用红花化瘀软膏或伤科外敷散，禁止搓揉，以外敷为主。

2. 中期康复　运动治疗、物理因子治疗、作业疗法合理搭配。施氏骨伤康复治疗，以理气和血、化瘀消滞为主。方选伤科 2 号方。此时患指仍有肿胀、疼痛，若康复训练后出现肿胀、发热，及时配合冷敷，可外用伤科外敷散、红花化瘀软膏以活血通络。

3. 后期康复　外固定 4~6 周后，去除外固定后进行，逐步增加活动强度和范围。继续行超声波、中频电刺激等物理治疗。施氏骨伤康复治疗，以养血益气、补肾通络为主。由于指骨的灵活性、协调性要求更高，为避免患者在长期的康复过程中出现沮丧、焦虑情绪，应当配以疏肝解郁之品。方选伤科 3 号方，配合益肾壮骨丸、补骨膏，外用双十温通膏。

（四）回归社会及家庭情况

患者右拇指疼痛较前明显缓解，右拇指屈伸、对指功能受限明显改善，能够独立完成日常生活的各项活动，如穿衣、吃饭、洗漱、写字等。患者重返工作环境，可以逐渐参与各种社交活动。

第六节　桡骨远端骨折

一、概述

桡骨远端骨折是指距桡骨下端关节面一定距离（通常为 2~3cm）以内的骨折。这个部位是松质骨与密质骨的交界处，属于解剖薄弱处，一旦遭受外力，很容易造成骨折。根据骨折移位方向和是否波及关节面等因素，桡骨远端骨折可分为多种类型，包括 Colles 骨折（伸直型骨折）、Smith 骨折（屈曲型骨折）以及 Barton 骨折等。

Colles 骨折：跌倒时手掌着地，腕关节背伸，骨折端向背侧移位的桡骨远端骨折。

Smith 骨折：跌倒时手背着地，腕关节向掌侧屈曲，骨折端向掌侧移位的桡骨远端骨折。

Barton 骨折：桡骨远端边缘的骨折块随着手和腕骨向掌侧或背侧移位的骨折，是一种特殊的桡骨远端骨折。

二、临床特点

（一）病史

桡骨远端骨折通常是受到外力撞击引起，如摔倒后手掌撑地导致腕部受力而发生的骨折。这种骨折好发于老年人，但年轻人和儿童也可能发生，特别是当遭受较大外力冲击时。

（二）症状和体征

患者会出现腕部疼痛、肿胀、畸形、活动受限等典型症状。骨折移位明显时，可出现"餐叉样"畸形或"枪刺样"畸形。可能伴有正中神经、尺神经等损伤的表现。

（三）辅助检查

主要依据受伤史、临床表现以及 X 线等影像学检查进行诊断。

三、康复评定

（一）关节活动度评定

主动和被动活动范围：评估掌指关节、近侧和远侧指间关节的活动范围。正常情况下，腕关节活动度如下。

掌屈：向手心方向下弯手腕，大约 50°~60°，也有说法认为可达 60°~70°。

背伸：向手背方向上抬手腕，大约 30°~60°，也有说法认为可达 60° 左右。

桡偏：手腕伸直，向大拇指方向偏手掌，大约 20°~30°，具体数值可能因个体而异。

尺偏：手腕伸直，向小指方向偏手掌，大约 30°~40°。

（二）肌力评定

1. 握力试验 患者握住特定装置（如握力计）并尽可能用力握紧，结果通常由最大握力值表示。此检查旨在评估手指和手掌小肌肉的力量及功能是否正常。

2. 捏力试验 患者用手捏住指定物品（如海绵球等），在固定时间后松开以记录其捏持能力。该测试有助于评估腕关节周围软组织的功能状态。

3. 抗阻试验 医生缓慢移动患者的手臂至预定位置，并感受是否存在阻力或疼痛信号。通过此检查可以评估腕关节及其周围结构在抵抗外力时的反应情况。

（三）疼痛评估

视觉模拟评分法（VAS）和 McGill 疼痛问卷用于评估疼痛程度。

（四）肌围度测量

用软尺分别量出肘横纹以及上下各 5、10、15 厘米等围度，左右两边进行对比。

（五）日常生活能力评定

日常生活能力（ADL）评定量表用于评估患者日常生活能力。

（六）骨折愈合情况评定

对于骨折术后病例的康复，采用骨科运动康复安全性评定。其骨折愈合评定方法详见"第五章第一节"中"骨折愈合情况评定"的内容。

四、康复指导

（一）健康宣教

同"第五章第一节"中"健康宣教"的内容。

（二）护理指导

同"第五章第一节"中"护理指导"的内容。

（三）功能训练指导

同"第五章第四节"中"功能训练指导"的内容。

五、康复治疗

（一）康复目的

1. 恢复手部功能 通过康复锻炼，帮助患者恢复手腕和手部的正常功能，提高日常生活活动的自理能力。

2. 预防并发症 康复治疗可以预防骨折后的并发症，如肌肉萎缩、关节僵硬和肌腱粘连等，通过早期的被动和主动活动，促进血液循环和软组织的恢复。

3. 促进骨折愈合 适当的康复活动有助于加速骨折部位的愈合，通过逐渐增加运动量改善局部血液循环，有利于骨折的恢复。

4. 增强肌肉力量 康复过程中逐步增强患肢肌肉的力量和耐力，提高手部的握力和活动范围，从而恢复患肢的整体功能。

5. 改善心理状态 骨折及其康复过程可能给患者带来心理压力，适当的康复训练可以帮助患者树立信心。

（二）康复方法

1. 现代康复治疗

（1）早期康复锻炼 在骨折固定后，早期即可开始进行手指的屈伸练习，以促进静脉回流，减轻水肿。随着骨折的稳定，可以逐渐增加握拳、肩部活动等训练，以防止肌肉萎缩和关节僵硬。

（2）中期康复锻炼 当骨痂开始生成后，可以拆除外固定，进行手腕的屈伸练习。此时，可以使用热敷、理疗等方法来缓解疼痛和肿胀，促进关节活动度的恢复。

（3）后期康复锻炼 在骨折愈合后期，需要加强腕关节的旋转、对掌等功能锻炼，以恢复手臂的灵活性和力量。同时，可以结合中医传统治疗如针灸、推拿等，来进一步促进康复。物理治疗，如红外线照射、超声波治疗等可以深入组织，改善局部营养代谢，加快组织修复。

2. 中医传统康复治疗

（1）常用中医传统康复治疗 桡骨远端骨折的中医传统康复治疗是一个综合性的过程，需要患者积极配合医生的治疗和建议，通过推拿、药物和功能锻炼等多种手段的综合应用，以达到最佳的治疗效果。

1）中药治疗 中医传统康复治疗强调内外兼治。在骨折初期，可使用具有活血化瘀、消肿止痛功效的中药，如桃红四物汤等加减治疗，以促进局部血肿的吸收，减轻疼痛和肿胀。在骨折中后期，可服用补肝肾、强筋骨的中药，以促进骨折愈合和恢复关节功能。

2）针灸治疗 可通过刺激特定穴位，调节人体经络气血运行，促进骨折部位气血通畅，减轻疼痛。

3）推拿治疗 能缓解骨折周围肌肉的紧张，改善关节活动度，防止关节粘连和肌肉萎缩。

这些疗法在骨折康复的各个阶段均可发挥积极作用。

4）中药熏洗与物理治疗　在骨折恢复后期，可采用中药熏洗的方法，如使用桑枝、威灵仙、伸筋草等中药熬水后熏洗患肢，以促进局部血液循环，加速组织修复。同时，结合热敷、红外线照射等物理治疗方法，可进一步促进骨折部位的康复。

（2）施氏骨伤康复治疗　桡骨远端骨折的施氏骨伤康复治疗，同样分三期论治。初期，活血化瘀、行气止痛；中期，调和营卫，补而和之或行而和之；后期，以补为主。其不同之处在于，桡骨远端骨折由于长时间的固定制动，中后期同时伴有腕关节、肘关节的活动功能受限，应及时、合理运用舒筋透骨熏洗方外用熏洗或中医定向透药治疗，配合关节松动训练以改善肘、腕关节的关节活动。施氏骨伤康复功法锻炼如下。

康复训练指导

1）早期　进行抓握训练，手指用力张开，维持 5 秒左右，然后用力握拳，维持 5 秒左右。同时积极锻炼肩、肘关节。

2）中期　可适当运动锻炼。①蝶肘舞：两脚站立，与肩同宽，双手由身侧屈肘提起至胸前，撮指，指尖点于胸乡穴处，以肘尖画圆，先由后向前画 15 次，然后再由前向后画 15 次，幅度先小后大，画毕变掌，先深吸气，后吐气，用力下按于两侧。②爬墙训练：距墙一尺，面墙而立，五指微张，扒在墙上，然后指尖用力，缓缓引手掌上移，由下而上，逐渐上爬到不能耐受，继续抬肩时停留 3 分钟，后仍用指力缓缓送手掌向下回于原处，上下十余次为度。

3）后期　可进行少林霸力训练。①大鹏展翅：两肘后挺内夹，蓄力待发。随着呼气，两臂同时伸肘，四指并拢，拇指用力外分，用顶力缓缓向两侧推至肘直，力达指端，高与肩平；圆胸蓄腹，气沉丹田，目向前平视，吸气、呼气各一次。吸气时，放松；呼气时，两臂外展用顶力。深呼气，臂再用力外展，随之肩、臂、指松沉。随着吸气，两臂屈肘内收，两掌用内劲缓缓收至胸侧；挺胸收腹，头平项直，目平视前方。②深海斩蛟：深吸气，两肘后挺，蓄力待发。随着呼气，两臂前伸，两臂仰掌在胸前交叉，腕部相靠，四指并拢，拇指用力外分，左掌在上，两掌用顶力缓缓向前推至肘直，边推边拇指向下倾斜，保持掌平运行，如托物状；圆胸蓄腹，气沉丹田，目视两掌。

六、案例分享

（一）病情简介

患者，男，41 岁。

患者摔倒后出现左腕部肿胀、疼痛、活动受限。

入院症见：左腕部肿胀、疼痛、活动受限。查体：头颅大小正常，右额部可见一伤口，呈"三角形"，皮缘不规则，深达骨层，渗血明显。右下眼睑见约3cm的伤口，软组织外露，渗血明显。脊柱活动度正常，未见侧弯等畸形，各椎体无压痛。左腕部肿胀明显，有压痛，自主活动受限，余肢体关节活动正常，未见肌肉萎缩，无肢体麻木及感觉异常。胸廓挤压征（－），骨盆挤压征（－），头面部、左腕、左肘、双膝关节散在皮肤挫伤。双下肢无水肿。

（二）诊疗简介

1. 辅助检查　X线检查示左侧桡骨远端骨折。

2. 治疗方案

（1）中医治疗　三期辨证中药内服、中药熏洗、中药外敷、针灸（取穴：大陵、列缺、神门、曲池、手三里等穴）、推拿、中医传统功法等治疗疏通经络，从而缓解疼痛和炎症。

（2）西医药物治疗　给予非甾体抗炎药及局部封闭治疗，以缓解疼痛及炎症反应。

（3）物理治疗　采用超短波、红外线光疗等物理疗法，促进局部血液循环，缓解肌肉紧张及粘连。

（4）功能锻炼　指导患者进行腕关节、肘关节功能锻炼，如爬墙运动、画圈运动等，以恢复腕、肘关节功能。

（三）康复治疗

桡骨远端骨折的康复治疗，主要包括以下几个阶段。

1. 早期康复　早期康复以消肿止痛为主，现代康复治疗可运用非甾体抗炎药、冷敷等手段，康复训练以等长收缩为主。施氏骨伤康复治疗，以活血化瘀、理气止痛为主，方选伤科1号方。

2. 中期康复　由于桡骨远端骨折的特殊性，在康复治疗的过程中，尽早实现患者手部功能的锻炼，以避免手功能的下降。患者在中期不仅有腕关节的肿胀，还会同时出现腕关节、肘关节的僵硬。此时，根据施氏骨伤快速康复的理念，可同时运用活血法和壮骨法，方选伤科2号方，同时运用红花化瘀软膏外用、舒筋透骨熏洗方外用熏洗。

3. 后期康复　患者后期手功能基本恢复，局部肿胀已经基本消退，腕关节仍有关节僵硬。由于腕关节、肘关节在功能上以灵活性为主，承担了手和前臂的屈伸、内外翻和旋转功能，因此施氏骨伤康复治疗应以补肾壮骨为主，方选伤科3号方，同时继用活血通络之法，可配合红花化瘀软膏外用。

（四）回归社会及家庭情况

患者左侧腕部、前臂疼痛明显减轻，左腕关节屈伸、尺偏、桡偏功能明显改善，逐渐能够独立完成日常生活活动，如穿衣、吃饭、洗漱、洗碗等。患者重返工作、生活环境，可以逐渐参与各项社交活动。

第七节　肱骨外科颈骨折

一、概述

肱骨外科颈骨折是指肱骨解剖颈下 2~3cm 处的骨折，亦称肱骨近端骨折。常见肱骨外科颈骨折见图 5-7-1。

肱骨外科颈骨折常见原因如下。①骨质疏松：中老年患者，尤其是女性，由于骨质变疏松，骨强度减弱，轻微外力即可造成骨折。②外伤因素：多见于老年人摔倒的低能量损伤，也可见于车祸等高能量损伤。肩部或上臂近端外侧在遭受巨大外力时（如直接棍棒打击），也可导致骨折，但较为少见。

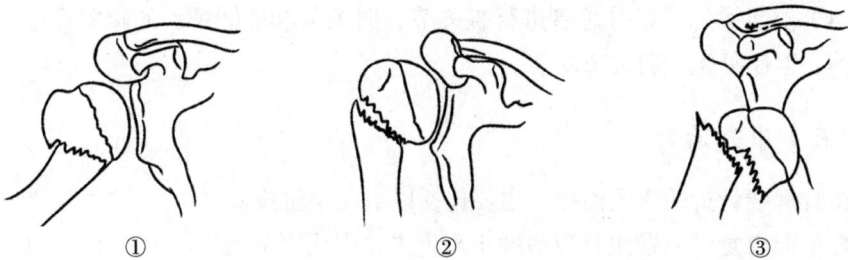

① ② ③

图 5-7-1　肱骨外科颈骨折

注：①外展型骨折；②内收型骨折；③骨折合并脱位。

二、临床特点

（一）病史

1.直接暴力　如车祸、重物撞击肩部等，直接作用于肱骨外科颈导致骨折。

2.间接暴力　跌倒时手掌或肘部着地，力量传导至肱骨外科颈引起骨折。这是较为常见的骨折原因，尤其是老年人因骨质疏松而更易发生。

3.骨质疏松　随着年龄增长，老年人的骨密度降低，骨强度减弱，轻微外力即可导致肱骨外科颈骨折。

4.其他病理性因素　肱骨外科颈部位存在骨肿瘤、骨囊肿等病变，使骨结构脆弱，易发生骨折。

（二）症状与体征

1. 疼痛　多数患者有明确外伤史，肩部或上臂近端外侧疼痛明显，活动时加剧。移位性骨折疼痛更为严重，不能活动。

2. 肿胀　局部肿胀较为明显，尤以内收型及粉碎型骨折为甚。

3. 活动受限　肩关节活动受限，患者不敢活动肩关节。

4. 畸形　严重者可能出现肩部畸形，但肌肉往往会掩盖部分畸形。

5. 皮下瘀斑　骨折断端出血可导致皮下瘀斑。

6. 神经症状　可能损伤或压迫腋神经，出现臂不能外展、臂旋外力减弱等症状。

（三）辅助检查

1.X 线检查　初步判断骨折类型及移位情况。

2.CT 和三维重建　必要时进行，以准确判断骨折情况。

三、康复评定

肱骨外科颈骨折的康复评定，主要包括以下几个方面。

（一）疼痛评定

通过视觉模拟评分（VAS）来评估患者在活动时的疼痛程度。

（二）运动功能评定

1. 关节活动度测量　通过量角器检查肩关节的活动度，包括屈曲、后伸、外展、内收的动作。测量上臂的内外旋活动度，通常要求外旋80°，内旋90°。肘关节的屈伸活动度应至少达到0°至150°的范围。

2. 肌力评定　使用手法肌力检查来评估三角肌、背阔肌、胸大肌、肱二头肌、肱三头肌的肌力。正常的肌力应达到5级，即患者能够对抗重力完成全范围的活动。

（三）肌围度测量

用软尺分别量出肘横纹以及上下各5、10、15厘米等围度，左右两边进行对比。

（四）综合评定量表

1. 日常生活能力评定 观察患者在进行日常活动时，如穿衣、洗漱等，是否受到限制。

2. 皮肤及周围组织状况 检查手术部位的皮肤是否愈合良好，有无感染、窦道或畸形。

（五）日常生活能力评定

常用的基本日常生活活动（ADL）评定量表有 Barthel 指数、Katz 指数、PULSES、修订的 Kenny 自理评定等。常用的工具性 ADL 评定量表有功能活动问卷、快速残疾评定量表等。

（六）骨折愈合情况评定

对于骨折术后病例的康复，采用骨科运动康复安全性评定。骨折愈合情况评定方法详见"第五章第一节"中"骨折愈合情况评定"的内容。

四、康复指导

（一）健康宣教

同"第五章第一节"中"健康宣教"的内容。

（二）护理指导

同"第五章第一节"中"护理指导"的内容。

（三）功能训练指导

同"第五章第四节"中"功能训练指导"的内容。

五、康复治疗

（一）康复目的

1. 恢复肢体功能 通过系统的康复训练，能帮助患者恢复因肱骨外科颈骨折而受到影响的肩关节和上肢功能。

2. 预防并发症 功能锻炼可以加速局部血液循环，促进软组织的修复，防止肌肉萎缩和关节僵硬等并发症。

3. 减轻疼痛 通过适当的物理治疗和运动，能帮助患者缓解骨折部位的疼痛，提高患者的生活质量。

4. 增强肌力和关节稳定性　康复过程中逐渐增加的活动强度和关节活动的范围，可以帮助患者增强肌肉力量和关节的稳定性，减少再次发生骨折的风险。

5. 心理康复　骨折和康复过程可能对患者造成心理压力，适当的心理健康教育和支持也是重要的康复目标之一。

（二）康复方法

1. 现代康复治疗　肱骨外科颈骨折的康复治疗涉及多个阶段，每个阶段的治疗目标和方法都有所不同。以下是根据最新的康复指导原则整理的康复治疗计划。

（1）第一阶段　这一阶段主要集中在保护和稳定骨折部位。患者需要保持正确的体位，使用外展支具固定肩关节于外展前屈位，以保护肩关节功能。同时，患肢需要抬高并用枕头垫高，以促进淋巴及静脉回流，减轻肿胀。

（2）第二阶段　在术后 1~2 周，患者可以开始增加肌力锻炼。包括握拳伸指练习，以防止肌肉萎缩和促进血液循环。此阶段的锻炼强度应以患者不感到疼痛和疲劳为宜，逐渐过渡到腕和肘关节的各种活动。

（3）第三阶段　术后 3~4 周，可以开始练习肩部的前屈和后伸动作。这一阶段的康复重点在于逐渐增加肩关节的活动范围，注意应由轻度活动开始，逐步增加活动强度。

（4）第四阶段　在术后 5 周后，如无不良反应，可以全面练习肩关节活动，包括肩关节的环转运动、肩内旋运动、肩内收和外旋运动等。这一阶段的康复目的是恢复肩关节的全面功能。

2. 中医传统康复治疗

（1）常用中医传统康复治疗　肱骨外科颈骨折的中医传统康复治疗是一个综合性的过程，需要患者积极配合医生的治疗和建议，通过推拿、药物和功能锻炼等多种手段的综合应用，以达到最佳的治疗效果。如针灸取穴，主穴选用太冲、太溪、申脉、昆仑、中封等，辅以不同骨折部位的阿是穴。针法：均取患侧，采用指切押手法，于夹板缝隙进针，得气后，早期用泻法，中后期用补法。

（2）施氏骨伤康复治疗　肱骨外科颈骨折的施氏骨伤康复治疗，同样分三期论治。初期，活血化瘀、行气止痛；中期，调和营卫，补而和之或行而和之；后期，以补为主。其特殊之处在于，肱骨外科颈骨折中后期会出现肩关节的僵硬，肩关节为上肢大肌肉的附着之处，局部结构复杂，功能兼具灵活性和稳定性，为上肢最大的关节，不仅需要较强的稳定性起到支撑和提供力量的作用，同时需要具备较高的灵活性以适应上肢的多种功能。

康复训练指导

因此，施氏骨伤康复治疗对于肱骨外科颈骨折的康复，需要在创面恢复后，尽早配合舒筋透骨熏洗方外用熏洗；中期骨伤稳定后，在补肾壮骨的同时，尽早开始肩关节的松动，并配合红花化瘀软膏活血化瘀，避免因再次肿胀导致后续康复延期，这也体现了施氏骨伤康复治疗的"治未病"思想。施氏骨伤康复功法锻炼如下。

1）早期 功法锻炼：以远端手部锻炼为主，手掌握拳、伸指、分指。

2）中期 功法锻炼：①蝶肘舞：两脚站立，与肩同宽，双手由身侧屈肘提起至胸前，撮指，指尖点于胸乡穴处，以肘尖画圆，先由后向前画 15 次，然后再由前向后画 15 次，幅度先小后大，画毕变掌，先深吸气，后吐气，用力下按于两侧。②少林霸力推掌：吸气，两手掌提起变拳，拳心向内对靠于胸前，吐气发力变掌，向左右两边尽力平肩推出，然后吸气，由掌变拳，慢慢收回胸前，再吐气发力推出，如是 15 次。

3）后期 可进行少林霸力训练。参考"第五章第六节""桡骨远端骨折"中关于"大鹏展翅""深海斩蛟"的训练方法。

六、案例分享

（一）病情简介

患者，男，41 岁。

患者摔倒后出现左上肢肿胀、疼痛、活动受限。

入院症见：左上肢肿胀、疼痛、活动受限。查体：患者神志清楚，精神可，强迫体位，步入病房。左上臂肿胀、畸形，无皮肤破损，主动活动明显受限，局部可触及骨擦感，主动活动及被动活动受限。患肢手腕部桡动脉搏动可触及，患肢手背及手掌感觉正常，左拇指背侧及虎口区感觉正常。患肢手指末梢循环可，患肢手握伸活动正常，手指对指活动正常。

（二）诊疗简介

1. 辅助检查 X 线检查示左侧肱骨外科颈骨折。

2. 治疗方案

（1）中医治疗 三期辨证中药内服、中药熏洗、中药外敷、针灸（取穴：肘髎、天井、臂臑、曲池、小海等穴）、推拿、中医传统功法等治疗疏通经络，从而缓解疼痛和炎症。

（2）西医药物治疗 给予非甾体抗炎药及局部封闭治疗，以缓解疼痛及炎症反应。

（3）物理治疗　采用超短波、红外线光疗等物理疗法，促进局部血液循环，缓解肌肉紧张及粘连。

（4）功能锻炼　指导患者进行肩关节功能锻炼，如爬墙运动、画圈运动等，以恢复肩关节功能。

（三）康复治疗

1. 早期　现代康复治疗：以关节活动联合手部功能训练为主，配合红外线光疗，促进局部血液循环，消炎、消肿。

施氏骨伤康复治疗：根据肱骨外科颈骨折的特殊性，在创面恢复后，立即开始使用伤科水或伤科油外用涂擦，配合伤科外敷散外用贴敷以舒筋活络。治疗以行气活血、逐瘀定痛为主，方选伤科1号方，加羌活、桑枝；中成药配合桃红活血胶囊口服，活血化瘀。

2. 中期　现代康复治疗：此时应提高训练强度，增加前臂肌群训练，并逐步增强负重。

施氏骨伤康复治疗：在解除固定后，立即开始外用红花化瘀软膏活血化瘀，尽早消肿。治疗以理气和血、化瘀消滞为主，方选伤科2号方，加羌活、桑枝，活血、壮骨并用。

3. 后期　现代康复治疗：以功能性强化训练、抗阻力训练为主。

施氏骨伤康复治疗：此时患者肩关节活动较前改善，力量尚未恢复。治疗应以养血益气、补肾通络为主，方选伤科3号方，配合益肾壮骨丸、补骨膏，外用双十温通膏，继续予伤科水或伤科油外用涂擦舒筋活络，配合伤科外敷散外用贴敷通络止痛。

（四）回归社会及家庭情况

患者左侧肩部及上臂肿胀、疼痛明显减轻，左肩活动受限明显改善，逐渐能够独立完成日常生活活动，如穿衣、吃饭、洗漱、洗碗等。患者重返工作、生活环境，可以逐渐参与各项社交活动。

第六章　下肢骨骨折

第一节　跟骨骨折

一、概述

跟骨骨折是指由于外力创伤等因素导致足跟处骨骼受到破坏，使其完整性或连续性中断，这是一种足部常见的严重损伤。

跟骨骨折主要是由高处坠落、挤压伤或交通事故等外力因素引起。当从高处坠落时，足跟部先着地，跟骨受到垂直方向的暴力冲击，容易导致粉碎性塌陷骨折。此外，骨质疏松也是跟骨骨折的重要诱发因素，患有骨质疏松的人群骨骼较为脆弱，更容易发生骨折。

二、临床特点

（一）病史

跟骨骨折多见于青壮年，男性发病率较高。青年发生此病则多有较大的暴力因素，大多与高处跌落有关。

（二）症状与体征

跟骨骨折的临床表现主要包括以下几个方面。

1. 疼痛　足跟部剧烈疼痛，不能站立和行走，压痛明显。

2. 肿胀与瘀斑　局部肿胀明显，可有青紫瘀斑。

3. 畸形　可出现足内翻或足外翻畸形，以及足底扁平、足弓低平等改变。

4. 功能障碍　踝关节背伸、跖屈及内翻外翻活动均受限。

（三）辅助检查

跟骨骨折的检查方法主要包括X线检查和CT扫描。X线检查是首选方法，可观察到跟骨骨折的病变程度，确定骨折移位情况、塌陷方向。对于临床症状不典型或X线检查不能确诊的患者，可采用CT扫描进一步检查，以更清晰地显示跟骨病变部位的情况，准确判断骨折的位置、类型及有无邻近关节或组织损伤。

三、康复评定

（一）关节活动度评定

在保证患者安全的前提下，在允许限度内，测量踝关节各个方向的主动和被动活动范围，与健侧对比并记录，以了解关节受限程度。

（二）肌力评定

常用徒手肌力评定方法，主要检查膝关节屈曲及伸展肌群（股二头肌、半腱肌、半膜肌、股四头肌），踝关节屈曲及伸展肌群（胫前肌、小腿三头肌）。

（三）长度与围度测量

1. 长度测量 下肢长度的测量方法是用皮尺测量从髂前上棘通过髌骨中点至内踝的距离。大腿长度是测量从髂前上棘至膝关节内侧间隙的距离；小腿长度是测量从膝关节内侧间隙至内踝的距离。

2. 围度测量 测量双下肢髌骨上下 10cm 位置的围度并加以比较，明确患侧肢体有无肿胀以及肿胀的程度。患肢与健侧肢体同时测量进行对比，并记录测量日期。

（四）疼痛评定

常采用视觉模拟评分法（VAS）、数字疼痛评分法、麦吉尔疼痛调查表等进行评定。

（五）步态分析

采用 Hoffer 步行能力分级、Holden 功能步行分类等进行评定。

（六）下肢功能评定

重点评估步行、负重功能，可用 Hoffer 步行能力分级、Holden 功能步行分类进行评定。

（七）平衡功能评定

采用三级平衡法和 Berg 平衡量表等进行评定。

（八）日常生活能力评定

常用的日常生活能力评定量表，包括 Barthel 指数、Katz 指数、PULSES、修订的 Kenny 自理评定等。常用的工具性日常生活能力评定量表，包括功能活动问卷、快速残疾评定量表等。

（九）骨折愈合情况评定

主要通过 X 线检查评估，必要时行 CT 或 MRI 检查。

四、康复指导

（一）健康宣教

（1）定期复查 X 线检查，待骨折端有中量骨痂形成时，即可撑双拐部分负重行走。

（2）骨折早期饮食宜清淡、营养丰富，忌肥甘厚腻及生冷、辛辣饮食。骨折中后期可适当进补，如鸡汤、猪骨汤等。

（3）抬高伤肢，促进静脉、淋巴液回流，有助于减轻肿胀。

（4）观察伤肢血液循环和检查足趾感觉功能，注意有无疼痛、肿胀、肢体麻木等，预防骨筋膜室综合征。

（5）注意检查腓总神经功能，观察足和足趾的背伸、跖屈功能，以及小腿的皮肤颜色、温度和足的感觉，特别是第 1、2 足趾背侧的感觉。

（6）应用外固定者注意观察外固定的松紧程度，避免压迫，及时发现皮肤有无破损。

（二）护理指导

（1）防止皮肤压疮及血栓发生。

（2）注意安全，防止跌倒再次损伤。

（三）功能训练指导

（1）跟骨骨折康复的重点在于踝关节屈伸及肌力的训练，以最大限度恢复其负重行走的功能。

（2）手术后不需固定者，允许早期不负重活动。

五、康复治疗

（一）康复目的

改善血液循环，防止关节粘连、肌肉萎缩、关节挛缩和并发症。

（二）康复方法

1. 现代康复治疗

（1）功能训练　术后将患肢抬高放置 3 天，术后 24 小时开始足趾被动活动，48 小时开始趾和踝的主动和被动活动，并逐渐加强。对累及关节面的骨折，固定 2~3 周，如有可能应每日短时取下固定物，做受损关节不负重的主动运动，并逐步增加活动范围，运动后固定。石膏固定解除后，进行适当的锻炼，踝关节功能方可完全恢复。

功能训练时活动足的内翻肌、外翻肌、背伸肌和跖屈肌，在锻炼中应做背伸－跖屈－走步动作。但当踝关节被固定在屈曲位置时，因为距骨前宽后窄，当足尖向下时，正好距骨窄的部分在踝穴中，如长时间在此位置固定，踝穴就会变窄，解除固定后活动踝关节，变窄的踝穴不能容纳距骨前宽的部分，使背伸受限，所以应注意早期做背伸、跖屈活动。

若患者踝关节达到 70% 的活动范围，就可开始行走、跑步、散步或上下楼梯训练，使站立相和摆动相的周期恢复正常。足跟部相关关节活动训练，开始应以患者能接受为宜，逐渐加大训练强度。

（2）物理因子治疗

1）肿胀　非手术治疗患者可采用超短波治疗、中频治疗、冷疗、冷热交替治疗等；手术治疗患者可采用中频治疗、冷疗、冷热交替治疗等。

2）疼痛　非手术治疗患者可采取经皮神经电刺激治疗、中频治疗、超短波治疗、冷热敷等；手术治疗患者可采取经皮神经电刺激治疗、中频治疗、冷热敷等。

3）促进愈合　可采取骨折创伤治疗仪、红光治疗等。

4）松解关节粘连、瘢痕　可采取蜡疗、超声波治疗仪等。

2. 中医传统康复治疗

（1）常用中医传统康复治疗　如针灸治疗。

1）取穴　主穴：太冲、太溪、申脉、昆仑、中封，辅以不同骨折部位的阿是穴。

2）针法　均取患侧，采用指切押手法，于夹板缝隙处进针，得气后，早期用泻法，中后期用补法。

（2）施氏骨伤康复治疗　跟骨骨折的施氏骨伤康复治疗，同样分三期论治。初期，活血化瘀、行气止痛；中期，调和营卫，补而和之或行而和之；后期，以补为主。由于跟骨骨折的特殊性，下肢受伤后，患者必须长期卧床，由于久卧伤气，气虚无力行血，气虚血瘀，导致瘀血内生，而继发之瘀血进一步影响气血的运行。因此，跟骨骨折的施氏骨伤康复治疗，在前期、中期需以补气、行气、活血为主。又因为跟骨在稳定性上的需求较高，因此在中期、后期要以补益为主。此外，跟骨骨折患者需调治患者心神。患者跟骨骨折，四肢大关节完整，需抚慰患者卧床休息，避免二次受伤导致病情变化，可稍予疏肝解郁之品。施氏骨伤康复功法锻炼如下。

1）早期　进行循经按摩，以肾经为主。①擦脚心：足底之涌泉穴属足少阴肾经之要穴，当屈足卷趾时，在足心有明显凹陷处，便是该穴。以一手握足趾使足心朝上，并以另一手擦脚心，摩擦至发热为度然后换脚再做。最后，用手将足趾关节摇动旋转 8 ~ 12 次。②拍脚：赤脚，以两脚掌相对互拍，如同拍手一样，做8 ~ 24次。③捏腿：先用两手手指捏大腿肌肉，自上而下，左右各做数次。再用一手手指捏小腿腓肠肌，由上而下，一直捏到足跟为止，换手再做。也可从大腿一直捏到小腿和足跟为止，效果相同，左右各做数次。

2）中期　骨折相对稳定，可行动态训练。①旋趾：提起一足，让蹈趾点地，足跟高悬，以蹈趾为轴转动足部。一按一提，使足趾和踝关节得到锻炼。两足左右交替，各做 8~16 次。②转踝：一足独立，另一足提膝，足尖下垂，然后以踝为轴，使足尖画一圆圈。先顺后逆 (顺，顺时针方向；逆，逆时针方向)，各做 8~16 次。然后换脚再做。③猿蹊：悬起一足，以足趾作抓物状，一抓一放，做 8~24 次。然后换脚再做。

3）后期　骨折稳定，以力量训练和灵活性训练为主。可进行站桩、太极拳等功法锻炼，循序渐进。

六、案例分享

（一）病情简介

刘某，女，35 岁。

患者于 1 个月前从高处跌落摔伤右足跟，出现右侧足跟肿胀、疼痛、活动受限，休息后不能缓解，当日由家属送往当地医院行行手术治疗。术后双足支具固定。

入院症见：患者右侧足跟肿胀、疼痛、活动受限。查体：神志清楚，皮肤、巩膜无黄染，眼睑及结膜无苍白，浅表淋巴结未扪及肿大，双肺呼吸音清，未闻及干、湿啰音，心率 84 次 / 分，律齐，未闻及病理性杂音，双下肢无水肿。腹软，无压痛、反跳痛、肌紧张，神经系统查体未见异常。患者轮椅推入病房，右踝、右足散在淤青、肿胀明显，右足可见 2 处克氏针针尾外露，无渗血、渗液，表面无破溃；右足跟触痛明显，右踝因疼痛主动及被动活动较差，右足感觉减退，稍有麻木不适。余肢体无异常。

（二）诊疗简介

1. 辅助检查　X 线检查示右跟骨骨折。

2. 治疗方案　主要采用手术治疗，配合其他疗法。

（1）中医治疗　三期辨证中药内服、中药熏洗、中药外敷、针灸（取穴：解溪、涌泉、昆仑、丘墟、照海等穴）、推拿、中医传统功法等治疗疏通经络，从而缓解疼痛和炎症。

（2）西医药物治疗　给予非甾体抗炎药及局部封闭治疗，以缓解疼痛及炎症反应。

（3）物理治疗　采用超短波、红外线光疗等物理疗法，促进局部血液循环，缓解肌肉紧张及粘连。

（4）功能锻炼　指导患者进行膝关节功能锻炼，如踝泵运动、直腿抬高等，以恢复膝关节功能。

（三）康复治疗

早期，术后患肢抬高放置 3 天，术后 24 小时开始足趾被动活动，48 小时开始趾和踝的主动和被动活动，并逐渐加强。对累及关节面的骨折，固定 2~3 周，每日短时取下固定物，做受损关节不负重的主动运动，并逐步增加活动范围，运动后固定。早期肿胀、疼痛，采用超短波治疗、中频治疗、冷疗、冷热交替治疗等。施氏骨伤康复治疗，以行气活血、逐瘀定痛为主。方选伤科 1 号方，配合桃红活血胶囊，外用红花化瘀软膏或伤科外敷散。

第 4 周，石膏固定解除后，进行适当的锻炼。功能训练时，活动足内翻肌、外翻肌、背伸肌和跖屈肌，在锻炼中应做背伸 - 跖屈 - 走步动作。施氏骨伤康复治疗，以理气和血、化瘀消滞为主。方选伤科 2 号方，外用伤科外敷散、红花化瘀软膏。

第 5 周，患者踝关节达到 70% 的活动范围，开始行走、跑步、散步、上下楼梯训练，逐渐加大训练强度。采取蜡疗、超声波治疗仪等改善瘢痕。施氏骨伤康复治疗，以养血益气、补肾通络为主。方选伤科 3 号方，配合益肾壮骨丸、补骨膏，外用双十温通膏。

（四）回归社会及家庭情况

患者右足跟疼痛明显减轻，右踝关节趾屈、背伸、内翻、外翻功能活动明显改善，能够逐渐独立完成日常生活的各项活动，如转移、行走、上下楼梯等。此时，患者可能还需要借助一些辅助器具（如穿衣棒、洗澡椅等）来减轻身体负担。患者重返工作、生活环境，可以逐渐参与各项社交活动。

第二节　股骨颈骨折

一、概述

股骨颈骨折是指股骨头下至股骨颈基底部之间的骨折，是临床常见的一种骨折类型。这种骨折多发于老年人，常由于骨质疏松，即使在轻微的外力作用下也可能发生。股骨颈骨折的致残率和致死率相对较高，是导致老年人生活质量下降或死亡的主要威胁之一。

典型症状包括老年人跌倒后髋部疼痛、不敢站立和走路。体征上，患肢可能出现轻度屈髋屈膝及外旋畸形，髋部疼痛，移动时疼痛明显，局部可能出现肿胀、功能障碍、患肢短缩、大粗隆向上移位等。

二、临床表现

（一）病史

1. 年龄与性别　股骨颈骨折多见于老年人，女性发病率高于男性，男女比例约为 1 : 7.4，平均年龄在 60 岁。青年发生此病则多因较大的暴力因素所致。

2. 身体状况　患者的整体健康状况和骨质疏松程度也是影响骨折风险的重要因素。骨质疏松的老年人更容易发生股骨颈骨折。

3. 外伤史　老年患者多有轻微外伤史，如跌倒等，即可导致股骨颈骨折。偶有因多次重复轻微外伤的累积而发生骨折的情况，这被称为疲劳骨折。

（二）症状

股骨颈骨折的临床表现主要包括以下几点。

1. 疼痛　骨折部位出现明显的疼痛，尤其是在活动时疼痛会加剧。疼痛可能放射至大腿内侧或膝部。

2. 畸形　患肢呈现出内收、外旋（45°~60°）、轻度屈膝屈髋及短缩的畸形。大粗隆的位置升高，与髂前上棘间的水平距离短于健侧。

3. 肿胀　尽管股骨颈骨折多为囊内骨折，出血并不多，但由于关节囊和丰厚的肌群包裹，外观上的肿胀并不明显。

（三）体征

1. 功能障碍　移位骨折的患者在受伤后无法站立或坐起。有些没有移位的骨折患者可能只是感到髋部疼痛，尚能站立行走或骑单车，外观无明显畸形。

2. 骨摩擦音和骨摩擦感　在搬动明显移位的股骨颈骨折患者时，可以听到骨摩擦音和感觉到骨摩擦感。

（四）辅助检查

CT 或 X 线检查有助于股骨颈骨折的诊断。

三、康复评定

（1）骨折类型、手术方式、骨折术后对位对线、骨质疏松状况以及手术医生建议评估。

（2）肢体长度的评估。

（3）感觉与疼痛的评估　髋部骨折有合并坐骨神经和（或）股神经损伤的可能，因此感觉检查十分重要，可以根据不同区域的感觉评估确定。

（4）关节活动度与肌力评估　对患侧下肢各关节活动度及下肢关键肌肌力进行评估。

（5）关节功能评估　常用的评估有 Harris 髋关节评分系统、JOA 髋关节评分系统和 Charnley 髋关节评分系统。

（6）功能性动作系统评估　FMS 和 SFMA 评估。

四、术前准备

股骨颈骨折术前准备包括多个方面，以确保患者能够安全地接受手术并促进术后恢复。以下是股骨颈骨折术前准备的关键步骤。

（一）健康宣教

（1）定期复查 X 线检查，待骨折端有中量骨痂形成时，即可撑双拐部分负重行走。

（2）骨折早期饮食宜清淡、营养丰富，忌食肥甘厚腻及生冷、辛辣饮食。骨折中后期可适当进补，如鸡汤、猪骨头汤等。

（3）抬高伤肢，促进静脉、淋巴液回流，有助于减轻肿胀。

（4）观察伤肢血液循环和检查足趾感觉功能，注意有无疼痛、肿胀、肢体麻木等，预防骨筋膜室综合征。

（二）护理指导

同"第六章第一节"中"护理指导"的相关内容。

（三）功能训练指导

（1）股骨颈骨折康复的重点在于踝关节屈伸及肌力的训练，以最大限度恢复其负重行走的功能。

（2）手术后不需固定者，允许早期不负重活动。

五、康复治疗

（一）康复目的

改善血液循环，防止关节粘连、肌肉萎缩、关节挛缩和并发症。

（二）康复方法

1. 现代康复治疗　股骨颈骨折的康复治疗涉及多个方面，包括理疗康复、功能锻炼康复以及作业康复等，旨在促进骨折愈合和恢复肢体功能。以下是一些具体的康复方法。

（1）物理因子治疗

1）红外线照射　改善局部血液循环，促进新陈代谢。

2）烤灯照射　同红外线照射，有助于骨质及软组织的愈合。

（2）功能锻炼康复

1）髋关节活动度锻炼　包括髋关节内旋、外旋、屈曲、后伸、内收、外展等动作，帮助恢复关节功能活动度，避免关节僵硬、粘连。

2）肌肉力量训练　通过主动和被动的髋关节锻炼，恢复髋关节周围肌肉的力量，避免肌肉萎缩。

（3）作业康复　日常生活活动训练，如走路、扫地、上下楼梯等，帮助患者逐步恢复正常生活。

术后体位与注意事项如下。①患者术后应取外展微屈髋位，以减轻肿胀。②睡眠或翻身时需在两膝之间夹一枕头，防止内收和外旋导致脱位。

康复治疗计划如下。①术后 0~1 周：进行足趾及踝关节活动，股四头肌和臀大肌等长收缩，连续被动活动（CPM）练习，以及深呼吸和咳嗽练习以预防感染。

②术后 2~4 周：增加直腿抬高肌力练习，主动髋伸屈练习，并进行上肢支撑肌肉的抗阻练习。③术后 5 周 ~3 个月：进行负重及平衡练习，逐步增加负重量，并进行灵活性训练，如静蹲练习和跨步练习。④术后 4~6 个月：加强灵活性训练，增加髋关节各组肌群的主动与抗阻练习，以及进行本体感觉和功率自行车的训练。

2. 中医传统康复治疗

（1）常用中医传统康复治疗　股骨颈骨折的中医传统康复治疗是一个综合性的过程，需要患者积极配合医生的治疗和建议，通过推拿、药物和功能锻炼等多种手段的综合应用，以达到最佳的治疗效果。具体包括针灸、推拿、中药内服与外敷等。具体选穴等详见"第六章第一节"中"常用中医传统康复治疗"的相关论述。

（2）施氏骨伤康复治疗　股骨颈骨折的施氏骨伤康复治疗，同样分三期论治。初期，活血化瘀、行气止痛；中期，调和营卫，补而和之或行而和之；后期，以补为主。而股骨颈骨折的特殊性有两个方面。一方面，由于股骨颈血运较差，供血不足，因此股骨颈骨折在初期也不宜过用活血化瘀之品，当以和血为主。另一方面，股骨颈骨折在后期存在股骨头坏死的风险，因此在后期要认真调护，既要补肾壮骨，又要预防瘀血积聚。施氏骨伤康复功法锻炼如下。

康复训练指导

1）早期　远端踝部锻炼：平躺在床上，下肢伸展，大腿放松，缓缓勾起脚尖，尽力使脚尖朝向自己，至最大限度时保持 10 秒。然后脚尖缓缓下压，至最大限度时保持 10 秒，然后放松，最好每个小时练习 5 分钟，每日练习 5~8 次。

2）中期　①抬腿训练：患者平卧于床上，患肢伸直向上抬起，要求足跟离开床面 20cm 以上，在空中能滞留 5~10 秒，以患者不感到疲劳为宜；也可保持一秒后放下，重复此动作。每组 10~20 次，每天 2 组为宜。②侧抬腿：患者侧躺在床上，双腿伸直。将上侧的腿抬起至 45° 左右，保持 1 秒后放下，重复此动作。每组 10~20 次，每天 2 组。③平卧于床上，将患肢外展 30° 保持中立位，膝下可垫软枕，主动下压膝关节，足跟尽量向前，保持大腿肌肉收缩紧绷状态 10 秒，然后放松。10 次为 1 组，每天 2 组，每组之间休息 30 秒。

3）后期　乌龙钻洞：左脚向左迈一大步，身体左转 90°，左腿屈膝半蹲，右腿伸直，成左弓步；头平项直，挺胸收腹，目平视前方。深吸气，两肘后挺，蓄力待发。随着呼气，两臂内旋前伸，两腕背屈，虎口转朝下，掌心朝前，指端相对，用顶力缓缓向前上推出至肘直；上体随势前俯，腰脊拔长，头朝前钻；后腿蹬伸，以助其势，目视前下方。

六、案例分享

（一）病情简介

万某，女，53岁。

患者于3小时前在家附近河边钓鱼时不慎摔伤，当即感到右髋部疼痛伴活动受限，立即由家属送往医院就诊。

入院症见：患者神清，精神可，右侧髋部肿胀、疼痛、活动受限。查体：患者平卧体位，右髋部略呈外旋畸形，右下肢比左下肢稍短缩，右髋部自主活动明显障碍，右髋部稍肿胀、压痛明显，右下肢远端血供、感觉尚可。

（二）诊疗简介

1. 辅助检查 X线检查示右股骨颈骨折。

2. 治疗方案 择期行右人工股骨头置换术。

（1）中医治疗 三期辨证中药内服、中药熏洗、中药外敷、针灸（取穴：风市、归来、曲骨、伏兔等穴）、推拿、中医传统功法等治疗疏通经络，从而缓解疼痛和炎症。

（2）西医药物治疗 给予非甾体抗炎药及局部封闭治疗，以缓解疼痛及炎症反应。

（3）物理治疗 采用超短波、红外线光疗等物理疗法，促进局部血液循环，缓解肌肉紧张及粘连。

（4）功能锻炼 指导患者进行髋关节功能锻炼，如踝泵运动、直腿抬高等，以恢复髋关节功能。

（三）康复治疗

1. 早期 现代康复治疗以等长收缩训练为主，配合CPM练习、呼吸训练以预防感染。

施氏骨伤康复治疗，以行气活血、逐瘀定痛为主。方选伤科1号方，减少乳香、没药等活血之品，稍增红花、鸡血藤、当归等和血中药，避免攻伐太过而伤正。

2. 中期 现代康复治疗以直腿抬高等肌力练习、抗阻练习为主。

施氏骨伤康复治疗，以行气活血、逐瘀定痛为主。稍减活血之品，方选伤科2号方，皮肤愈合后外用舒筋透骨熏洗方熏洗以舒筋活络。

3. 后期 现代康复治疗进行负重及平衡练习，逐步增加负重量，并进行灵活性训练、主动与抗阻练习。

施氏骨伤康复治疗，以养血益气、补肾通络为主。方选伤科 3 号方，可外用红花化瘀软膏预防瘀血积聚。

（四）回归社会及家庭情况

患者能够逐渐独立完成日常生活的各项活动，如站立、行走、上下楼梯等。此时，患者可能还需要借助一些辅助器具（如拐杖等）来减轻身体负担。患者重返生活环境，可以逐渐参与各项社交活动，如家庭聚会、朋友聚餐等。

第三节　髌骨骨折

一、概述

髌骨，俗称膝盖骨。髌骨与人体最大、最有力的股四头肌相连。髌骨骨折可由直接外力打击所致，也可以由自身肌肉牵拉导致。当髌骨受到外力直接碰撞时，常发生粉碎性骨折；当股四头肌特别用力牵拉，也可以发生髌骨骨折。髌骨骨折会对膝关节的正常功能和稳定性造成严重影响，必须积极治疗。

二、临床特点

（一）病史

1.直接外力　例如跌倒时跪地，交通事故或运动时踢伤、撞伤，常发生粉碎性骨折。

2.肌肉牵拉　例如人在跌倒或绊倒时为了防止倒地，股四头肌会猛烈收缩以维持身体平稳，可将髌骨撕裂。

（二）症状

1.局部剧烈疼痛或压痛　局部压痛明显，移动膝关节时疼痛加剧。

2.膝关节肿胀　可见患侧膝关节及周围组织较健侧明显肿大。

3.膝关节活动受限、伸膝困难　难以自如地活动膝关节，常因疼痛无法伸直。

4.关节腔积血　患者感觉膝关节疼痛，也可见皮下组织淤血。

5.皮下淤血明显　多为外界直接暴力作用于髌骨所致。初期骨折出血导致的血肿，皮下可见青紫色瘀斑，随着血肿的吸收，皮下瘀斑可表现为青色、紫色或黄色。可触摸到骨折凹陷区，即两个骨折端分离产生的一个向内凹陷，位于髌骨上，具体大小不定，明显的凹陷肉眼可见，触摸时常伴有疼痛。

（三）体征

1. 疼痛　骨折后可有明显的压痛。

2. 膝关节肿胀　膝盖周围会出现肿胀，并且可看到有积血发红，有时还会见到皮肤擦伤和皮下血肿，用手按压后疼痛明显。

3. 骨擦感　如果髌骨出现了明显移位，会看到有骨头偏向一侧肿胀，并且可以触及骨折处有空隙。有时还会感觉到骨头相撞的摩擦感。

4. 活动障碍　以伸膝障碍为主。

5. 其他　髌骨骨折常伴有交叉韧带、侧副韧带、半月板损伤，膝关节内可有积液或者积血，严重者可出现伸膝活动较为费力，甚至伸膝活动丧失。

（四）辅助检查

1. 膝关节正、侧位 X 线检查　这是首选的检查方法，可以明确骨折的部位、类型及移位程度，是选择治疗方法的重要依据。对于怀疑有外侧纵形骨折的情况，需要拍摄髌骨切线位的 X 线片。

2. MRI 及关节镜检查　这些检查可以发现髌骨骨折是否合并交叉韧带、侧副韧带、半月板损伤。

3. CT 检查　可以清晰地显示骨组织和轮廓，对于部分无移位型骨折，需要借助 CT 辅助诊断。

三、康复训练

（一）康复目的

改善血液循环，防止关节粘连、肌肉萎缩、关节挛缩和并发症。

（二）康复方法

1. 现代康复治疗

（1）早期康复

1）术前　自受伤之日起，尽量抬高患肢，高于心脏水平 20~40cm 以利于消肿，尽可能保持膝盖伸直体位，避免骨折移位。每小时做 10 分钟踝泵训练（踝关节屈伸保持 10 秒），以保持肌力，预防肌萎缩、下肢深静脉血栓形成。

2）术后 1 天　术后抬高患肢消肿，待肿胀、疼痛减轻后即可在床上开始功能训练。第 1 天即可行股四头肌等长收缩训练及踝关节的屈伸练习，每天活动 100~150 次，早、中、晚各 1 组，每组 30~50 次，1 小时内完成。康复期间，可使用止痛药物，实现无痛康复治疗。

3）术后 2 天　术后第 2 天在治疗师指导下进行膝关节屈伸手法练习，佩戴可调节式膝关节支具，从无或微痛角度（0°~20°）开始。运动范围根据患者对疼痛的忍受程度而定，幅度为 30°~40°，终止角度为 40°~60°，缓慢进行，每 3~4 分钟进行 1 次全范围的关节活动，每次 1~2 小时，每天 2 次或 3 次。每次训练后，将患肢平放于床上，足跟部稍垫高，以防止膝关节伸直受限，即刻冰敷 20~30 分钟。

4）术后 3~6 天　术后第 3~4 天连续被动运动，第 5~6 天起每天增加 10°，每天活动 2 次或 3 次，每次活动 1 小时。同时按揉大腿肌肉，每天 3~5 次，每次 5~10 分钟。通过早期对髌骨的推移滑动和大腿肌肉的按揉，能有效防止膝关节粘连和股四头肌的纤维化。肌肉力量训练，尤其是股四头肌的主动运动，可促进血液循环，有利于消肿，避免肌肉萎缩，为膝关节的屈伸和下床活动打好基础；可有效防止关节周围组织挛缩和关节软骨退化，最大限度地保留膝关节的功能。髌骨在膝关节伸直体位时不参与负重，所以术后 1 周内须在伸直支具辅助下尽早下地负重，1~6 周内在助行器或前臂杖辅助下，取膝关节伸直体位进行负重和行走训练。

5）术后 1 周　可进行膝关节屈伸活动，或采用下肢功能康复器被动屈伸膝关节。另外进行上肢支撑肌肉（如胸大肌、背阔肌、肱三头肌等）抗阻练习。在健侧的支持下，行无痛或微痛的垂腿训练，利用小腿本身的重力达到膝关节屈曲训练目的。同时患者可根据疼痛和耐受程度用健肢进行训练，即用健肢自行控制垂腿程度，但是早期膝关节屈曲不宜超过 90°。

（2）中期康复

1）术后 2 周　每日继续垂腿训练。患者于术后 2 周拆线，力争拆线时膝关节屈曲功能达到 90° 左右。在患肢无明显肿胀的情况下，做轻柔、缓慢的推髌骨治疗，方向为上下、左右，范围要充分。初期以两侧推动为主，以防止髌韧带及膝关节附属结构的粘连与挛缩。

2）术后 3 周　加强膝关节的屈伸功能锻炼。指导患者在床边做各种膝关节的功能训练，如蹬车活动等。治疗师在场指导患者健肢先下床着地，然后患肢再下床着地，足部平均用力，平衡身体后先轻后重，逐步负重站立与行走。锻炼膝关节活动时，两手抓住床位护栏做下蹲动作，膝关节屈曲达 60°~90°。年老体弱者扶拐步行。足部锻炼屈膝活动或采用膝关节 CPM 机在床上进行下肢被动锻炼，每天 2 次，每次 30 分钟，并逐日增加锻炼时间。

使用 CPM 机时，应调整训练器大腿臂长度，使膝关节放在训练器的关节上，以保证膝关节能得到最大的活动度。每天的活动度应根据患者能够耐受的疼痛极限进行调节，以求达到最佳训练效果。

（3）后期康复

1）术后 4~6 周　开始逐步减少辅助器具，骨折完全愈合后可完全负重行走。在不负重行走和负重行走的过程中，继续完成关节长度康复训练。患者主动活动练习遵循无负重主动运动→部分抗阻力练习→完全负重主动运动练习的过渡原则，做屈髋、屈膝、踢腿等动作。

2）术后 3 个月　经 X 线检查显示骨痂愈合、密度增高，即进入恢复期。此期要加强髋、膝、踝部的肌肉练习，以恢复行走能力和加强下肢的稳定性。

手术 3 个月内建议定期于骨科及康复医学科门诊复查，对患侧膝关节做关节松动术，包括附属运动中的滚动、滑动、旋转、牵动、牵拉、挤压和生理运动中的屈伸、内收、外展、旋转等手法。

2. 中医传统康复治疗

（1）常用中医传统康复治疗

1）针灸治疗　一般要求在整复及固定之后才能进行针灸治疗。

主穴：内膝眼、犊鼻、阳陵泉、阴陵泉、血海、梁丘、阿是穴等。

配穴：纳食不佳加中脘，体虚加涌泉。

针法：均取患侧。阿是穴仅以艾灸治疗，采用中药艾条，每次灸 20 分钟，早期用泻法，中、后期用补法。余穴均针刺治疗，采用指切押手法，于夹板缝隙处进针，得气后，早期用泻法，中、后期用补法。

2）推拿治疗　骨折固定早期肢体肿胀时，由骨折远端做向心性按揉或揉捏，越过骨折处至肢体近端，操作时手法要轻柔。

取穴以骨折附近的穴位为主，同时结合循经取穴，多取阳陵泉、阴陵泉、血海、梁丘、足三里、悬钟、昆仑、阿是穴等。操作时手法要轻柔，柔中有刚，以按揉为主，但不能造成二次骨折和局部损伤。每次 20 分钟，每日 1~2 次。

肌肉萎缩及关节功能障碍者，先以轻柔的擦法、按法、揉法等手法放松肌肉，促进血脉通畅；再以较重的按揉法、分筋法、牵伸法等手法牵张纤维组织，松解粘连。每次 20 分钟，每日 1~2 次。

以摇法、扳法等运动关节类手法增加膝关节活动范围，注意手法要缓慢、柔和，活动范围应逐渐增大，避免造成局部损伤。每次 20 分钟，每日 1~2 次。

使用较重的手法后，应立刻冰敷或冷疗 10 分钟，防止出血或水肿。若患者卧床时间较长，也可适当进行全身性的推拿治疗，以促使全身血脉的通畅，增强正气，加快骨折的愈合。

（2）施氏骨伤康复治疗　髌骨骨折的施氏骨伤康复治疗，同样分三期论治。初期，活血化瘀、行气止痛；中期，调和营卫，补而和之或行而和之；后期，以补为主。所不同之处在于，髌骨骨折患者常因恐惧心理导致康复进展缓慢，或导致焦虑心理。因而髌骨骨折的施氏骨伤康复治疗，不仅需要对患者的膝关节进行康复，促进骨伤康复，也需要调治患者情志，可稍予疏肝之品。又因髌上囊的特殊囊状结构，易于导致津液停滞，水饮内生，因此可稍予行津之品。施氏骨伤康复功法锻炼如下。

1）早期 揉膝：采取高坐、盘坐或深蹲的姿势皆可。两手掌心含虚，紧贴在两膝盖上，做圆周形的揉摩，双向各做 32~64 次。此法为膝部保健的常用之法，有防治膝痛的功效。

2）中期 求委中。求，求治的意思；委中穴属足太阳膀胱经，在膝弯横纹中央。用于保健，可用拇指、食指或中指的指腹点拨 8~12 次，做 1~2 遍。点拨时有酸胀感。该穴主治膝关节炎。

3）后期 斜托天门：两臂用力前推。随之，肩、臂、指松沉。随着吸气，上体渐渐抬起，两臂外旋屈肘，掌心朝上成仰掌，用内劲缓缓收至胸侧。随之，足跟碾地，身体右转 180°，头平项直，挺胸收腹；右腿屈膝半蹲，左腿伸膝蹬直，目平视前方。

四、案例分享

（一）病情简介

王某，女，46 岁。

患者因下楼梯时不慎摔倒，左膝跪地受伤，致左膝关节肿痛、活动受限 1 小时。

入院症见：左膝关节肿胀、疼痛、活动受限。专科查体：左膝关节肿胀，髌前皮肤见挫伤，局部青紫，皮温升高，无破溃，髌前部压痛（+），可触及分离的骨折块，左膝屈伸活动受限，左下肢远端感觉、血运正常。脊柱及双上肢、右下肢无异常。生理反射存在，病理反射未引出。

（二）诊疗简介

1. 辅助检查 X 线检查示左髌骨粉碎性骨折。

2. 治疗方案 手术治疗。手术固定方法：垂直钢丝与克氏针张力带固定。

（1）中医治疗 三期辨证中药内服、中药熏洗、中药外敷、针灸（取穴：阴陵泉、内膝眼、犊鼻、鹤顶、血海、阳陵泉、梁丘等穴）、推拿、中医传统功法等治疗疏通经络，从而缓解疼痛和炎症。

（2）西医药物治疗 给予非甾体抗炎药及局部封闭治疗，以缓解疼痛及炎症反应。

（3）物理治疗　采用超短波、红外线光疗等物理疗法，促进局部血液循环，缓解肌肉紧张及粘连。

（4）功能锻炼　指导患者进行膝关节功能锻炼，如踝泵运动、直腿抬高等，以恢复膝关节功能。

（三）康复训练

1. 早期　以踝泵运动等等长训练为主，配合冷敷治疗。

施氏骨伤康复治疗，则以活血化瘀、理气止痛为主。方选伤科 1 号方，稍加牛膝、独活强壮腰膝，加茯苓等行津之品。

2. 中期　可拄拐完全负重行走。在不负重行走和负重行走的过程中，继续完成关节角度康复训练。遵循无负重主动运动→部分抗阻力练习→完全负重主动运动练习的过渡原则，做屈髋、屈膝、踢腿等动作。

施氏骨伤康复治疗，以调和营卫、补而和之为主。方选伤科 2 号方，由于髌骨骨折的特殊性，为避免患者产生焦虑心理和恐惧心态，可稍予疏肝之品，如生麦芽、柴胡等。

3. 后期　要加强髋、膝、踝部的肌肉练习，以恢复行走能力和加强下肢的稳定性。

施氏骨伤康复治疗，当以补为主，同时兼顾调治患者情志，增强患者康复的信心。方选伤科 3 号方，稍加合欢花、酸枣仁等安神之品，配合生麦芽、柴胡疏肝解郁，予茯苓、土茯苓行气利水。

（四）回归社会及家庭情况

患者左膝部疼痛较前明显缓解，左膝关节屈伸活动受限明显改善，能够逐渐独立完成日常生活的各项活动，如站立、行走、大小便、穿裤子等。此时，患者可能还需要借助一些辅助器具（如拐杖等）来减轻身体负担。患者重返生活环境，可以逐渐参与各项社交活动。

第四节　胫骨平台骨折

一、概述

胫骨平台骨折主要由机动车事故、高处坠落等外力冲击引起。当暴力直接打击膝内侧或膝外侧时，使膝关节发生外翻或内翻，导致外侧或内侧平台骨折或韧带损伤。

二、临床特点

（一）病史

胫骨平台骨折主要由机动车事故、高处坠落等外力冲击引起。当暴力直接打击膝内侧或外侧时，使膝关节发生外翻或内翻，导致外侧或内侧胫骨平台骨折或韧带损伤。

（二）症状

患者通常会出现疼痛、肿胀、功能障碍等症状。由于系关节内骨折，常伴有关节内积血。可能伴随韧带和半月板损伤，以及神经血管损伤、骨筋膜室综合征等并发症。

（三）体征

1. 疼痛与肿胀

（1）疼痛 骨折部位会有明显且剧烈的疼痛，尤其是在活动或触碰时。这种疼痛可能会持续存在，并随着活动的增加而加剧。

（2）肿胀 骨折导致局部组织损伤和血管破裂，血液和组织液会渗出到周围组织，引起明显的肿胀。这种肿胀可能迅速出现，并在接下来的几天内逐渐加重。

2. 关节活动受限 膝关节的屈伸等活动受到限制，患者可能无法站立行走，或者只能以受限的方式移动患肢。这是骨折导致的疼痛和功能障碍共同作用的结果。

3. 畸形与异常活动

（1）畸形 严重的骨折可能导致胫骨平台部位出现明显的畸形，如凹陷、凸起等。这些畸形可能会影响患肢的外观和功能。

（2）异常活动 在骨折尚未得到妥善固定的情况下，患肢可能会出现异常的侧向活动或旋转活动。这是骨折断端不稳定的表现。

4. 骨擦音或骨擦感 当骨折断端相互摩擦时，患者可能会感觉到或听到骨擦音或骨擦感。这是骨折特有的体征之一，表明骨折断端之间存在相对运动。

5. 皮下淤血与淤青 骨折周围的小血管破裂会导致血液渗出至皮下，形成淤血和淤青。这些淤血和淤青可能会在骨折后的几小时内出现，并逐渐扩散到周围组织。

（四）辅助检查

配合局部的 X 线、CT 以及 MRI 检查来明确诊断。

三、康复评定

同"第六章第三节"中"康复评定"的内容。

四、康复指导

（一）健康宣教

（1）早期处理局部肿胀、疼痛。
（2）促进骨折愈合。
（3）预防关节活动受限、肌肉萎缩及骨折不愈合或迟缓愈合等并发症。

（二）护理指导

（1）防止皮肤压疮及血栓发生。
（2）注意安全，防止跌倒再次损伤。

（三）功能训练指导

（1）康复早期，应维持髋关节、踝关节正常的功能活动。
（2）尽快恢复髌骨关节的正常活动度及膝关节全范围的屈伸功能。

五、康复治疗

（一）康复目的

改善血液循环，防止关节粘连、肌肉萎缩、关节挛缩和并发症。

（二）康复方法

1. 现代康复治疗

（1）最大保护期（1~4 天或 6 周） 麻醉消退后即开始踝泵练习：用力、缓慢、全范围屈伸踝关节，每组 5 分钟，每小时 1~2 组。股四头肌（大腿前侧肌群）等长收缩练习：在不增加疼痛的前提下尽可能多做。

（2）中等保护期（7~8 周） 膝关节不施加内外翻应力。关节活动度训练：包括膝关节主动关节活动度训练、辅助主动关节活动度训练和被动关节活动度训练。肌力：股四头肌和腘绳肌轻柔的阻力训练。

（3）最小保护期（9周~3个月）　①开始股四头肌和腘绳肌渐进抗阻肌力训练。②膝关节灵活性训练。③功能性活动：在助行器下转移和步行。④负重：部分负重到全负重（根据骨折愈合情况决定）。

2. 中医传统康复治疗

（1）常用中医传统康复治疗

1）中药治疗　早期：以活血化瘀、消肿止痛为主，常用方剂如桃红四物汤。中期：侧重接骨续筋，可选接骨丹或续骨活血汤。后期：以补肝肾、强筋骨为主，常用六味地黄丸或补肾壮筋汤。

2）针灸治疗　穴位：常用足三里、阳陵泉、悬钟、三阴交等穴位。方法：通过针刺或艾灸促进血液循环，加速愈合。

3）推拿治疗　手法：轻柔的推拿治疗可缓解肌肉紧张，促进血液循环，但需在医生指导下进行，避免不当操作。

（2）施氏骨伤康复治疗　胫骨平台骨折的施氏骨伤康复治疗，遵循"三期辨证"原则，结合局部解剖特点（关节内骨折、易合并韧带损伤）及生物力学特性（负重关键区），在活血化瘀、动静结合的基础上，更强调关节面修复与力线恢复。

康复训练指导

1）初期（2周内）　病机特点：瘀血阻滞，气机不畅，局部肿胀明显。治法：活血化瘀，行气止痛，兼以利水消肿。用药：桃仁、红花、川芎活血化瘀，加泽兰、茯苓利水消肿，疼痛甚者可加延胡索。康复要点：固定制动，避免负重，但需预防膝关节粘连。早期功法：①足趾屈伸法：主动屈伸足趾，促进远端气血循环。②股四头肌静力收缩：取仰卧位，绷紧大腿前侧肌肉，维持5秒，每组10次，每日3组，预防肌肉萎缩。

2）中期（3~6周）　病机特点：瘀肿渐消，骨痂始生，但筋骨未坚。治法：调和营卫，补益肝肾，佐以接骨续筋。用药：续断、骨碎补续筋接骨，黄芪、当归补益气血，桑寄生强壮筋骨。康复要点：逐步增加关节活动度，避免僵硬。中期功法：①仰卧位滑墙训练：仰卧屈髋，足底贴墙缓慢下滑，屈膝至微痛即停，逐步增加角度（10°→30°→60°）。②CPM机辅助训练：无痛范围内被动屈伸膝，每日20分钟，预防关节粘连。

3）后期（6周以后）　病机特点：骨痂生长，但气血未充，关节稳定性不足。治法：补肝肾，强筋骨，兼以舒筋活络。用药：熟地黄、杜仲补益肝肾，鸡血藤通络，可配合外用熏洗（如海桐皮汤）。康复要点：逐步恢复负重，强化肌力与平衡。后期功法：①坐位抗阻伸膝：坐于椅上，小腿绑沙袋（12kg）缓慢伸直膝关节，强化股四头肌。②靠墙静蹲：背部贴墙，屈膝30°，保持10~30秒，增强下肢耐力。③平衡垫训练：单腿站立于软垫上，逐步过渡到闭目练习，恢复本体感觉。

六、案例分享

（一）病情简介

陈某，男，60岁。

患者自述 2021 年 3 月 29 日骑自行车与小型客车相撞致右膝受伤，当即被送至医院就诊，诊断为"右膝胫骨平台骨折"，住院后行手术治疗，术后恢复可，于 2022 年 6 月 10 日在医院行内固定取出术。现患者仍感右膝疼痛、膝关节活动不灵活、右下肢乏力，尤其在夜间及天气变化时疼痛加剧。

入院症见：患者神清，精神可，右膝部疼痛、活动受限，久行后疼痛加重，右下肢乏力明显，右下肢肌肉较左侧萎缩明显。患者自诉夜间疼痛加剧，常因疼痛而醒，影响睡眠质量。

（二）诊疗简介

1. 辅助检查 膝部 MRI 检查示右侧胫骨平台骨折合并骨髓水肿，进一步确认胫骨平台骨折诊断。

2. 治疗方案

（1）中医治疗 三期辨证中药内服、中药熏洗、中药外敷、针灸（取穴：阴陵泉、内膝眼、犊鼻、鹤顶、血海、阳陵泉、梁丘等穴）、推拿、中医传统功法等治疗疏通经络，从而缓解疼痛和炎症。

损伤早期：①口服中药：伤科 1 号方，宽胸逐瘀汤，逐瘀定痛汤等。②外用中药：伤科外敷散外敷，每日 1 次，促进骨痂生长；红花化瘀软膏外用，缓解疼痛，促进瘀血吸收。③制动与保护：骨折初期需固定患肢，避免过早负重，防止移位。④适度活动：在医生指导下进行非负重的关节活动，防止僵硬和肌肉萎缩。

损伤中期：①口服中药：伤科 2 号方，接骨续筋丸等。②外用中药：伤科外敷散外敷，每日 1 次，促进骨痂生长；红花化瘀软膏外用，缓解疼痛，促进瘀血吸收。③加强膝关节屈伸和肌肉力量训练，防止粘连和肌肉萎缩。④结合针灸、推拿等理疗，促进血液循环和恢复。

损伤后期：①口服中药：气血双补汤，补肾通络汤，益肾壮骨丸等。②外用中药：伤科外敷散外敷，每日 1 次，促进骨痂生长；红花化瘀软膏外用，缓解疼痛，促进瘀血吸收。③强化锻炼：进行膝关节和下肢的强化训练，恢复功能。④定期复查，确保骨折愈合良好。

（2）西医药物治疗 给予非甾体抗炎药及局部封闭治疗，以缓解疼痛及炎症反应。

（3）物理治疗 采用超短波、红外线光疗等物理疗法，促进局部血液循环，缓解肌肉紧张及粘连。

（4）功能锻炼　指导患者进行膝关节功能锻炼，如踝泵运动、直腿抬高等，以恢复膝关节功能。

（三）康复治疗

（1）手法松解膝部肌肉，缓解肌肉紧张和疼痛，促进血液循环。

（2）功能训练

1）踝泵运动　这是比较简单的基础动作。患者躺或坐在床上，双腿伸直，脚尖用力勾起，保持 10 秒左右，再缓慢下压，同样保持 10 秒左右，如此反复进行。这个动作可以促进下肢血液循环，减轻膝关节周围的肿胀，也有助于预防下肢深静脉血栓形成。

2）股四头肌等长收缩　患者仰卧位，腘窝下垫一个薄毛巾卷，大腿肌肉（股四头肌）用力收紧，让髌骨向上提拉，但是膝关节不要弯曲。每次收缩保持 5~10 秒，然后放松，重复多次。这有助于防止股四头肌萎缩。

3）直腿抬高　患者取仰卧位，双腿伸直，脚尖勾起，缓慢将整个下肢抬起，与床面呈 30°~60° 左右，保持 5~10 秒，再慢慢放下。这个动作主要是增强股四头肌力量，为膝关节活动提供动力支持。

4）膝关节被动屈伸　患者取坐位，双腿自然下垂，康复师或者家属一手握住患者的大腿，另一手握住小腿，缓慢地进行膝关节的屈伸活动。角度从较小范围开始，根据恢复情况逐渐增加，这样可以改善膝关节的活动度。

5）主动膝关节屈伸　患者取坐位，缓慢地将小腿抬起、伸直，再放下，重复进行。或者背靠墙壁站立，双脚与肩同宽，缓慢下蹲，根据自身情况调整下蹲的深度，这些动作能进一步增强膝关节的活动能力和肌肉力量。

（四）回归社会及家庭情况

患者受伤后无法行走、站立，右膝无法受力，经过 1 个月的住院系统康复治疗以及患者回家后自行康复 1 个月后，右膝部疼痛较前明显缓解，下蹲功能受限明显改善，能够独立完成日常生活的各项活动，如穿衣、吃饭、散步等。患者已经可以不借助外力自行行走外出购菜，可以逐渐参与各项社交活动。

第五节 胫腓骨骨折

一、概述

胫腓骨骨折是指小腿的胫骨和（或）腓骨发生的骨折，这是一种常见的下肢骨折类型。由于小腿部位的骨骼相对细长且需支撑体重，因此当受到外力冲击时容易发生骨折。

二、临床特点

（一）病史

通常是直接或间接暴力导致，如车祸伤、高处坠落伤、重物砸击伤等。此外，骨质疏松、长期劳损等因素也可能增加骨折风险。

（二）症状与体征

胫腓骨骨折的临床表现包括疼痛、肿胀、畸形、异常活动以及骨擦音或骨擦感等。

1. 疼痛和肿胀 骨折发生后，患者会感到明显的疼痛，尤其是在活动或触摸受伤部位时。同时，由于血液淤积和组织损伤，局部会出现肿胀现象。

2. 畸形和反常活动 骨折后，骨骼的连续性中断，可能导致小腿出现成角、侧方移位、短缩和旋转等畸形。在没有固定的情况下，骨折端还可能发生横向活动等反常活动。

3. 功能障碍 疼痛和骨折导致的解剖位置改变，患者可能无法负重或行走，出现功能障碍。严重者甚至可能丧失下肢行走功能以及出现下肢血管损伤。

4. 其他相关症状 部分患者可能伴有周围神经、血管的损伤，如腓总神经损伤、胫前和胫后动脉损伤等。这些损伤可能导致足背动脉搏动减弱或消失、足部感觉异常等症状。

（三）并发症

如果治疗不及时或处理不当，胫腓骨骨折还可能导致一系列并发症，如骨折延迟愈合、骨不连、关节僵硬等。在极少数情况下，还可能发生慢性骨髓炎等严重并发症。

（四）辅助检查

主要依赖于病史、临床表现以及影像学检查结果，如 X 线检查、CT 扫描等。

三、康复评定

（一）肌力评定

常用徒手肌力评定方法，主要检查膝关节屈曲及伸展肌群（股二头肌、半腱肌、半膜肌、股四头肌）、踝关节屈曲及伸展肌群（胫前肌、小腿三头肌）。

（二）关节活动度评定

主要测量髋、膝、踝关节各个方向的主动和被动活动。

（三）肢体长度及周径测量

主要测量下肢长度及周径。

1. 长度测量　下肢长度的测量方法是用皮尺测量从髂前上棘通过髌骨中点至内踝的距离。大腿长度是测量从髂前上棘至膝关节内侧间隙的距离；小腿长度是测量从膝关节内侧间隙至内踝的距离。

2. 周径测量　选择两侧肢体对应的部位进行测量，患肢与健侧肢体同时测量并对比，记录测量日期。

（四）下肢功能评定

重点评估步行、负重等功能，可用目测分析法、定量分析法等进行评定。

（五）神经功能评定

常检查的项目有感觉功能检查、反射检查、肌张力评定等。

（六）疼痛评定

通常用视觉模拟评分法（VAS）、数字强度量表（NRS）评定疼痛的程度。

（七）骨折愈合情况评定

通过 X 线检查观察骨痂生长情况，有无延迟愈合或畸形愈合或不愈合等情况。必要时借助 CT 检查等。

四、康复指导

（一）健康宣教

（1）术后早期即可进行踝关节屈伸活动，进行小腿肌肉舒缩活动。术后3~4周指导患者进行膝关节的功能锻炼，以防止关节强直。

（2）定期复查X线检查，待骨折端有中量骨痂形成时，即可撑双拐部分负重行走。

（3）骨折早期饮食宜清淡、营养丰富，忌食肥甘厚腻及生冷、辛辣饮食。骨折中、后期可适当进补，如鸡汤、猪骨汤等。

（4）抬高伤肢，促进静脉、淋巴液回流，有助于减轻肿胀。

（5）观察伤肢血液循环和检查足趾感觉活动，注意有无疼痛、肿胀、肢体麻木等，预防骨筋膜室综合征。

（6）注意检查腓总神经功能，观察足和足趾的背伸、跖屈功能，以及小腿的皮肤颜色、温度和足的感觉，特别是第1、2足趾背侧的感觉。

（7）应用外固定者注意观察外固定的松紧程度，避免存在压迫，及时发现皮肤破损。

（二）护理指导

（1）防止皮肤压疮及血栓发生。

（2）注意安全，防止跌倒再次损伤。

（三）功能训练指导

（1）术后早期即可进行踝关节屈伸活动，进行小腿肌肉舒缩活动。

（2）术后3~4周指导患者进行膝关节的功能锻炼，以防止关节强直。

五、康复治疗

（一）康复目的

改善血液循环，防止关节粘连、肌肉萎缩、关节挛缩和并发症。

（二）康复方法

1. 现代康复治疗

（1）功能训练

1）肌肉的等长收缩锻炼　　无论采取何种方式的内固定手术，麻醉清醒后均应尽早进行股四头肌、小腿三头肌、臀肌和腓肠肌的等长收缩锻炼，尤其是股四头肌的锻炼。股四头肌最易出现肌萎缩，且恢复速度慢。可以根据患者伤情和身体状况，安排每天锻炼的频次和总量。一般每天 4~6 轮，每轮 20~60 次。

2）关节的活动锻炼　只要患者病情允许，尽早进行膝关节、踝关节的被动、主动活动，以及足部跖趾关节和趾间关节的主动活动，为日后的步行康复做好准备。方法是膝关节屈伸，踝关节背伸、跖屈，内外摆动，足趾伸、屈活动，每日 300 次以上。骨折中后期，继续行膝关节、踝关节的被动、主动活动，以及足部跖趾关节和趾间关节的活动锻炼。

3）步行、负重锻炼　开始用双拐时，患肢全足掌着地不负重行走，足跟着地负重约 30%，逐渐足前掌着地负重约 50%，大约 2 个月后全足着地负重。当下肢肌力可以支撑身体时，可做蹲、起活动。逐渐加大角度、增加训练时间，既可以增强下肢肌力，又能加强膝关节的稳定性。可早期下地扶拐不负重行走，至完全负重行走。

4）步态锻炼　下肢骨折后，患肢肌力不足、失衡、步行乏力，可能导致一些异常步态，如股四头肌步态、胫前肌步态、小腿三头肌步态、臀大肌步态、短腿步态、关节强直步态、疼痛步态等，应进行康复训练。

5）上、下楼梯锻炼　每次只能上、下一级楼梯，上楼时健肢先上，随后拐杖及患肢跟上；下楼时拐杖先下，患肢随后，健肢最后跟上。即"上先健肢，下先患肢"。

2. 中医传统康复治疗

（1）常用中医传统康复治疗

1）针灸治疗　一般要求在整复及固定之后才能进行针灸治疗。

主穴：足三里、阳陵泉、悬钟、太冲、阿是穴等。

配穴：纳食不佳加中脘，体虚加涌泉。

针法：均取患侧。阿是穴仅以艾灸治疗，采用中药艾条，每次灸 20 分钟，早期用泻法，中、后期用补法。余穴均针刺治疗，采用指切押手法，于夹板缝隙处进针，得气后，早期用泻法，中、后期用补法。

2）推拿治疗

①轻揉法　操作：用拇指或手掌轻揉骨折周围的肌肉，力度轻柔，避免直接按压骨折部位。作用：促进局部血液循环，缓解肌肉紧张。

②推拿法　操作：用手掌或拇指沿肌肉走向推拿，从远端向近端缓慢推动。作用：促进淋巴和血液循环，减轻肿胀。

③点按法　操作：用拇指或食指、中指点按骨折周围的穴位，如足三里、阳陵泉、悬钟、三阴交等，力度适中。作用：疏通经络，缓解疼痛。

④捏拿法　操作：用拇指和其余四指捏拿骨折周围的肌肉，力度适中，避免

过度用力。作用：放松肌肉，防止肌肉萎缩。

（2）施氏骨伤康复治疗　胫腓骨骨折的施氏骨伤康复治疗，同样分三期论治。初期，活血化瘀、行气止痛；中期，调和营卫，补而和之或行而和之；后期，以补为主。所不同之处在于，中医认为"气行则血行"，胫骨中下段血供较弱，骨折后易气血不畅，导致愈合缓慢。治疗时需注重活血化瘀、行气通络。因而对于胫腓骨骨折患者，施氏骨伤康复治疗需加强活血化瘀药物的使用，如桃仁、红花、川芎等。中医强调"动静结合"，胫腓骨骨折后需在固定的基础上逐步恢复功能，但过早负重可能影响愈合。胫骨是主要负重骨，康复期需更加谨慎，避免二次损伤。与其他骨折相比，胫腓骨骨折的康复周期较长，需更加注重气血运行和功能恢复，同时兼顾情志调理和饮食调养。

六、案例分享

（一）病情简介

谭某，女，60岁。

患者诉2019年高空作业时不慎摔伤，当即感到右踝疼痛，活动受限，至医院住院治疗，行X线检查示"右胫骨远端骨折伴腓骨骨折"，行"石膏固定、改善循环"等治疗（具体不详），症状好转后出院。之后多次于医院住院治疗。现患者遗留右踝肿胀、疼痛、活动受限，以内、外踝处疼痛为甚，站立行走时疼痛加重，尤其是在夜间及天气变化时疼痛加剧。

入院症见：患者神清，精神可，右踝部疼痛、活动受限，久行后疼痛加重，右下肢乏力明显，右下肢肌肉较左侧萎缩明显。患者自诉夜间疼痛加剧，常因疼痛而醒，影响睡眠质量。

（二）诊疗简介

1.辅助检查　右下肢X线检查示右胫骨远端骨折伴腓骨骨折，进一步确认右胫骨远端骨折伴腓骨骨折诊断。

2.治疗方案

（1）中医治疗　三期辨证中药内服、中药熏洗、中药外敷、针灸（取穴：阴陵泉、内膝眼、犊鼻、鹤顶、血海、阳陵泉、梁丘等穴）、推拿、中医传统功法等治疗疏通经络，从而缓解疼痛和炎症。

（2）施氏骨伤三期辨证药治　施氏骨伤康复治疗，以养血益气、补肾通络为主。方选伤科3号方，可外用红花化瘀软膏预防瘀血积聚。

（三）康复治疗

通过手法松解踝关节肌肉，缓解肌肉紧张和疼痛，促进血液循环。详见"第六章第四节"中"康复治疗"的相关内容。

（四）回归社会及家庭情况

患者最初无法久立、久行，不借助拐杖等工具无法爬山、上下楼梯，经过1个月的系统康复训练，患者右下肢肌肉较前明显增强，现在已经可以自行上下楼梯、登山、散步，可以逐渐参与各项社交活动。

第六节　踝关节骨折

一、概述

踝关节骨折是指由于外伤或病理等原因，导致踝关节的骨结构发生断裂。通常包括内踝、外踝和后踝等部位的骨折，可能单独发生，也可能多个部位同时受损。踝关节骨折是骨科常见的创伤性疾病，多由间接暴力引起，如扭伤、跌倒等，且常合并踝关节脱位。

二、临床特点

（一）病史

常见的致伤原因包括扭伤、跌倒、交通事故、运动损伤等。例如，下楼时不慎扭伤踝关节，或被电动车撞倒导致踝部受伤。

（二）症状与体征

1.疼痛和肿胀　骨折发生后，患者会感到明显的疼痛，尤其是在活动或触摸受伤部位时。同时，由于血液淤积和组织损伤，局部会出现肿胀现象。

2.畸形和反常活动　骨折后，骨骼的连续性中断，可能导致小腿出现成角、侧方移位、短缩和旋转等畸形。在没有固定的情况下，骨折端还可能发生横向活动等反常活动。

3.功能障碍　疼痛和骨折导致的解剖位置改变，患者可能无法负重或行走，出现功能障碍。严重者甚至可能丧失下肢行走功能以及出现下肢血管损伤。

4.其他相关症状　踝关节骨折还可能伴随其他症状，如局部麻木、感觉异常等。这些症状可能是由于骨折损伤了周围的神经或血管所致。

（三）辅助检查

1.X 线检查　标准的踝关节 X 线检查包括前后位（正位）、侧位和踝穴位（有时也包括内旋 20° 正位），这些检查有助于确定骨折的类型及后续的治疗方法。X线检查还可以显示骨折断端的移位情况、骨折线的形态等关键信息。

2.CT 检查　对于一些复杂的踝关节骨折，尤其是涉及关节面或粉碎性骨折的情况，CT 检查可以提供更为详细和准确的图像信息。CT 三维重建技术能够直观地显示骨折块的空间位置和相互关系，为制订手术计划提供重要依据。

3.MRI 检查　如果踝关节骨折合并神经、血管、软骨、软组织等损伤，MRI检查是不可或缺的辅助手段。MRI 能够清晰地显示软组织的损伤程度和范围，帮助医生更全面地了解病情并制订合适的治疗方案。

三、康复评定

同"第六章第三节"中"康复评定"的内容。

四、康复指导

（一）健康宣教

（1）遵医嘱，合理用药，定期复诊，不适随诊。

（2）要强调自主性的功能锻炼，要反复不间断地进行，锻炼中要循序渐进、耐心细致。活动范围要由小到大，速度由慢到快，次数由少到多，切不可采取粗暴的被动性活动。在锻炼时，以损伤部位如骨折、脱位、软组织断裂处不发生疼痛、肿胀为原则。

（3）指导患者进食高蛋白、高热量、高纤维饮食，提高机体免疫力，多饮水，防止尿路感染，预防便秘。

（4）定期复诊，术后 1 个月、3 个月后复查 X 线检查，检查骨折愈合情况。

（二）护理指导

同"第六章第五节"中"护理指导"的内容。

（三）功能训练指导

（1）踝关节骨折康复的重点在于踝关节屈伸及肌力的训练，以最大限度恢复其负重行走的功能。

（2）手术后不需固定者，允许早期不负重活动。

五、康复治疗

（一）康复目的

改善血液循环，防止关节粘连、肌肉萎缩、关节挛缩和并发症。

（二）康复方法

1. 现代康复治疗　踝关节骨折功能训练方法如下。

（1）术后早期（2周内）　手术后1~3天，将患者骨折肢体吊起，大概与肢体呈30°，可增加患处血液循环，利于消肿，同时静脉滴注消肿止痛类药物，加速手术部位的恢复。在此期间，可指导患者进行跖趾关节与趾间关节的屈伸运动，运动过程中应注意幅度不可过大，以避免对患处造成二次伤害。在手术后的4~7天，可指导患者进行患处足趾的主动运动。

（2）术后中期（3~6周）　在患足不负重的情况下，指导并鼓励患者进行踝关节主动屈伸运动，每日早、中、晚各锻炼100次，也可指导患者进行膝关节与髋关节的活动，避免发生痉挛等症状。

（3）术后后期（6周后）　医护人员根据患者前期与中期的康复情况，调整并指导患者进行踝关节负重训练，首先应在双拐的支撑保护下进行踩地轻量负重，负重小于10kg，当双拐负重适应后可转变为单拐负重，然后过渡到完全负重。

2. 中医传统康复治疗

（1）常用中医传统康复治疗

1）针灸治疗

①体针　取商丘、解溪、丘墟、昆仑、太溪等穴，中等刺激，留针15~20分钟，局部加用艾条灸或温针灸法。用于骨折后期，局部肿胀、活动不利者，有温经通络消肿之功。

②耳针　取神门、脑、敏感点，采用捻转手法，中强度刺激，留针20~30分钟。有安神止痛之效。

2）推拿治疗　骨折初期应用整骨手法，患者仰卧，屈膝90°，一助手用肘关节套住患者腘窝部，另一助手一手握住患者足踝，另一手握住患者足背。外旋型和外翻型应在外旋、外翻位牵引。外翻外旋型整复时，医生一手掌顶住患者内踝上方，另一手掌置于患者外踝、跟骨和距骨的外侧，两手对向挤压，同时助手将患者足部内旋、内翻、背伸，骨折脱位即可复位。

骨折后期应用理顺筋络手法，用大拇指按揉昆仑、太溪、解溪、丘墟、悬钟等穴，以患者有较明显酸胀感为度。每穴1~2分钟，然后摇动踝关节，使踝关节做被动背伸、跖屈活动，最后擦热踝关节处。

（2）施氏骨伤康复治疗　踝关节骨折的施氏骨伤康复治疗，同样分三期论治。初期，活血化瘀、行气止痛；中期，调和营卫，补而和之或行而和之；后期，以补为主。而踝关节骨折的特殊性在于，踝关节周围韧带丰富，骨折常伴随韧带损伤，需兼顾软组织的修复。踝关节骨折的肿胀和瘀血比其他部位更明显，需加强外敷药物的使用，如金黄散、七厘散等。踝关节骨折对肝肾的消耗较大，尤其是韧带损伤，需长期调养，常用药物如杜仲、牛膝、熟地黄等。踝关节骨折患者因康复期较长，易出现焦虑、抑郁等情绪，需注重情志调理，保持心情舒畅。

康复训练指导

六、案例分享

（一）病情简介

王某，男，25岁。

患者诉于1个月前走路时不慎扭伤右踝部，当即右踝部出现疼痛、肿胀、活动受限，遂前往医院就诊。经体格检查、摄片后发现"右侧外踝骨折"，门诊行支具固定制动后回家休养。休息1个月后，患者仍遗留右踝部疼痛伴活动受限，严重影响日常生活和工作。

入院症见：患者神清，精神可，右踝部疼痛、活动受限，右下肢行走乏力、跛行，下蹲、上下楼梯困难。患者自诉夜间疼痛加剧，常因疼痛而醒，影响睡眠质量。此外，患者还伴有踝部畏寒，遇冷则疼痛加重的症状。

（二）诊疗简介

1. 辅助检查　右踝部X线检查示右侧外踝见线性透亮影，对位对线清晰，进一步确认踝关节骨折诊断。

2. 治疗方案

（1）中医治疗　三期辨证中药内服、中药熏洗、中药外敷、针灸（取穴：解溪、中封、商丘、冲阳、陷谷、内庭等穴）、推拿、中医传统功法等治疗疏通经络，从而缓解疼痛和炎症。

踝关节骨折的施氏骨伤康复治疗需根据骨折愈合情况，分阶段进行调理和治疗。早期以活血化瘀、消肿止痛为主，中期以接骨续筋为主，后期以补肝肾、强筋骨为主。结合中药、理疗和功能锻炼，促进骨折愈合和功能恢复。同时，注意饮食调理和日常防护，避免二次损伤。

（2）西医药物治疗

1）非甾体抗炎药　如布洛芬、塞来昔布，用于缓解疼痛和肿胀，胃肠道疾病或心血管疾病患者慎用。

2）阿片类药物　如曲马多，短期用于剧烈疼痛，注意成瘾性风险。

3）局部外用药　双氯芬酸钠凝胶，适用于皮肤完好处。

4）预防血栓形成药物　长期制动患者可使用低分子肝素或利伐沙班，预防深静脉血栓形成。

5）辅助治疗药物　钙剂联合维生素 D 治疗，促进骨折愈合，尤其是骨质疏松患者。消肿药物如迈之灵，适用于严重肿胀。

（3）物理治疗

1）急性期（1 周内）　①冰敷：每次 15 ~ 20 分钟，间隔 2 小时，减少肿胀。②加压包扎：使用弹性绷带或支具固定，避免移位。

2）亚急性期（2~6 周）　①超声波治疗或低频电疗：促进局部血液循环，加速骨愈合。②热敷：伤后 5~7 天开始热敷，缓解肌肉僵硬。

3）恢复期（6 周后）　①冲击波治疗：适用于延迟愈合者。②水疗、水中步行训练：减少关节负荷。

（4）功能锻炼

1）早期（2 周内，非负重）　①踝泵训练：做屈伸、环绕运动，预防血栓形成和僵硬。②肌肉等长收缩训练：小腿三头肌、胫骨前肌静力训练。

2）中期（3 ~ 6 周，部分负重）　①抗阻训练：弹力带跖屈、背屈、内外翻训练。②关节活动度训练：坐位踝关节滚动、脚踏板练习。

3）后期（6 周后，完全负重）　①平衡训练：单腿站立、平衡垫或波速球训练。②步态矫正：纠正跛行，渐进性增加步行距离。

（三）康复治疗

同"第六章第四节"中"康复治疗"的内容。

（四）回归社会及家庭情况

患者经过 1 个月的系统康复后，踝部疼痛较前明显缓解。之前踝关节疼痛时，患者无法做负重、久立、久行等活动，无法正常打羽毛球，曾暂时退出过羽毛球队的练习与比赛。现在患者踝部活动自如，重返羽毛球队，继续进行羽毛球训练，可以逐渐参与各项社交活动。

第七节　跖骨骨折

一、概述

跖骨骨折是指跖骨（构成足底的长骨）出现连续性或完整性的中断。跖骨共有5根，从足内侧（第一跖骨）向足外侧依次排列。它们在行走、跑步、跳跃等活动中，承受着身体的重量和运动产生的压力。当受到外力作用，如重物砸伤、扭转暴力、直接撞击等，超过了跖骨所能承受的强度时，就会发生骨折。

二、临床特点

（一）病史

1. 直接暴力外伤史

（1）重物砸伤　这是跖骨骨折较为常见的原因之一。在日常生活中，如建筑工人在施工现场被掉落的建筑材料砸到脚部，或者在仓库搬运货物时，重物意外掉落击中足部。这种情况下，跖骨受到突然而强大的外力冲击，很容易发生骨折。一般来说，骨折部位可能会出现明显的肿胀、疼痛和畸形，因为重物的力量往往会使骨折断端发生移位。

（2）车辆碾压　在交通事故中，足部被车轮碾压也是导致跖骨骨折的常见情况。这种暴力通常非常严重，除了跖骨骨折外，还可能伴有严重的软组织损伤，如皮肤撕裂、肌肉挫伤等。而且，由于车轮的压力分布不均匀，骨折的形态可能较为复杂，可能会出现多根跖骨骨折或者同一跖骨的多处骨折。

2. 间接暴力外伤史

（1）扭转损伤　在运动过程中，足部的扭转动作很容易引发跖骨骨折。例如，在篮球、足球等球类运动中，运动员突然改变方向或在奔跑中脚部意外扭转，这种扭转暴力会使跖骨受力不均，导致骨折。通常，这种骨折以斜形或螺旋形骨折较为常见，因为扭转力会使骨折线沿着骨骼的受力方向形成斜向或螺旋状。而且，此类骨折可能会伴有踝关节或其他足部小关节的扭伤。

（2）高处坠落伤　当从高处坠落时，足部着地瞬间会产生巨大的冲击力。虽然人体在落地时可能会本能地做出一些缓冲动作，但跖骨仍可能承受不住这种力量而发生骨折。一般情况下，第一跖骨由于承担较大比例的体重，在高处坠落伤中更容易发生骨折。同时，这种骨折可能会与其他足部损伤，如跟骨骨折、距骨骨折等同时发生。

（二）症状

1. 疼痛

（1）局部疼痛　这是跖骨骨折最明显的症状。骨折发生后，受伤部位会立即出现剧烈的疼痛，疼痛程度因骨折的严重程度和个体差异而有所不同。患者能够明确指出疼痛的位置，通常就在跖骨所在的足底区域。这种疼痛是由于骨折断端刺激周围的神经末梢、软组织损伤以及局部炎症反应所引起。

（2）活动时疼痛加剧　当患者尝试移动脚部，如行走、屈伸足趾等动作时，疼痛会明显加剧。这是因为活动会使骨折断端受到牵拉、挤压等，进一步刺激周围的神经和组织。例如，在试图站立时，身体的重量会传导到受伤的跖骨周围，导致疼痛难忍。

2. 肿胀
骨折后的短时间内，受伤的跖骨周围会迅速出现肿胀。这是因为骨折会导致周围的血管破裂，血液渗出到组织间隙中，同时软组织也会因受伤而发生炎症反应，导致局部组织液增多。肿胀通常会累及整个足底或部分跖骨区域，使足部看起来明显变粗。随着时间的推移，肿胀可能会进一步加重，并且皮肤颜色可能会发生改变，如变成紫红色，这是因为皮下淤血在逐渐增多。

3. 畸形

（1）外观畸形　如果骨折断端发生了明显的移位，从外观上可以看到足部出现畸形。例如，跖骨骨折后，骨折端可能会重叠在一起，导致足部短缩；或者骨折端向一侧移位，使足部出现侧方的突起或凹陷。这种畸形在一些开放性骨折中可能会更加明显，因为皮肤破损后，骨折的情况更容易被观察到。

（2）功能位畸形　在检查足部的功能位时，也能发现畸形。正常情况下，跖骨在足底呈自然的排列状态，能够保证足部的正常功能。但骨折后，由于断端移位等原因，跖骨的正常排列被打乱，可能会出现足弓塌陷、足趾位置异常等情况。例如，第一跖骨骨折移位可能会影响足弓的稳定性，使足弓变平。

4. 活动受限

（1）主动活动受限　患者会发现自己很难主动地移动受伤的足趾或整个足部。因为任何试图活动的动作都会引起疼痛，并且骨折的存在也会限制关节和骨骼的正常运动。比如，想尝试弯曲或伸直足趾时，由于跖骨骨折，足趾的活动范围会明显减小，甚至无法完成这些简单的动作。

（2）被动活动受限　当医生或他人尝试帮助患者活动足部时，也会受到限制。这是因为被动活动同样会使骨折断端受到不良刺激，而且足部的肌肉、肌腱等组织在骨折后会处于紧张、痉挛状态，阻碍足部的进一步活动。这种活动受限会严重影响患者的日常生活，如行走、上下楼梯等基本活动都难以完成。

（三）体征

1. 压痛

（1）局部压痛明显　在骨折部位，用手指轻轻按压，会出现剧烈的压痛。这是因为骨折断端及其周围组织受损，神经末梢受到刺激，当施加压力时，疼痛信号被放大。患者能够准确地指出压痛最明显的位置，一般与骨折的位置相吻合，这种压痛有助于判断骨折的大致部位。

（2）轴向压痛　除了直接按压骨折部位外，沿着跖骨的长轴方向施加压力也会引起疼痛（轴向压痛）。这是由于压力传导至骨折断端，使其相互挤压，刺激周围组织和神经导致疼痛。例如，握住患者足趾并向足底方向轻轻挤压，当力量传导至骨折的跖骨时，疼痛会加剧。

2. 骨擦音或骨擦感　在检查过程中，如果骨折断端发生移位，当轻轻移动受伤的足部或触摸骨折部位时，有时可以感觉到骨擦音或骨擦感。这是骨折的一个典型体征，就像两块木头相互摩擦时发出的声音或感觉一样。不过，在临床检查中，为了避免增加患者的痛苦和进一步损伤骨折部位，通常不会刻意去诱发骨擦音或骨擦感。只有在非常必要的情况下，如在比较轻柔的检查动作中偶然出现这种情况，才会作为诊断的参考依据。

3. 反常活动　正常情况下，跖骨在一定的生理范围内活动，且各个关节之间相互协调。但在骨折发生后，尤其是完全骨折且骨折端移位明显时，可能会出现反常活动。例如，在正常情况下，跖骨不会在中间部位出现类似关节的活动，但骨折后，断端之间可能会出现异常的活动，这是因为骨折破坏了骨骼的连续性和稳定性。这种反常活动的出现是骨折的重要体征之一，但同样，为了避免加重损伤，检查时需要特别小心。

4. 足部畸形

（1）缩短畸形　如果骨折端有重叠移位，从外观上看，足部可能会出现短缩现象。这在多根跖骨骨折或者骨折端移位较大的情况下更为明显。例如，当第二和第三跖骨骨折且断端重叠时，整个足部的长度会比正常时缩短，通过对比两侧足部的长度可以发现这种畸形。

（2）成角畸形　骨折后，骨折端可能向一侧移位，导致足部出现成角畸形。比如，跖骨骨折后，骨折端向外侧移位，足部在外观上会呈现出向外的弯曲。这种成角畸形会影响足部的正常功能和外观，可以通过观察足部的侧面或正面来发现。

（3）足弓改变　跖骨是足弓的重要组成部分，骨折后可能会引起足弓的改变。例如，第一跖骨骨折移位可能会导致足弓塌陷，从足底观察可以看到足弓变平。

这不仅会影响足部的外形，还会对行走等功能产生较大的影响。

（四）辅助检查

1.X 线检查

（1）正位片　是诊断跖骨骨折最常用的检查方法。可以清晰地显示跖骨的整体形态，包括跖骨的长度、宽度、排列情况等。在正位片上能够直观地看到骨折线的位置，判断骨折是横形、斜形还是螺旋形。同时，还可以观察骨折断端是否有移位，以及移位的方向和程度。例如，通过正位片可以发现跖骨骨折后断端向内侧或外侧的移位情况，为后续的治疗提供重要依据。

（2）侧位片　侧位片主要用于观察跖骨在侧方的形态和骨折情况。对于判断骨折的前后移位以及跖骨的成角畸形非常有帮助。比如，有些跖骨骨折在侧位片上才能清楚地看到骨折端向后或向前的移位，以及是否存在足弓角度的改变。此外，侧位片还可以帮助发现一些正位片上容易遗漏的细微骨折，如跖骨颈的骨折。

（3）斜位片　斜位片能够补充正位片和侧位片的不足，更全面地观察跖骨的结构。特别是对于跖骨基底部和关节面附近的骨折，斜位片可以提供更准确的信息。它可以显示骨折线是否累及关节面，这对于评估骨折的预后和是否会引起创伤性关节炎等并发症至关重要。

2.CT 检查　CT 扫描对于跖骨骨折的诊断具有更高的准确性。它能够更清晰地显示骨折的细节，尤其是复杂骨折的情况。例如，对于粉碎性跖骨骨折，CT 可以清楚地显示骨折碎片的大小、数量和位置。同时，CT 还能很好地显示骨折对周围软组织的影响，如是否有肌肉、肌腱的嵌入，这对于制订手术治疗方案有很大的帮助。

CT 三维重建技术可以从不同角度观察跖骨骨折的形态，就像把骨折的跖骨做成一个立体模型一样。这种三维图像能够让医生更直观地了解骨折的全貌，包括骨折的类型、移位方向和程度等。对于一些特殊部位的骨折，如跖骨与跗骨之间的关节附近的骨折，CT 三维重建可以更准确地评估骨折对关节的影响，为判断预后和选择治疗方法提供更有力的依据。

3.MRI 检查　MRI 在跖骨骨折的检查中主要用于观察软组织的情况。虽然它对骨折本身的显示不如 X 线和 CT，但对于骨折周围的肌肉、肌腱、韧带和神经等软组织的损伤情况能够提供详细的信息。例如，MRI 可以发现骨折周围的肌肉是否有撕裂，肌腱是否有断裂，以及韧带是否有损伤等。

在跖骨骨折合并有足部神经损伤的情况下，MRI 能够显示神经的形态和信号变化，帮助判断神经损伤的程度。同时，MRI 还可以发现早期的骨髓炎等并发症，因为在炎症发生时，骨髓的信号会发生改变。不过，由于 MRI 检查费用较高、检查时间较长，一般不作为跗骨骨折的常规检查，而是在怀疑有严重软组织损伤或并发症时使用。

三、康复评定

（一）肌力评定

骨折后，由于肢体运动减少，常发生肌肉萎缩、肌力下降。常用徒手肌力评定方法，主要检查股四头肌、腘绳肌、胫前肌、小腿三头肌、趾伸肌、趾屈肌肌力。

（二）关节活动度评定

主要检查髋、膝、踝、踇趾与足趾关节各个方向的主动、被动活动。

（三）下肢功能评定

重点是评估步行、负重等功能，可用目测分析法、定量分析法等进行评定。

（四）步态分析

足部骨折后，影响下肢步行功能，应对患者施行步态分析检查，步态分析的方法有临床分析和实验室分析。临床分析多用观察法、测量法等；实验室分析包括运动学分析和动力学分析。

（五）骨折愈合情况评定

通过X线检查观察骨痂生长情况，有无延迟愈合、畸形愈合或不愈合的情况。必要时借助CT、MRI等检查。

四、康复指导

（一）健康宣教

（1）检查患肢足趾末梢血液循环及感觉、温度、活动情况。

（2）凡是采用石膏外固定者，应严格按石膏护理常规进行护理，手术后应注意石膏表面的渗血情况是否继续扩大，发现问题及时报告医生进行处理。如果足趾末梢皮肤颜色发白或青紫，温度降低，感觉麻木，系石膏固定过紧所致，应适当调整外固定，直至症状消失。

（3）早期练习足部活动。石膏固定期间，进行股四头肌的等长收缩运动，膝关节屈、伸活动，去除石膏后应主动活动足趾的各关节，以保持足部各个关节的活动度。

（二）护理指导

同"第六章第五节"中"护理指导"的内容。

（三）功能训练指导

（1）踝关节骨折康复的重点在于踝关节屈伸及肌力的训练，以最大限度恢复其负重行走的功能。

（2）手术后不需固定者，允许早期不负重活动。

五、康复治疗

（一）康复目的

改善血液循环，防止关节粘连、肌肉萎缩、关节挛缩和并发症。

（二）康复方法

1. 现代康复治疗

同"第六章第一节"中"现代康复治疗"的内容。

2. 中医传统康复治疗

（1）常用中医传统康复治疗

1）中药内服　根据骨折的不同阶段采用不同的方剂。早期主要以活血化瘀、消肿止痛为主，常用桃红四物汤，能够减轻骨折后局部的肿胀和疼痛。中期以接骨续筋为主，如续骨活血汤可以促进骨折的愈合。后期着重于补益肝肾、强筋健骨，使用六味地黄丸等方剂帮助恢复受伤肢体的功能。

2）中药外用　在骨折初期，使用双柏散等中药膏剂外敷，能起到消肿化瘀的作用。到了中后期，采用海桐皮汤等进行熏洗，药物的温热和药力可以改善局部血液循环，缓解肌肉痉挛，帮助关节功能的恢复。

3）推拿治疗　早期一般不进行骨折部位的推拿治疗，主要是在周围组织轻轻按揉，促进血液循环，防止肌肉萎缩。随着骨折的愈合，在中期和后期可以适当按揉骨折部位周围的肌肉、肌腱、穴位等，手法从轻到重，能起到松解粘连、滑利关节的作用，如点按足三里、阳陵泉等穴位来疏通经络。

4）针灸治疗　主要根据经络理论选取穴位。在骨折初期，可针刺足三里、三阴交等穴位，起到调节气血、减轻疼痛的作用。中后期针刺太冲、解溪等穴位，有助于改善足部的气血循环和神经功能，促进骨折的愈合和功能恢复。

（2）施氏骨伤康复治疗　跖骨骨折的施氏骨伤康复治疗，同样分三期论治。初期，活血化瘀、行气止痛；中期，调和营卫，补而和之或行而和之；后期，以补为主。而跖骨骨折的特殊性在于，跖骨是足部的重要组成部分，骨折后直接影响行走和负重功能。相比上肢骨折，跖骨骨折对功能恢复的要求更高，需特别注意避免过早负重。跖骨骨折患者活动受限更加明显，脾胃功能更易受到影响，需加强调理，常用药物如白术、茯苓、山药等。多食用补肾壮骨的食物，如黑豆、核桃、骨头汤等。

康复训练指导

六、案例分享

（一）病情简介

钟某，男，38 岁。

患者诉 2022 年 12 月 19 日在工作时被重物压伤左足，当时出现左足疼痛、活动受限、局部流血，左足足背感觉减退，无晕厥等不适，立即至医院就诊，诊断为：①左足第 1 跖骨基底部开放性粉碎性骨折；②左足第 2 跖骨近端开放性粉碎性骨折合并跖楔关节脱位；③左足第 3 跖骨远端粉碎性开放性骨折；④左足背软组织挫裂伤；⑤左足足背动脉断裂；⑥左足中、外侧楔骨骨折。于 2022 年 12 月 19 日在神经阻滞麻醉下行"左足开放性伤口清创、Lisfranc 骨折复位内固定术 + 筋膜组织瓣成形术"，术后恢复可，症状好转后出院，遗留左足足背感觉减退。出院后定期复查，于 2023 年 3 月 10 日至医院行"左足内固定取出术"，术程顺利，术后好转出院。曾于本院行康复治疗，症状稍有好转，2024 年 7 月 14 日出现左足红肿、肤温高，曾至某医院就诊，完善血常规、C 反应蛋白等检查，提示白细胞、C 反应蛋白偏高，于当地医院予抗感染治疗。现患者左足红肿较前消退，但仍有左足疼痛、肿胀，行走疼痛较甚，上下楼梯困难，左足足趾活动受限，左足足背感觉明显减退。

入院症见：患者神清，精神可，左足肿痛、活动受限，左足足背感觉明显减退，行走疼痛较甚，上下楼梯困难。患者自诉夜间疼痛加剧，常因疼痛而醒，影响睡眠质量。

（二）诊疗简介

1. 辅助检查　左足 MRI 检查示左足第 2 跖骨近段陈旧性骨折，骨折处周围骨髓水肿，周围骨间肌肿胀、水肿增强，进一步确认跖骨骨折诊断。

2. 治疗方案

（1）中医治疗　三期辨证中药内服、中药熏洗、中药外敷、针灸（取穴：解溪、中封、商丘、冲阳、陷谷、内庭等穴）、推拿、中医传统功法等治疗疏通经络，从而缓解疼痛和炎症。

跖骨骨折的施氏骨伤康复治疗需根据骨折愈合进程，分阶段辨证施治。早期（伤后 2 周内）以活血化瘀、行气止痛为主，内服伤科 1 号方加减，外敷筋骨伤喷雾剂配合冷敷治疗；中期（3~4 周）着重接骨续筋，选用伤科 2 号方配合超声波治疗，促进骨痂形成；后期（4 周后）以补益肝肾、强筋壮骨为要，方用伤科 3 号方加减，并辅以艾灸足三里、三阴交等穴位。治疗全程配合渐进式功能锻炼，初期行足趾屈伸活动，中期增加踝关节活动度训练，后期强化足底肌力及平衡训练。同时注意饮食调养，多食含钙食物，避免足部过早负重，定期复查 X 线检查以评估愈合情况。

（2）西医药物治疗

1）非甾体抗炎药　如布洛芬、塞来昔布，用于缓解疼痛和肿胀，胃肠道疾病或心血管疾病患者慎用。

2）阿片类药物　如曲马多，短期用于剧烈疼痛，注意成瘾性风险。

3）局部外用药　双氯芬酸钠凝胶，适用于皮肤完好处。

4）预防血栓形成药物　长期制动患者可使用低分子肝素或利伐沙班，预防深静脉血栓形成。

5）辅助治疗药物　钙剂联合维生素 D 治疗，促进骨折愈合，尤其是骨质疏松患者。消肿药物如迈之灵，适用于严重肿胀。

（3）物理治疗

1）急性期（2 周内）　①冰敷：伤后 48 小时内，每 2 小时冰敷 15 分钟，减轻肿胀和疼痛。②加压包扎：弹性绷带或支具固定，避免骨折移位，注意松紧度，防止血运障碍。

2）亚急性期（3~6 周）　①超声波治疗：促进局部血液循环，加速骨折愈合，注意避开金属内固定物。②低频脉冲电磁场治疗：适用于延迟愈合风险高的患者。③热敷、红外线治疗：伤后 1 周开始，缓解肌肉痉挛和僵硬。

3）康复期（6 周后）　①冲击波治疗：适用于骨折延迟愈合或骨不连者。②水疗：水中步行训练减少足部负荷，改善关节活动度。

（4）功能锻炼

1）早期（2 周内，制动期）　①足趾主动活动：屈伸足趾，预防肌腱粘连和关节僵。②股四头肌等长收缩训练：保持下肢肌肉力量，预防萎缩。

2）中期（3~6 周，部分负重期）　①踝泵训练：跖屈、背屈动作，促进淋巴回流。②抗阻训练：弹力带练习足部内翻、外翻，强度以无痛为限。③渐进性负重：从双拐→单拐→全负重过渡，需配合 X 线检查确认骨折愈合情况。

3）后期（6周后，完全负重期） ①平衡训练：单足站立、平衡垫训练，恢复本体感觉。②足底筋膜放松：踩网球滚动，缓解步行后的足底紧张。③步态矫正：避免代偿性跛行，必要时使用矫形鞋垫。

（三）康复治疗

（1）手法松解踝部肌肉，缓解肌肉紧张和疼痛，促进血液循环。

（2）功能训练。详见"第六章第六节""康复治疗"中关于踝关节功能训练的相关内容。

（四）回归社会及家庭情况

经过2个月的系统康复和1个月的居家锻炼后，患者踝部疼痛较前明显缓解，肌肉力量明显增强。受伤后患者肌肉力量差，无法进行久行、上下楼梯等活动，现在功能受限明显改善，能够独立完成日常生活的各项活动，如散步、跑步、打球等。患者家住3楼，可以自行上下楼梯，不需要他人搀扶，康复效果明显。

第八节　股骨粗隆间骨折

一、概述

股骨粗隆间骨折，又名股骨转子间骨折，是指发生于股骨颈基底至股骨小转子水平以上的骨折。通常由摔倒等低能量损伤所致，是老年人常见的下肢骨折类型。粗隆间骨折常分为以下五型。

Ⅰ型：为单纯粗隆间骨折，骨折线由外上方斜向下内方，无移位。

Ⅱ型：在Ⅰ型的基础上，发生移位，合并小粗隆撕脱骨折，但股骨距（股骨距是位于小转子深部股骨颈、体连接部的内后方的致密骨板）完整。

Ⅲ型：合并小粗隆骨折，骨折累及股骨距。有移位，常伴有粗隆间后部骨折。

Ⅳ型：伴有大、小粗隆粉碎性骨折，可出现股骨颈和大粗隆冠状面的爆裂骨折。

Ⅴ型：为反粗隆间骨折，骨折线由内上方斜向下外方，可伴有小粗隆骨折、股骨破坏。

二、临床特点

（一）病史

股骨粗隆间骨折是由间接暴力或直接暴力作用引起，患者在跌倒时，身体发生旋转，在过度外展或内收位着地，或跌倒时侧方倒地，大转子直接撞击，均可发生股骨粗隆间骨折。

粗隆间容易发生骨囊性病变，比如骨囊肿。而股骨粗隆间也是骨质疏松的好发部位，骨质疏松严重的患者跌倒时更容易发生股骨粗隆间骨折。

（二）症状和体征

外伤后局部疼痛、肿胀、压痛和功能障碍均较明显，有时髋外侧可见皮下淤血、瘀斑，伤后患肢活动受限，不能站立、行走。大粗隆部肿胀、压痛，伤肢有短缩，远侧骨折段处于极度外旋位，严重者可达 90° 外旋，还可伴有内收畸形。

（三）辅助检查

本病的辅助检查方法主要是影像学检查，包括 X 线检查、CT 检查及 MRI 检查等。

1.X 线检查　常规 X 线检查可以发现骨折，但在一些特殊的骨折类型中，如不完全性骨折、疲劳性骨折，由于骨折无移位，仅有不规则裂隙，X 线片上不能显示。另外，X 线片上股骨大、小转子，转子间线、嵴及软组织影重叠，骨折极易漏诊。

2.CT 检查　CT 检查能明显降低股骨颈基底或转子及粗隆间裂隙骨折的漏诊率，能显示骨皮质连续性及骨断层层面内部结构。但由于股骨颈基底或转子及粗隆间骨不规则等因素，也给诊断带来一定的困难。

3.MRI 检查　MRI 扫描敏感性高，明显优于 X 线及 CT 检查。股骨颈基底或转子及粗隆间裂隙骨折中不完全性骨折、疲劳性骨折等无法被 X 线显示的骨折类型，MRI 检查具有明显优势。X 线检查不能显示轻微骨折，MRI 检查能显示骨髓变化。但要注意轻微损伤，局部渗出导致类似骨折信号影。

三、康复评定

（一）疼痛评定

常采用视觉模拟评分法（VAS）进行评定。

（二）肿胀评定

常测量髌骨上方 10cm 处，并与健侧对比，来判断患肢肿胀程度。

（三）感觉功能评定

评估运动觉和位置觉。位置觉：令受检者闭目，检查者移动其肢体并停止在某个位置。让受检者说出肢体所处的位置，或另一侧肢体模仿出相同的位置。运动觉：令受检者闭目，检查者在较小范围里被动活动其肢体，让受检者说出肢体运动的方向。如检查者用示指或拇指轻持受检者患侧足趾两侧做轻微的被动伸或屈的动作（约 5°），其回答肢体活动的方向（"向上"或"向下"），或用对侧肢体进行模仿。

（四）骨折复位及愈合情况评定

通过询问病史、体格检查、影像检查手段等，对骨折对位对线、骨痂形成情况进行评估，对有无延迟性愈合或不愈合或畸形愈合，有无血管、神经损伤进行准确及时的评估。

（五）肌力评定

常用徒手肌力评定（MMT 法），主要检查髋关节的相关肌肉群，以健侧为判断标准。

（六）髋关节活动度评定

测定髋关节主动活动度和被动活动度，并与健侧进行对比，以此了解关节受限程度。正常髋关节活动范围，详见"第二章第三节"中图 2-3-7。

（七）平衡功能评定

采用三级平衡法和 Berg 平衡量表进行评定。

（八）协调功能评定

采用下肢轮替试验和跟膝胫试验进行评定。

（九）步行功能评定

采用 Hoffer 步行能力分级、Holden 功能步行分级进行评定。

（十）髋关节功能评定

髋关节功能根据患者髋部疼痛、关节活动度、步行能力及日常生活活动 4 个方面进行综合评定（表 6-8-1），总分为 100 分。根据患者自觉疼痛和影响活动评分，总分 40 分；根据患侧髋关节 ROM 评分，总分 20 分；根据步行能力评分，总分 30 分；根据 3 项日常生活能力评分，总分 10 分。在治疗前后分别进行评测，分值越高，髋关节功能越好。

表 6-8-1　髋关节功能评价量表

评定项目		选项	分值	得分
疼痛（40 分）		无痛	40	
		轻度：偶有疼痛	30	
		中度：步行时疼痛，休息后缓解，偶服止痛药	20	
		重度：步行时疼痛加重，休息后减轻，有自发痛，常用止痛药	10	
		极重度：持续性自发痛，不能行走	0	
活动度（20 分）		正常或接近正常：屈曲＞90°，内外旋＞30°，外展＞30°	20	
		良好：屈曲＞60°，内外旋＞20°，外展＞20°	15	
		尚可：屈曲＞30°，内外旋＞10°，外展＞10°	10	
		差：屈曲＞30°，内外旋无，外展＜10°	5	
		无：屈曲＜10° 或强直	0	
步行能力（30 分）		正常或基本正常：长距离行走有轻度跛行	30	
		轻度受限：轻度跛行，不用拐，30 分钟可行 2km	25	
		中度受限：单拐可行＞500m；不用拐＜100m；明显跛行	15	
		明显受限：双拐可行＞300m；单拐可行走＜100m；无拐仅能室内活动	5	
		卧床	0	
日常生活活动（10 分）	上楼	正常不用扶手	3	
		正常但用扶手	2	
		不能	0	
	穿脱鞋、袜	容易	3	
		困难	2	
		不能	0	
	坐	能坐普通椅子＞1 小时	4	
		坐高椅＞0.5 小时	3	
		坐高椅＜0.5 小时	2	
		不能坐	0	
总分				

四、康复指导

（一）健康宣教

（1）早期处理局部肿胀、疼痛。

（2）促进骨折愈合。

（3）预防关节活动受限、肌肉萎缩及骨折不愈合或迟缓愈合等并发症。

（二）护理指导

（1）防止皮肤压疮及血栓形成。

（2）注意安全，防止跌倒再次损伤。

（三）功能训练指导

合理进行功能训练。骨折愈合前，要避免过早、过多负重运动。

五、康复治疗

（一）康复目的

增强肌力、耐力及平衡协调性，并且努力提高转移、步行、爬楼、从事日常生活活动的能力。

（二）康复方法

1. 现代康复治疗　功能训练方法如下。

（1）术后1周以内　①等长训练：股四头肌、腘绳肌、臀肌训练。②被动活动训练：髋部屈伸、外展。③主动活动训练：足跟滑动、踝泵运动。④床上运动训练、转运训练。⑤CPM：术后3天开始，每次30分钟，每日1~2次，练习后即刻冰敷10分钟，角度在无痛或微痛情况下逐渐增大，整个运动过程中保持髋关节外展中立位。

此阶段旨在消除疼痛、减轻肿胀、防止关节粘连和肌肉萎缩，促进患者自理能力的恢复（如床边运动、转动）。

（2）术后2~4周　①加大CPM练习角度：若骨折愈合良好，要求膝关节在4周左右屈曲120°，髋关节屈曲90°。②主动活动训练：在无痛或微痛及骨折稳定的前提下，进行髋部屈伸、外展训练。③直腿抬高训练：在可活动范围内进行，每组10~20次，每日1~2组。

（3）术后5~12周　①主动活动训练：完成髋关节全范围活动。②负重及平衡练习：负重按照1/4→1/3→1/2→2/3→4/5→100%体重逐渐过渡。③髋周渐进抗阻力量练习。④下肢闭链训练：功率自行车练习，每次20~30分钟，每日2次，根据患者耐受情况调节座椅高度。⑤步行训练：从助行器过渡到治疗室步行。

（4）术后13~24周　①继续上阶段力量练习，直到与健侧一样或超过健侧。②静蹲练习：每次2分钟，每日2次。③本体感觉重塑训练：在平衡垫上进行站立训练，由睁眼向闭眼过渡。④患侧单腿蹲起练习，动作要缓慢、用力、有控制。⑤不平的路面进行行走训练。

2. 中医传统康复治疗

（1）常用中医传统康复治疗

1）针灸治疗　采用毫针针刺，可选取膝阳关、居髎、肾俞、环跳、足三里等穴位，用灸法或温针灸每日 1 次，10 次为 1 个疗程。

2）推拿治疗　患者取仰卧位，用活血化瘀止痛药酒（桃仁、红花、当归、乳香、没药等在高粱酒中浸泡）涂抹于患肢各关节肌群，先用拇指掌面以揉推点按的方法沿各条经络走向（阳经从上至下，阴经从下至上）轻柔按揉。

肌肉萎缩及关节功能障碍者，先以轻柔的擦法、按法、揉法等放松肌肉，促进血脉通畅；再以较重的按揉法、分筋法、牵伸法等牵张纤维组织，松解粘连。每次 20 分钟，每日 1~2 次。

以摇法、扳法等运动关节类手法增加关节活动范围，注意手法要缓慢柔和，活动范围应逐渐增大，避免造成局部损伤。每次 20 分钟，每日 1~2 次。

使用较重的手法后，应该立刻冰敷或冷疗 10 分钟，防止出血或水肿。若患者卧床时间较长，也可适当进行全身性的推拿治疗，以促使全身血脉的通畅，增强正气，加快骨折的愈合。

（2）施氏骨伤康复治疗　股骨粗隆间骨折的施氏骨伤康复治疗，同样分三期论治。初期，活血化瘀、行气止痛；中期，调和营卫，补而和之或行而和之；后期，以补为主。股骨粗隆间骨折的特殊之处在于，股骨粗隆间骨折大多为年老患者摔倒或暴力外伤所致，老年患者大多体质较弱，不耐攻伐。此外，老年患者运动功能下降，这部分患者的康复预期大多较低，不需要完成剧烈、复杂、灵巧的活动，以日常自理为主要康复目的，因而股骨粗隆间骨折的施氏骨伤康复治疗当以平衡性、稳定性为核心要素，以预防跌倒。而暴力外伤所致股骨粗隆间骨折的患者，尤其是青年、中老年人群，由于其生活、工作和运动需求较高，所以股骨粗隆间骨折的施氏骨伤康复治疗周期较长，往往需要患者及其家属的合作，进行长期的康复和生活干预。施氏骨伤康复功法锻炼与股骨颈骨折类似。

康复训练指导

1）早期　远端踝部锻炼：平躺在床上，下肢伸展，大腿放松，缓缓勾起脚尖，尽力使脚尖朝向自己，至最大限度时保持 10 秒。然后脚尖缓缓下压，至最大限度时保持 10 秒，然后放松，最好每个小时练习 5 分钟，每天练习 5~8 次。

2）中期　①抬腿训练：患者平卧于床上，患肢伸直向上抬起，要求足跟离开床面 20cm 以上，在空中能滞留 5~10 秒，以患者不感到疲劳为宜；也可保持一秒后放下，重复此动作。每组 10~20 次，每天 2 组为宜。②侧抬腿：患者侧躺在床上，双腿伸直。将上侧的腿抬起至45°左右，保持1秒后放下，重复此动作。每组10～20次，每天2组。③平卧于床上，将患肢外展30°保持中立位，膝下可垫软枕，主动下压膝关节，足跟尽量向前，保持大腿肌肉收缩紧绷状态10秒，然后放松。10次为1组，每天2组，每组之间休息30秒。④鸟翔法：取站立位，身体前俯，躯干与地面平行；同时两掌随前俯按于体前，抬头，目视前方。

3）后期　①乌龙钻洞：左脚向左迈一大步，身体左转90°，左腿屈膝半蹲，右腿伸直，成左弓步；头平项直，挺胸收腹，目平视前方。深吸气，两肘后挺，蓄力待发。随着呼气，两臂内旋前伸，两腕背屈，虎口转朝下，掌心朝前，指端相对，用顶力缓缓向前上推出至肘直；上体随势前俯，腰脊拔长，头朝前钻；后腿蹬伸，以助其势，目视前下方。②龙行步：两脚以足跟为轴，脚尖外展90°~120°，成八字步；随之双掌缓缓提至腰侧，掌指斜向下，掌心斜向上，目视前方。身体屈蹲，同时两手向前下方插掌，全蹲时两手转掌心向上，在胸前呈莲花状，目视双手。③对于老年患者，后期可进行太极拳、易筋经等功法的长期锻炼以增强体质。对于体质较差者，尤其是老年群体，在康复周期应该适当补充营养，锻炼过程应该循序渐进。同时应注意治神，调治患者的神志情况，注意调节患者情绪。

六、案例分享

（一）病情简介

许某，男，86岁。

患者家属代诉，右髋部疼痛伴活动受限4个月余。4个月前上厕所时不慎摔伤后出现右髋部疼痛伴活动受限，当时诊断为"右股骨粗隆间骨折"，并行人工股骨头置换术，患者仍有右髋部疼痛伴活动受限，站立、行走困难，严重影响日常生活。

入院症见：患者神清，精神可，右髋部持续性胀痛，伴右髋关节活动受限，站立、行走困难。查体：右髋部无明显肿胀，局部可见一处长约15cm术口，已愈合。右腹股沟韧带中点下方压痛，右髋关节活动受限。

（二）诊疗简介

1. 辅助检查　右髋部CT检查提示右股骨粗隆间粉碎性骨折术后，内固定在位，对位对线好，折线较前模糊。髋关节位置正常。

2. 治疗方案

（1）中医治疗　三期辨证中药内服、中药熏洗、中药外敷、针灸（取穴：环跳、冲门、伏兔、阳陵泉等穴）、推拿、中医传统功法等治疗疏通经络，从而缓解疼痛和炎症。

（2）西医药物治疗　给予非甾体抗炎药治疗，以缓解疼痛及炎症反应。

（3）物理治疗　采用红外线光疗等物理疗法，促进局部血液循环，缓解肌肉紧张及粘连。

（4）功能锻炼　指导患者进行髋关节功能锻炼，如踝泵运动等，以恢复髋关节功能。

（三）康复治疗

1.早期　现代康复治疗以踝泵运动等等长训练为主，配合足趾活动。

施氏骨伤康复治疗，以行气活血、逐瘀定痛为主。方选伤科1号方，配合桃红活血胶囊，皮肤愈合后，立即予舒筋透骨熏洗方外用，舒筋活络，避免筋肉挛缩。

2.中期　现代康复治疗以直腿抬高等力量训练为主，逐渐增加强度及角度。

施氏骨伤康复治疗，以理气和血、化瘀消滞为主，方选伤科2号方，外用伤科外敷散、红花化瘀软膏，继续予舒筋透骨熏洗方外用，舒筋活络。

3.后期　现代康复治疗方面，提踵训练、静蹲、深蹲应逐渐增加强度，直至双侧下肢力量基本相同。

施氏骨伤康复治疗，以养血益气、补肾通络为主。方选伤科3号方，配合益肾壮骨丸、补骨膏，外用双十温通膏。

股骨粗隆间骨折的后期康复周期较长，要逐渐增加患者双下肢力量和稳定性，降低患者再次跌倒的风险。

（四）回归社会及家庭情况

患者右髋部疼痛较前明显缓解，右髋部活动受限较前改善，日常生活活动较前明显好转，如轮椅转床、床转轮椅、在助行器辅助下行走等。患者可以逐渐参与各种聚餐、活动等。

第七章 常见脊柱疾病

第一节 骶骨骨折

一、概述

骶骨骨折是骨盆骨折中较为常见的一种损伤类型，其发生往往与高能量创伤密切相关，例如严重的交通事故、高处坠落等。骶骨作为骨盆环的重要组成部分，不仅承担着身体部分重量的传导，还对盆腔内的脏器以及神经等结构起着保护与支撑的作用。

二、临床特点

（一）病史

骶骨骨折大多是由交通伤和高处坠落伤等高能暴力引起。老年患者由于骨质疏松受到低能量暴力，也可以造成骶骨骨折。长期从事高空作业的工人、司机、老年人为好发人群。

（二）症状

1. 疼痛

（1）局部疼痛　骨折处会出现明显的疼痛，这是因为骨折导致骨膜撕裂、周围软组织损伤，刺激神经末梢引起。疼痛程度因人而异，有些患者可能只是轻微疼痛，而在骨折比较严重或者移位明显的情况下，疼痛会非常剧烈，尤其是在活动身体、改变体位（如从坐姿到站姿）或者触碰骶骨部位时，疼痛会加剧。

（2）牵涉痛　疼痛还可能会向臀部、会阴部、大腿后侧等部位放射。这是由于骶骨周围有丰富的神经分布，骨折可能会对这些神经产生刺激或压迫，导致神经支配区域出现牵涉性疼痛。

2. 肿胀与瘀斑

（1）肿胀　骨折发生后，骨折部位及其周围软组织会出现炎症反应，导致局部肿胀。这是身体对损伤的一种自然防御反应，血液和组织液渗出到周围组织间隙中，使受伤部位的体积增大。在骶骨骨折时，由于其位置相对较深，肿胀可能不如四肢骨折那样明显，但仔细观察仍可发现受伤部位的皮肤有隆起现象。

（2）瘀斑　随着时间的推移，皮下出血会逐渐显现为瘀斑。瘀斑的颜色会随着时间而变化，通常开始为紫红色，之后逐渐变为黄绿色，最后慢慢消退。这是因为血液中的血红蛋白分解代谢的结果。

3. 活动受限

（1）行走困难　骶骨是骨盆的重要组成部分，对身体的支撑和运动起着关键作用。骨折后，患者在行走时，身体的重量会通过骨盆传递到下肢，而骨折的骶骨无法正常承受这种压力，导致疼痛加剧，因此患者会出现行走困难的情况。患者可能会表现为行走时步伐缓慢、小心翼翼，甚至无法正常行走，需要借助拐杖等辅助器具。

（2）坐姿不适　坐下时，身体的重量会直接压迫骶骨，这对于骨折的骶骨来说是一种很大的负担，所以患者会感到明显的疼痛，难以长时间保持坐姿。在调整坐姿或者从坐姿变为站姿的过程中，由于骶骨位置的改变，也会引起疼痛，使患者的活动受到限制。

4. 神经症状　部分患者会出现以下神经症状。

（1）感觉异常　如果骨折损伤了骶神经，患者可能会出现会阴部、臀部、下肢等部位的感觉减退或麻木。例如，患者可能会感觉到腿部有"蚂蚁爬"的感觉，或者对冷热、触摸等刺激的敏感度下降。

（2）排便和排尿功能障碍　严重的骶骨骨折可能会影响马尾神经，马尾神经对控制大小便功能起着重要作用。患者可能会出现排尿困难，如尿潴留（尿液在膀胱内不能排出）或者失禁（无法自主控制排尿）；排便功能也可能受到影响，出现便秘或者大便失禁的情况。

（三）体征

1. 局部压痛　骶骨骨折时，在骨折部位会有明显的压痛。这是因为骨折导致骨的连续性中断，骨膜以及周围的肌肉、韧带等组织受到损伤，按压受伤部位会刺激这些受损组织中的神经末梢，从而引起疼痛。医生在检查时，用手指轻轻按压骶骨区域，患者会感到疼痛加剧，并且能够比较准确地定位疼痛最明显的点，这有助于判断骨折的大致位置。

2. 叩击痛　叩击痛也是骶骨骨折的重要体征之一。可以通过间接叩击法来检查，比如轻轻叩击患者足跟，力量会通过下肢骨骼传导至骶骨。如果骶骨存在骨折，这种传导的力量会刺激骨折部位，引起疼痛，患者会感觉到骶骨处疼痛明显。这种检查方法可以帮助医生在不直接按压骨折部位的情况下，判断骶骨是否存在骨折。

3. 畸形　部分患者会有。在一些严重的骶骨骨折，尤其是伴有明显移位的情况下，可能会出现局部畸形。骶骨的正常形态发生改变，从外观上可能会看到局部的隆起或者凹陷。不过，由于骶骨位置较深，周围有肌肉、脂肪等软组织覆盖，这种畸形可能不像四肢骨折那样容易被发现，需要仔细观察和触诊才能察觉。

4.活动异常 正常情况下，骶骨与周围的骨骼和关节协同运动，相对稳定。骨折后，骶骨的稳定性受到破坏，在检查时可以发现患者骶骨部位的活动度可能会增加或者出现异常活动。例如，在轻轻搬动患者的骨盆或者下肢时，能够感觉到骶骨处有不正常的微动，这是因为骨折断端之间失去了正常的连接和约束。

（四）辅助检查

1.X 线检查 拍摄正位及侧位 X 线片，疑似骶髂关节受累者应加拍斜位片。除观察骨折线外，还需以此进行分型及决定治疗。因该处肠内容物较多，检查前应常规清洁灌肠。

2.CT 及 MRI 检查 CT 检查较 X 线检查更为清晰，尤其对判定骨折线及其移位方向较为理想；而对周围软组织的观察，则以 MRI 检查更为清晰。

三、康复评定

（一）关节活动度评定

评估患者的活动范围，如髋关节、腰部及下肢的活动能力。

（二）肌力评定

使用徒手肌力测试（MMT）等方法评估肌肉力量。

（三）疼痛程度评定

通过视觉模拟评分（VAS）等方法评估疼痛的严重程度。

（四）日常生活能力评定

通过 Barthel 指数等工具评估患者的生活自理能力。

（五）平衡能力

使用 Berg 平衡量表等工具评估患者的平衡能力。

四、治疗

（一）非手术治疗

以保守治疗为主。对于大多数骶骨骨折，尤其是没有明显移位和神经损伤的患者，通常采用保守治疗。主要措施包括休息、止痛和避免压迫骨折部位。患者需要采取侧卧或俯卧位休息，避免仰卧位，以减轻对骶骨的压力。在疼痛较剧烈时，可以在医生的指导下使用止痛药物，如布洛芬、对乙酰氨基酚等。

保守治疗方案：在骨折后的早期，可以采用冷敷来减轻肿胀和疼痛，每次15~20分钟，每天3~4次。在骨折恢复的中后期，热敷（如热毛巾、热敷袋等）可以促进局部血液循环，加速骨折愈合，每次热敷时间约20~30分钟，每天2~3次。还可以配合红外线照射、超声波治疗等物理治疗方法，促进局部组织的恢复。

（二）手术治疗及术后康复治疗

1. 手术治疗

（1）手术指征　少数情况采取手术治疗。当骶骨骨折伴有明显的骨折移位，且可能会影响神经功能（如马尾神经受压），导致骨盆环不稳定或者保守治疗无效（如疼痛持续不缓解）时，需要考虑手术治疗。

（2）手术方式　手术主要包括切开复位内固定术，通过使用钢板、螺钉等器械将骨折的骶骨复位并固定，恢复其正常的解剖结构。在手术过程中，医生还会注意对神经的保护，避免手术操作对神经造成进一步的损伤。

2. 术后康复治疗

（1）早期（骨折后2周内）　患者要注意休息，减少活动。可以进行一些简单的下肢活动，如踝泵运动（通过踝关节的屈伸来促进下肢血液循环），防止下肢深静脉血栓形成。同时，要注意保持大便通畅，避免便秘，因为排便用力可能会加重骶骨的压力。

（2）中期（骨折后3~6周）　随着疼痛和肿胀的缓解，患者可以逐渐增加活动量。可以进行腰部肌肉的等长收缩训练，如仰卧位时收紧腹部和臀部肌肉，保持5~10秒后放松，重复进行，以增强腰部和骨盆周围的肌肉力量。同时，在医生的指导下进行髋关节的被动活动，逐渐增加活动范围。

（3）后期（骨折后7周及以后）　当骨折初步愈合后，患者可以开始进行站立和行走训练，开始时要借助辅助器具，逐渐增加站立和行走的时间。还可以进行平衡训练，如单脚站立、闭目站立等，提高身体的平衡能力。对于排便和排尿功能受影响的患者，要进行针对性的康复训练，如盆底肌训练（通过收缩和放松盆底肌肉来改善盆底功能)。在康复过程中，患者要保持积极的心态，配合医生和康复治疗师的指导，逐步恢复正常的生活和工作能力。

（三）中医传统康复治疗

1.常用中医传统康复治疗

（1）中药内服

1）早期（骨折后2周内） 这一阶段多以活血化瘀、消肿止痛为主。常用方剂如桃红四物汤加减，其中桃仁、红花能活血化瘀，熟地、当归养血活血，川芎行气活血，有助于改善骨折局部的瘀血、肿胀情况，缓解疼痛，促进局部气血流通，为后续的修复打好基础。医生会根据患者具体的体质、症状等情况进行适当的药物调整，比如疼痛较剧烈，可加乳香、没药增强止痛效果。

2）中期（骨折后3~6周） 以和营止痛、接骨续筋为治法。可选用续骨活血汤等方剂，方中骨碎补、续断等有补肾接骨的作用，自然铜能散瘀止痛、接骨疗伤，配合赤芍、当归等调和营血，能促进骨折断端的生长愈合，加快修复进程，使局部肿痛进一步减轻，骨折处逐步稳定。

3）后期（骨折后7周及以后） 治法侧重于补益肝肾、强筋壮骨。常选用八珍汤、六味地黄丸等方剂，通过补益肝肾来滋养筋骨，增强机体的恢复能力，促使骨折部位完全愈合，恢复正常的功能。例如八珍汤中的人参、白术、茯苓、甘草补气，熟地黄、当归、白芍、川芎养血，全方位调养气血，让身体状态达到更佳水平，利于患者康复后正常生活。

（2）中药外敷

1）消肿化瘀类药膏 骨折初期，常使用伤科外敷散等中药外敷制剂。这类药膏多使用大黄、黄柏、侧柏叶等药物，具有清热凉血、消肿化瘀的功效，将其调成糊状后外敷于骶骨骨折部位，能有效减轻局部的肿胀和疼痛，帮助消除瘀血，一般每日换药1~2次，根据病情遵医嘱使用。

2）续筋接骨类膏药 到了骨折中期及后期，可应用接骨膏、狗皮膏等。其药物组成中常有骨碎补、土鳖虫、地龙等，能够温通经络，促进骨折处的接续。贴敷于患处，可借助药力持续作用于骨折部位，激发机体的修复功能，改善局部血液循环，辅助骨折愈合。

（3）针灸治疗 选取腰阳关、命门、长强、秩边、会阳等穴位，通过针刺这些穴位来疏通经络、调和气血、止痛消肿。比如针刺腰阳关穴，有疏通督脉气血的作用，可缓解骨折部位及其周围的疼痛不适；针刺秩边穴能调节局部气血运行，改善肌肉痉挛状态，利于骨折的恢复。通常根据病情确定留针时间、针刺手法及疗程，每周进行2~3次针灸治疗。

（4）推拿治疗　在骨折中后期，待局部肿胀、疼痛有所缓解后，可由专业中医师进行适当的推拿治疗。手法多以揉法、滚法、按法等放松手法为主，先放松腰骶部及臀部周围的肌肉，缓解因骨折长期制动而导致的肌肉紧张、僵硬状态，改善局部血液循环，随后可适当进行一些轻微的整复手法（需谨慎操作，避免加重骨折损伤），帮助纠正可能存在的细微错位，促进骨折更好地对位愈合。每次推拿约20~30分钟，每周2~4次。

2. 施氏骨伤康复治疗　骶骨骨折的施氏骨伤康复治疗，同样分三期论治。初期，活血化瘀、行气止痛；中期，调和营卫，补而和之或行而和之；后期，以补为主。而骶骨骨折的特殊性在于两个方面。一方面，骶骨骨折涉及骨骼和周围软组织，需滋补肝肾、强筋壮骨。骶骨骨折对肝肾的消耗较大，尤其是韧带损伤，需长期调养，常用药物如杜仲、牛膝、熟地黄等。另一方面在于，骶骨是脊柱的一部分，康复期需更加谨慎，避免二次损伤。中医强调"动静结合"，骶骨骨折后需在固定的基础上逐步恢复功能，但过早负重可能影响愈合。

康复训练指导

五、案例分享

（一）病情简介

王某，女，35岁。

患者诉于12天前上班时不小心摔伤，伤后感觉腰骶部疼痛明显，痛如针刺，痛有定处，活动受限，不能行走，伤后患者被送往医院门诊就诊。门诊详细询问病史、摄片后，CT三维成像示骶4前下缘、骶5前上缘骨折，建议进一步检查。门诊诊断为"骶骨骨折"，并以上述诊断收住医院脊柱科治疗，住院后予中药口服、磁热治疗等对症治疗，病情好转后出院。现患者仍有腰骶部反复疼痛伴活动受限，严重影响日常生活和工作。

入院症见：患者神清，精神可，腰骶部疼痛、活动受限，以酸胀痛为主，痛处固定、拒按，活动及天气变化时疼痛加重，卧床休息后稍缓解，弯腰、起立等体位转换时活动受限，久坐、久立、久行后疼痛加重。

（二）诊疗简介

1. 辅助检查　骶椎 MRI 检查示 S_4、S_5 椎体骨折合并骨髓水肿，进一步确认骶骨骨折诊断。

2. 治疗方案

（1）中医治疗　三期辨证中药内服、中药熏洗、中药外敷、针灸（取穴：肾俞、秩边、环跳、阳陵泉、承扶、承山、委中、次髎等穴）、推拿、中医传统功法等治疗疏通经络，从而缓解疼痛和炎症。

施氏骨伤康复在后期当以补为主，同时兼顾调治患者情志，增强患者康复的信心，方选伤科 3 号方。骶骨骨折对肝肾的消耗较大，尤其是韧带损伤，需长期调养，常用药物如杜仲、牛膝、熟地黄等。

（2）西医药物治疗　给予非甾体抗炎药及局部封闭治疗，以缓解疼痛及炎症反应。

（3）物理治疗　采用超短波、红外线光疗等物理疗法，促进局部血液循环，缓解肌肉紧张及粘连。

（4）功能锻炼　指导患者进行腰骶部功能锻炼，如臀桥、小飞燕等，以恢复功能。

骶骨骨折的康复需根据骨折愈合情况，分阶段进行调理和治疗。早期以活血化瘀、消肿止痛为主，中期以接骨续筋为主，后期以补肝肾、强筋骨为主。结合中药、理疗和功能锻炼，促进骨折愈合和功能恢复。同时，注意饮食调理和日常防护，避免二次损伤。

（三）康复治疗

（1）手法松解腰骶部肌肉，缓解肌肉紧张和疼痛，促进血液循环。

（2）功能训练

1）仰卧位训练　①搭桥运动：患者取仰卧位，双腿屈膝，双脚踩在床面上，双臂放于身体两侧。臀部发力将臀部抬起，使肩、髋、膝在一条直线上，保持 3~5 秒后缓慢放下。每组 10~15 次，每天 3~4 组。这个动作可以有效锻炼臀大肌和腰骶部的深层肌肉。②腹部收缩训练：患者取仰卧位，双腿屈膝，双手抱头或者放在身体两侧。吸气时腹部放松，呼气时腹部收紧，将上半身抬起，尽量靠近大腿，感受腹部和腰骶部肌肉的收缩。每组 8~10 次，每天 3~4 组。

2）俯卧位训练　①小燕飞：患者取俯卧位，双臂放于身体两侧，双腿伸直。同时将头、上肢和下肢用力向上抬起，离开床面，形似小燕子飞翔，保持 3~5 秒后缓慢放下。每组 10~15 次，每天 3~4 组。此动作能很好地锻炼竖脊肌，增强腰骶部的力量。②单腿后伸：患者取俯卧位，双手放在身体前方，一侧腿伸直并缓慢向上抬起，尽量抬高，保持 3~5 秒后放下，换另一侧腿。每组 10~15 次，每条腿各做 3~4 组。这主要锻炼臀肌和腰骶部肌肉。

3）侧卧位训练　侧桥运动：患者取侧卧位，用一侧的肘部和脚外侧支撑身体，使身体呈一条直线，保持身体稳定，不要塌腰或者撅臀，坚持 30~60 秒，换另一侧，每天进行 3~4 组。这个动作对侧腰和腰骶部的肌肉力量提升有帮助。

（四）回归社会及家庭情况

患者经过在院系统康复治疗 2 个月，出院后家庭康复训练 2 个月后，现在已经能正常地工作生活。患者腰骶部疼痛较前明显缓解，功能受限明显改善，能够独立完成日常生活的各项活动，如穿衣、吃饭、洗漱等。患者重返工作环境，正常工作，从事脑力劳动，也能自如地参与社交活动、完成日常出行等，基本不会因身体状况而受到明显限制。

第二节　肋骨骨折

一、概述

肋骨骨折是胸部创伤中极为常见的损伤类型，在临床工作中屡见不鲜。胸部作为人体重要的解剖区域，容纳着心、肺等关键脏器，而肋骨则如同胸廓的"坚固卫士"，为其提供结构支撑与保护。当遭受直接或间接暴力作用时，肋骨的完整性遭到破坏，则引发骨折。

二、临床特点

（一）病史

最常见的是胸部遭受直接打击，如在交通事故中，患者胸部被方向盘撞击；或者在暴力冲突中，胸部被钝器（如棍棒、拳脚等）击打。这种直接的外力作用于肋骨局部，力量超过肋骨的承受极限，导致肋骨骨折。骨折部位通常与外力打击点相对应，而且可能会伴有局部软组织挫伤，表现为皮肤淤青、肿胀等。另外，在一些工业事故中，胸部被重物砸伤也是常见原因。例如，建筑工人在施工过程中，若被掉落的建筑材料击中胸部，很容易引起肋骨骨折。这些患者在受伤后，除了骨折本身的疼痛，还可能因胸部受到巨大冲击而出现呼吸困难等症状。

（二）症状

1. 疼痛

（1）局部疼痛　这是肋骨骨折最显著的症状。骨折处会出现尖锐的疼痛，这种疼痛在呼吸运动时，尤其是深呼吸、咳嗽或者打喷嚏时会明显加剧。因为在呼吸过程中，胸廓会随之扩张和收缩，骨折断端会受到牵拉、摩擦等刺激，从而引发疼痛。例如，患者在咳嗽时，由于胸廓剧烈震动，就像在骨折部位施加了外力一样，疼痛会像针刺一样瞬间传遍胸部。

（2）牵涉痛　疼痛还可能会放射到肩部、背部或者腹部。这是因为肋骨周围的神经分布广泛，骨折刺激神经后，疼痛信号会沿着神经传导路径扩散。比如，当肋骨骨折发生在胸廓侧面时，疼痛可能会向同侧的肩部放射，患者会感觉肩部也有隐痛或者酸痛，这种牵涉痛可能会让患者误以为是肩部本身的问题。

2. 呼吸功能受限

（1）浅快呼吸　由于疼痛，患者会不自觉地调整呼吸方式，采取浅而快的呼吸。这是因为深呼吸会使胸廓大幅度运动，导致骨折断端移动，引起更强烈的疼痛。患者为了避免这种疼痛，会尽量减小胸廓的运动幅度，从而使呼吸变得浅快。例如，正常情况下每分钟呼吸频率可能是 12~20 次，而肋骨骨折患者的呼吸频率可能会增加到 20~30 次，且每次呼吸的深度明显变浅。

（2）呼吸困难（严重时）　在多根、多处肋骨骨折的情况下，可能会出现连枷胸，这会导致严重的呼吸困难。连枷胸是指相邻的多根肋骨有两处或两处以上骨折，使局部胸壁失去完整肋骨的支撑而软化，在呼吸时出现反常运动。正常呼吸时，胸廓是向外扩张的，但连枷胸部分的胸壁在吸气时会内陷，呼气时会外凸，这种反常运动破坏了正常的呼吸力学机制，导致通气功能严重受损，患者会感到明显的呼吸困难，甚至可能出现呼吸衰竭。

3. 局部肿胀与瘀斑

（1）肿胀　骨折发生后，局部组织会出现炎症反应，导致骨折部位及其周围肿胀。这是因为骨折导致血管破裂，血液和组织液渗出到周围组织间隙中。从外观上看，受伤的肋骨区域会有隆起，用手触摸时可以感觉到局部的肿胀和压痛。

（2）瘀斑　随着时间的推移，皮下出血会逐渐显现为瘀斑。瘀斑的颜色通常从紫红色开始，然后逐渐变为黄绿色，最后慢慢消退。瘀斑的范围和程度与骨折的严重程度和出血量有关，一般在骨折后的 1~2 天内比较明显，它可以作为判断骨折是否新鲜以及骨折大致位置的一个参考。

（三）体征

1. 局部压痛　这是肋骨骨折最常见的体征。在骨折部位轻轻按压，患者会表现出明显的疼痛反应。因为骨折会使骨膜撕裂，周围的神经末梢受到刺激，所以按压时疼痛加剧。医生在检查时，通常会用手指沿着肋骨逐个进行触诊，以确定疼痛最明显的部位，而这个部位往往就是骨折的位置或者其附近区域。对于一些轻微的骨折或者骨折早期，局部压痛可能是唯一的阳性体征。这种压痛在受伤后的数天内一般会持续存在，随着骨折的愈合，压痛会逐渐减轻。

2. 胸廓挤压试验阳性　这是诊断肋骨骨折的重要体征。检查方法是医生双手放在患者胸廓两侧，前后方向挤压胸廓。如果存在肋骨骨折，在挤压时，骨折断端会受到挤压而移动，刺激周围组织，导致疼痛加剧，患者会因为疼痛而出现痛苦表情或者躲避动作。该试验阳性对于判断是否存在肋骨骨折具有较高的敏感性，但也有一定的假阳性情况，比如在胸壁软组织严重挫伤时，也可能出现胸廓挤压试验阳性，但此时并没有肋骨骨折。

3. 骨擦音和骨擦感　部分患者会有。当骨折断端相互摩擦时，可能会产生骨擦音和骨擦感。在检查过程中，如果能听到或感觉到这种粗糙的、类似砂纸摩擦的声音或感觉，就可以确诊肋骨骨折。不过，由于检查时可能会引起患者剧烈疼痛，并且不是所有患者都能出现骨擦音和骨擦感，所以医生在检查时要谨慎操作。例如，在患者深呼吸、咳嗽或者轻微活动身体时，骨折断端有可能产生摩擦，从而出现骨擦音和骨擦感。

（四）辅助检查

1.X 线检查　这是肋骨骨折最常用的初步检查方法。胸部正位片可以显示大部分肋骨的形态，能够发现比较明显的骨折线、肋骨断端移位等情况。不过，由于肋骨的解剖结构特点，如肋骨呈弓形且相互重叠，正位片可能会遗漏一些骨折，尤其是位于肋骨腋段（肋骨的侧面部分）的骨折。斜位片可以帮助更好地观察肋骨的侧面情况，减少肋骨重叠的影响，对于发现隐匿性骨折有一定的帮助。例如，在一些轻微的单根肋骨骨折或者不完全骨折的情况下，斜位片可能会显示出正位片未发现的骨折线。

局限性：X 线检查虽然简单快捷，但对于一些细微骨折、肋软骨骨折等诊断准确性有限。因为肋软骨在 X 线下通常不显影，所以如果骨折发生在肋软骨部分，X 线检查很难发现。而且，在受伤后的早期，骨折断端可能没有明显的移位，X 线检查也可能无法及时发现骨折，需要结合其他检查方法或在一段时间后复查来确诊。

2.CT 检查

（1）普通 CT　CT 检查能够更清晰地显示肋骨的三维结构，对于发现骨折的准确性明显高于 X 线检查。它可以清楚地显示骨折线的位置、走向，以及骨折断端的移位情况，包括前后方向、上下方向的移位。对于一些复杂的骨折，如多根多处肋骨骨折，CT 检查可以精确地显示每一根骨折肋骨的状态，还能发现 X 线检查容易遗漏的肋骨腋段骨折和轻微骨折。此外，CT 检查描还可以同时观察胸腔内的情况，如是否有气胸、血胸、肺挫伤等并发症。

（2）三维重建 CT　这种检查方式可以将肋骨以三维立体的形式呈现出来，让医生从不同角度观察骨折的情况。这对于手术治疗的患者尤为重要，医生可以通过三维重建 CT 更准确地评估骨折的复杂程度，制订更合理的手术方案。例如，在需要进行肋骨骨折复位内固定手术时，三维重建 CT 能够帮助医生确定骨折部位与周围血管、神经的关系，选择最佳的手术入路和固定方式。

3.MRI 检查　MRI 检查主要用于评估肋骨骨折是否合并周围软组织损伤，特别是肌肉、韧带和胸膜等。它对于软组织的分辨能力很强，可以显示出软组织的水肿、出血等情况。在肋骨骨折患者中，如果怀疑有肋间肌损伤或者胸膜撕裂等情况，MRI 检查可以提供更详细的信息。不过，MRI 检查时间相对较长，价格较高，且对于骨折本身的显示不如 CT 清晰，所以在肋骨骨折的常规检查中使用相对较少，一般是在需要重点评估软组织损伤时才会考虑。

三、康复评定

（一）上肢活动评估

评估患者上肢活动的恢复情况，包括活动范围、力量和协调性。评估患者的日常活动能力，观察患者能否进行日常活动，如穿衣、洗漱、进食等。

（二）疼痛评估

定期记录疼痛部位、性质及变化，使用 VAS 评分量表进行评估。

（三）呼吸功能评估

监测患者的呼吸频率、节律及深度，观察患者是否有呼吸困难、胸闷气促等表现。

（四）肺活量测定

通过肺活量测定等呼吸功能测试，评估呼吸系统的恢复状况。

（五）通气血流比值计算

评估呼吸功能的恢复情况，以及患者是否具备正常进行日常活动的能力。

（六）深呼吸测试

观察患者能否进行正常的深呼吸。

四、治疗

（一）非手术治疗

对于单根或少数几根肋骨骨折且没有明显移位、不伴有严重并发症的患者，通常采用非手术治疗。

主要措施包括休息、止痛和胸廓固定。患者需要卧床休息，避免剧烈运动，以减少疼痛。疼痛明显时，可以在医生的指导下使用止痛药物，如非甾体抗炎药（布洛芬、双氯芬酸钠等）。同时，可以使用胸带或胶布等对胸廓进行固定，限制胸廓的活动，减少骨折断端的移动，从而减轻疼痛。

并注意呼吸管理。由于肋骨骨折可能会影响呼吸功能，患者需要进行呼吸训练。鼓励患者进行深呼吸和有效咳嗽，以防止肺部感染和肺不张。可以通过吹气球等方式来锻炼肺活量，促进肺部膨胀。对于有呼吸困难的患者，可能需要给予吸氧等支持治疗。

（二）手术治疗

1. 手术指征　适用于多根多处肋骨骨折导致连枷胸、骨折断端明显移位，且可能损伤胸腔内器官、保守治疗无效（如疼痛持续不缓解或呼吸困难加重）等情况。

2. 手术方式　主要包括切开复位内固定术，通过使用钢板、螺钉等器械将骨折的肋骨复位并固定，恢复胸廓的完整性和稳定性。手术过程中，医生还会注意对胸腔内器官的保护，避免手术操作对其造成损伤。另外，对于合并血气胸等并发症的患者，可能还需要同时进行胸腔闭式引流等操作。

（三）康复治疗

1. 康复目的　肋骨骨折的康复目的，主要在于促进骨折愈合、恢复肋骨功能、减轻疼痛以及预防可能的并发症。具体来说，这些康复目的可以细分为以下几个方面：①促进骨折愈合；②恢复肋骨功能；③减轻疼痛；④预防并发症。

2. 康复方法

（1）现代康复治疗

1）早期康复（伤后2周内）

①疼痛管理与休息　患者要保持舒适的休息姿势，一般建议半卧位或健侧卧位，以减轻受伤肋骨的压力。按照医嘱合理使用止痛药物，同时注意观察药物的不良反应。可以在受伤部位放置冰袋进行冷敷，每次15~20分钟，每天3~4次，

以减轻肿胀和疼痛。

②呼吸辅助训练　在疼痛允许的情况下，进行简单的呼吸训练。如缓慢的深呼吸，吸气和呼气的时间比为 1：2，每次训练 5~10 分钟，每天 3~4 次。这有助于改善呼吸功能，防止肺部并发症。

2）中期康复（伤后 3~6 周）

①胸廓活动度恢复　随着疼痛和肿胀的缓解，逐渐增加胸廓的活动度。可以进行胸廓的伸展运动，如双手在头顶交叉，然后缓慢地向一侧弯曲身体，伸展胸廓，每次保持 10~15 秒，重复进行。但要注意避免过度活动，防止骨折部位再次损伤。

②肌肉力量训练　进行胸部和肩部肌肉的等长收缩训练，如双手握拳，用力收紧胸部肌肉，保持 5~10 秒后放松，重复进行。这可以增强胸廓周围的肌肉力量，为胸廓的稳定提供支持。

3）后期康复（伤后 7 周至数月）

①功能恢复训练　当骨折基本愈合后，患者可以进行更全面的功能恢复训练。包括增加胸廓活动范围的运动，如转体运动、扩胸运动等；进行有氧运动，如散步、慢跑等，但要注意运动强度和时间，避免过度疲劳。通过这些训练，逐渐恢复胸廓的正常功能和身体的运动能力。

②心理康复与生活调整　长时间的康复过程可能会给患者带来心理压力，产生焦虑、抑郁等情绪。患者可以和家人、朋友沟通交流，也可以参加康复支持小组来缓解心理压力。在生活中，要注意保持健康的生活方式，避免胸部再次受伤，同时要定期进行复查，观察骨折愈合情况。

（2）中医传统康复治疗

1）常用中医传统康复治疗

①中药内服　分期治疗如下。

初期（骨折后 2 周内）：治疗以活血化瘀、理气止痛为主。骨折初期，气血瘀滞，经络受阻，会出现局部疼痛、肿胀等症状，此阶段用药旨在消除瘀血、畅通气血、缓解疼痛。

常用方剂：复元活血汤加减。方中柴胡疏肝理气，气行则血行；大黄荡涤凝瘀败血，推陈出新；桃仁、红花活血祛瘀；穿山甲破瘀通络；再加上当归养血活血，甘草调和诸药。诸药合用，能有效改善骨折处的瘀血状态，减轻疼痛。若疼痛较为严重，可加用延胡索、郁金增强理气止痛之功；若伴有咳嗽，可加杏仁、桔梗宣肺止咳。

中期（骨折后 3~6 周）：治疗以接骨续筋、和营止痛为主。此时瘀血渐去，骨折开始修复，需要促进断骨接续以及调和营血，进一步减轻疼痛、巩固愈合基础。

常用方剂：接骨紫金丹加减。其中自然铜有散瘀止痛、接骨疗伤之效；骨碎补、续断补肾强骨、续筋接骨；没药、乳香活血止痛；赤芍、当归养血和营。根据患者个体差异，若骨折愈合稍慢，可加补骨脂、淫羊藿等补肾壮骨药物以助骨折修复。

后期（骨折后 7 周及以后）：治疗以补肝肾、强筋骨、养气血为主。骨折后期，机体消耗较大，肝肾亏虚，气血不足，通过补益的方法可促使身体恢复，增强体质，预防后遗症。

常用方剂：八珍汤或六味地黄丸加减。八珍汤重在气血双补，人参、白术、茯苓、甘草补气，熟地黄、当归、白芍、川芎养血，使气血充沛，濡养周身；六味地黄丸则以滋补肝肾为主，熟地黄、山茱萸、山药滋补肝肾之阴，茯苓、泽泻、牡丹皮泻湿浊而降相火，对于肝肾阴虚型的患者恢复效果良好。若患者感觉腰膝酸软明显，可加杜仲、牛膝进一步强筋健骨。

②中药外敷　分期治疗如下。

初期（骨折后 2 周内）：多选用伤科外敷散清热凉血、消肿止痛、活血化瘀，红花化瘀软膏清热解毒、消肿止痛。将其调制成糊状，均匀敷于骨折部位及周围，借助药力渗透肌肤，能起到消除局部肿胀、缓解疼痛的效果。

换药频率：一般每日换药 1~2 次，根据肿胀、疼痛情况及皮肤反应等适当调整。

中期（骨折后 3~6 周）：可选用接骨膏、狗皮膏之类的膏药。这类膏药中常有骨碎补、土鳖虫、地龙等药物，能温通经络、接骨续筋，通过持续贴敷在患处，使药力持续作用，帮助骨折断端更好地接续生长，同时改善局部血液循环，利于骨折修复。

换药频率：通常每 2~3 天更换一次膏药，注意观察皮肤有无过敏等情况。

后期（骨折后 7 周及以后）：可继续使用具有温通经络、强筋健骨功效的膏药或药熨制剂。如四子散（含紫苏子、白芥子、莱菔子、吴茱萸等）药熨，通过加热后热敷于患处，起到温通气血、滋养筋骨的作用，帮助恢复局部功能，减轻因骨折遗留的不适症状。

换药频率：可根据实际情况，每周进行 2~3 次药熨或更换膏药等操作。

③针灸治疗　选穴原则：选取与胸部经络相关的穴位，如膻中、内关、支沟、阳陵泉、阿是穴（骨折局部压痛点）等。膻中为气会，可理气宽胸；内关调节心胸之气，宁心安神、理气止痛；支沟通利三焦，调理气机；阳陵泉为筋之会，有助于缓解肌肉紧张，促进局部气血运行；阿是穴则能直达病所，针对性地缓解骨折部位疼痛。

针法操作及疗程：根据穴位特点采用适当的针刺手法，如提插补泻、捻转补泻等，留针时间一般为 20~30 分钟，每周进行 2~3 次针灸治疗，依据病情调整疗程。

2）施氏骨伤康复治疗　肋骨骨折的施氏骨伤康复治疗，同样分三期论治。初期，活血化瘀、行气止痛；中期，调和营卫，补而和之或行而和之；后期，以补为主。所不同之处在于，肋骨构成胸廓，保护心肺等重要脏器，骨折后可能影响呼吸功能。与其他骨折的区别：肋骨骨折可能伴随胸腔脏器损伤，需特别注意呼吸功能的恢复。肋骨是胸廓的一部分，康复期需更加谨慎，避免二次损伤。中医强调"动静结合"，肋骨骨折后需在固定的基础上逐步恢复功能，但过早负重可能影响愈合。中医正骨手法在肋骨骨折中应用广泛，但需注意避免损伤周围软组织。再者，肋骨骨折患者因康复期较长，易出现焦虑、抑郁等情绪，需注重情志调理，保持心情舒畅，可稍予疏肝之品。

康复训练指导

五、案例分享

（一）病情简介

刘某，女，30 岁。

患者诉 2024 年 9 月 23 日下午 2 时 30 分左右工作时从约 1.8 米高处摔下致伤，伤后感左肩、左胸、左髋等处疼痛，曾至医院肩肘科住院治疗，当时诊断为：①肩锁关节脱位；②肋骨骨折（左侧 2~6 肋）；③多处挫伤；④创伤性气胸；⑤创伤性胸腔积液。于 2024 年 9 月 30 日 12 时 35 分，在吸入麻醉（气管内插管、喉罩、面罩）以及臂丛神经阻滞麻醉下，行左侧肩锁关节脱位切开复位内固定术、左侧肩锁关节清理术，术后予预防感染、消肿止痛等对症支持治疗。现患者仍有左肩部持续性胀痛，以肩前侧及外侧为主，左肩关节上举、外展、后伸活动受限；左胸部疼痛不适，呼吸、咳嗽时加重；左髋关节疼痛，久站久行后加重。严重影响患者日常生活和工作。

入院症见：患者神清，精神可，左肩部持续性胀痛，以肩前侧及外侧为主，左肩关节上举、外展、后伸活动受限；左胸部疼痛不适，呼吸、咳嗽时加重；左髋关节疼痛，久站久行后加重。患者自诉夜间疼痛加剧，常因疼痛而醒，影响睡眠质量。

（二）诊疗简介

1. 辅助检查　肋骨三维检查示左侧 1~3 肋背段、左侧第 2 肋前段、左侧第

3~7肋腋段骨折（骨痂形成期）；双肺下叶挫伤灶基本吸收；左肩锁关节脱位术后改变。余况同前，进一步确认肋骨骨折诊断。

2. 治疗方案

（1）中医治疗　三期辨证中药内服、中药熏洗、中药外敷、针灸（取穴：阿是穴、内关、膻中、期门、膈俞等穴）、推拿、中医传统功法等治疗疏通经络，从而缓解疼痛和炎症。

施氏骨伤康复治疗在后期当以补为主，同时兼顾调治患者情志，增强患者康复的信心，方选伤科 3 号方，稍加合欢花、酸枣仁等安神之品，配合生麦芽、柴胡疏肝解郁。

（2）西医药物治疗　给予非甾体抗炎药及局部封闭治疗，以缓解疼痛及炎症反应。

（3）物理治疗　采用超短波、红外线光疗等物理疗法，促进局部血液循环，缓解肌肉紧张及粘连。

（4）功能锻炼　指导患者进行功能锻炼，如腹式呼吸、耸肩活动等，以恢复功能。

（三）康复治疗

1. 腹式呼吸　取仰卧位，放松全身，将双手放在腹部。用鼻子慢慢吸气，让腹部像气球一样慢慢鼓起，感觉气息充满整个腹部。然后用嘴巴慢慢呼气，感受腹部逐渐收缩。一吸一呼为一组，每次做 10~15 组，每天 3~4 次。这种呼吸方式能减少胸廓的运动幅度，降低骨折处的疼痛，同时防止肺部并发症。

2. 缩唇呼吸　用鼻子吸气，然后将嘴唇缩成吹口哨状，缓慢呼气，呼气时间是吸气时间的 2~3 倍。例如，吸气 3 秒，呼气 6~9 秒。每次做 10~15 分钟，每天 3~4 次。这有助于控制呼吸频率，改善通气。

3. 耸肩活动　身体坐直或站直，双肩慢慢向上耸起，靠近耳朵，保持 3~5 秒，然后缓慢放下。重复 10~15 次，每天 3~4 次。这个动作可以活动肩部肌肉，间接带动胸廓上部的活动，促进局部血液循环。

4. 双臂外展内收　坐在椅子上，双手在身体两侧自然下垂。双臂慢慢向两侧外展，直到与肩同高，保持 3~5 秒，再慢慢内收。每次做 10~15 次，每天 3~4 次。可以增加胸廓两侧的活动范围。

5. 转体运动　坐在椅子上，身体保持正直。慢慢向左或向右转动上半身，转动幅度以自己感觉舒适为宜，一般在 30°~45° 左右。每侧各做 10~15 次，每天 3~4 次。能有效改善胸廓的旋转功能。

（四）回归社会及家庭情况

患者经过在院系统康复治疗1个月，出院后家庭康复训练1个月后，从无法久坐，需要卧床休息，到现在已经能久坐、正常地工作生活。患者重返工作环境，正常工作，从事脑力劳动，和同事相处自然，基本不会因身体状况受到明显限制。

第三节 腰椎滑脱症

一、概述

腰椎滑脱症是指腰椎相邻两椎体发生了相对滑移，即某椎体相对于其邻近的下位椎体产生了滑移，方向可以是向前、向后或者侧方。腰椎滑脱症最常见的部位是腰4至腰5及腰5至骶1，其中腰5椎体发生率为82%~90%。

二、临床特点

（一）病史

1. 先天性腰椎滑脱　这是由于椎弓峡部先天性发育缺陷或分裂引起的。在胚胎发育过程中，腰椎椎弓峡部可能没有正常地融合，使得椎体之间的连接相对薄弱。随着年龄的增长、身体活动的增加，特别是在腰部承受较大压力的情况下，椎体就容易出现滑脱。例如，有些青少年在生长发育过程中，因先天性因素导致椎弓峡部不连，在参加体育活动如体操、舞蹈等需要腰部频繁屈伸扭转的运动时，逐渐出现腰椎滑脱。

2. 退变性腰椎滑脱　这是最常见的类型，主要是因为腰椎的椎间盘、关节突等结构发生退变引起的。随着年龄的增加，椎间盘的含水量逐渐减少，弹性降低，高度丢失，导致椎间隙变窄。这会使相邻椎体间的稳定性下降，同时关节突关节也会因为长期的磨损而出现骨质增生、关节囊松弛等变化，最终引起椎体向前或向后滑脱。在老年人中，这种退变性腰椎滑脱较为普遍，通常还伴有腰部疼痛、下肢间歇性跛行等症状。

3. 创伤性腰椎滑脱　这是由于腰椎受到急性的暴力损伤，如车祸、高处坠落、重物撞击等引起的。强大的外力会导致椎弓峡部骨折、椎体骨折或韧带撕裂等损伤，破坏腰椎的正常结构，使椎体间的位置关系发生改变，产生滑脱。比如，建筑工人在施工过程中不慎从高处坠落，腰部受到撞击，就可能出现这种创伤性的腰椎滑脱。

4. 病理性腰椎滑脱　这是因为腰椎局部存在病变，如肿瘤、感染等因素导致椎体骨质破坏，使椎体的强度降低，进而引发滑脱。例如，腰椎结核会侵蚀椎体骨质，造成椎体缺损，当承受身体重量时，椎体就容易发生移位，引起腰椎滑脱。

5. 医源性腰椎滑脱　这是由于医疗操作引起的。比如腰椎手术过程中，对腰椎的结构过度破坏，如切除过多的椎板、关节突关节等，或者在手术后椎体融合失败等情况，都可能导致腰椎滑脱。

（二）症状

1. 腰部疼痛

（1）特点　这是腰椎滑脱症最常见的症状。疼痛的程度因人而异，可能是轻微的隐痛，也可能是严重的刺痛或酸痛。疼痛通常在长时间站立、行走、弯腰或提重物后加重，因为这些动作会增加腰椎的压力，使滑脱的椎体对周围组织的刺激增强。例如，患者在长时间行走后，会感觉腰部像是被重物压迫一样的疼痛，需要坐下或躺下休息才能缓解。

（2）原因　主要是椎体滑脱导致周围的肌肉、韧带等软组织受到牵拉或挤压。同时，滑脱部位的椎间盘可能会出现退变、破裂等情况，刺激周围的神经末梢，从而引发疼痛。

2. 下肢放射性疼痛

（1）特点　疼痛从腰部开始，沿着臀部、大腿后侧、小腿外侧或后侧一直放射到足部。这种疼痛通常呈"过电样"或"针刺样"，而且会在打喷嚏、咳嗽或用力排便等增加腹压的动作时加重。例如，有些患者在咳嗽时，会感觉从腰部到腿部像过电一样的疼痛。

（2）原因　这是因为腰椎滑脱导致椎间孔变窄，压迫到从椎间孔穿出的神经根。当神经根受到刺激时，就会产生这种放射性的疼痛，这是神经受压的典型表现。

3. 下肢麻木、无力

（1）特点　患者可能会感觉到下肢皮肤有麻木感，就像有蚂蚁在皮肤上爬行一样。同时，还会出现下肢肌肉力量减弱的情况，比如上下楼梯困难、走路容易摔倒等。这种麻木和无力感可能会影响单腿或双腿，具体取决于受压迫神经根的位置和程度。

（2）原因　和下肢放射性疼痛类似，也是由于神经根受到压迫，影响了神经的传导功能。神经对下肢肌肉的支配作用减弱，导致肌肉力量下降；同时，神经感觉功能也受到干扰，从而产生麻木感。

4. 间歇性跛行

（1）特点　患者在行走一段距离（如几百米）后，会出现下肢疼痛、麻木、沉重等症状，不得不停下来休息。休息一段时间（通常几分钟）后，症状会逐渐缓解，然后又可以继续行走，但行走相同的距离后，症状又会再次出现。例如，有些老年人在公园散步时，走一会儿就感觉腿部难受，需要坐在路边的椅子上休息一会儿，然后才能接着走。

（2）原因　这是因为腰椎滑脱导致椎管狭窄，在行走过程中，椎管内的马尾神经和神经根会因为血液供应减少和受到压迫而出现功能障碍，从而产生上述症状。当患者停下来休息时，神经的血液供应得到恢复，症状也就随之缓解。

5. 鞍区感觉异常

（1）特点　鞍区即会阴部周围的区域，患者可能会感觉到这个区域有麻木、刺痛或烧灼感。这种感觉异常可能会影响患者的排便、排尿功能，导致大小便失禁或排尿困难等问题。不过，这种情况相对比较少见，一般出现在腰椎滑脱症比较严重，压迫到马尾神经时。

（2）原因　马尾神经位于椎管的最下端，负责支配鞍区的感觉和运动功能。当腰椎滑脱严重到压迫马尾神经时，就会干扰马尾神经的正常功能，从而出现鞍区感觉异常等症状。

（三）体征

1. 局部触诊体征

（1）棘突压痛　在腰椎滑脱的部位，通过按压棘突可以发现明显的压痛点。这是因为椎体的错位导致周围的肌肉、韧带等组织受到牵拉和损伤，按压时会刺激到这些受损的组织，引起疼痛。

（2）台阶感　在检查时，医生用手指沿着患者的脊柱棘突由上向下滑动，可以感觉到滑脱椎体的棘突相对于下方椎体的棘突有一个向前的"台阶样"改变。这是腰椎滑脱症比较典型的体征，是由于上位椎体向前滑移而产生。

2. 神经系统体征

（1）下肢感觉异常　如果腰椎滑脱压迫到了神经根，会引起下肢的感觉障碍。患者可能会感觉到下肢麻木、刺痛或者有烧灼感，具体的感觉异常区域取决于受压迫神经根所支配的皮肤区域。例如，当腰 5 神经根受压时，可能会出现小腿外侧和足背的感觉异常。

（2）肌力减弱　同样是因为神经根受压，支配肌肉的神经传导受到影响，会导致相应肌肉的力量减弱。比如，腰 4 至腰 5 节段腰椎滑脱压迫神经根可能会使胫前肌肌力下降，患者会表现为足背伸无力，在行走时容易出现足下垂，影响正常的步态。

（3）反射异常　常见的是跟腱反射减弱或消失。当腰椎滑脱累及骶 1 神经根时，会对跟腱反射产生影响。这是因为骶 1 神经根参与了跟腱反射的神经传导通路，当神经受压后，反射弧的完整性受到破坏，从而导致反射异常。

（四）辅助检查

1.X 线检查

（1）正位（前后位）片　可以观察腰椎的整体形态、椎间隙宽度等情况。在正位片上，有时能发现椎弓根形态的改变，如椎弓根间距增宽等间接征象，提示可能存在腰椎滑脱症。不过，单纯正位 X 线检查对于腰椎滑脱症的诊断价值相对有限，通常需要结合其他位置的 X 线检查来综合判断。

（2）侧位片　这是诊断腰椎滑脱症最重要的 X 线检查方法之一。在侧位片上能够清晰地显示椎体的前后位置关系，从而明确是否存在滑脱以及滑脱的程度。通过测量椎体相对下位椎体向前滑移的距离占下位椎体上终板前后径的百分比（Meyerding 分级），可以对滑脱程度进行量化分级。例如，Ⅰ度滑脱是指椎体向前滑动不超过下位椎体上终板前后径的 25%；Ⅱ度为 25%~50%；Ⅲ度为 50%~75%；Ⅳ度为 75%~100%；Ⅴ度（完全滑脱）是指椎体向前完全移位至下位椎体的前方。此外，还能观察到腰椎椎体的骨质增生、椎间隙狭窄等退变表现。

（3）斜位片　主要用于观察腰椎的椎弓峡部。正常情况下，椎弓峡部在斜位片上呈现出连续的"狗颈样"形态。当存在椎弓峡部裂（这是引起腰椎滑脱症的常见原因之一）时，"狗颈"部分会出现断裂，就像狗脖子上戴了项链一样，此为椎弓峡部裂的典型 X 线征象，被称为"苏格兰狗颈断裂征"。

2.CT 检查　CT 检查能够更清晰地显示腰椎的骨性结构细节。对于椎弓峡部裂的观察，CT 检查比 X 线检查更加敏感和准确。它可以清楚地显示峡部裂的位置、宽度、形态，以及周围骨质增生的情况。在轴位图像上，椎弓峡部裂表现为椎弓峡部的骨质不连续，有低密度的裂隙影。CT 还能准确地显示椎体滑脱的程度，以及是否合并有其他骨性结构的异常，如小关节增生肥大、椎间孔狭窄等。通过三维重建技术，可以从不同角度观察腰椎的结构，为医生制订手术方案等提供更为直观的影像学依据。例如，在评估腰椎滑脱是否对神经根造成压迫时，三维 CT 重建能够清晰地显示神经根周围的骨性结构变化，帮助判断压迫的部位和程度。

3.MRI 检查　MRI 在腰椎滑脱症的检查中有其独特的优势，它能够清晰地显示腰椎的软组织结构，如椎间盘、脊髓圆锥、马尾神经和神经根等。对于椎间盘退变的评估，MRI 可以观察到椎间盘的含水量变化、纤维环的完整性等情况。在腰椎滑脱症患者中，常伴有椎间盘退变，MRI 上表现为椎间盘信号减低，椎间隙变窄等。最重要的是，MRI 能够很好地显示神经受压的情况。当椎体滑脱导致椎管狭窄或椎间孔变窄时，MRI 可以看到受压的脊髓、马尾神经或神经根出现变形、移位等改变。并且，可以通过不同的成像序列，判断神经组织是否发生水肿、变性等损伤。例如，在 T2 加权像上，神经组织受压水肿会出现高信号改变，这对于判断病情的严重程度和指导治疗具有重要意义。

4.脊髓造影检查 脊髓造影是一种有创检查，目前在临床应用相对较少，但在某些特定情况下仍有一定价值。它主要是通过向椎管内注入造影剂，然后在 X 线或 CT 下观察造影剂的流动情况，以了解椎管内结构的形态和有无占位性病变等。在腰椎滑脱症患者中，脊髓造影可以显示椎管的形态和神经根袖的情况。如果存在神经根受压，造影剂在相应部位的流动会受阻，出现充盈缺损等表现，能帮助医生判断神经受压的具体位置和程度，尤其是对于一些复杂的、多节段的腰椎病变，脊髓造影结合 CT 检查（CTM）能够提供更详细的信息。不过，由于该检查有创且存在一定的过敏等风险，通常在其他非侵入性检查不能明确诊断时才考虑使用。

三、康复评定

（一）关节活动度评定

评估脊柱及周围关节的活动度，了解是否存在活动受限或僵硬的情况。

（二）脊柱稳定性评定

通过 X 线等影像学检查，评估脊柱的稳定性，了解骨折的复位程度、椎管及椎间孔有无变形或骨折片嵌入等情况。

（三）疼痛程度评定

采用疼痛视觉模拟评分（VAS）等工具，评估患者的疼痛程度，以便制订疼痛管理方案。

（四）肌肉力量评定

评估患者脊柱周围肌肉的力量，包括背肌、腹肌等，以了解肌肉是否存在萎缩或力量下降的情况。

（五）日常生活能力评定

评估患者日常生活自理能力，如穿衣、洗漱、进食、行走等，以了解患者是否需要辅助或支持。

（六）职业和社会康复

评估患者重返工作岗位和融入社会的能力，包括工作技能、社交能力等，以制订职业康复和社会康复计划。

四、治疗

（一）非手术治疗

对于轻度的腰椎滑脱症，尤其是没有明显神经症状的患者，可以采用非手术治疗。

1. 休息　患者需要避免腰部过度活动，尽量卧床休息，可使用硬板床。休息可以减轻腰部的压力，缓解疼痛症状。

2. 物理治疗　包括热敷、冷敷、按揉、牵引等，可以促进局部血液循环，减轻肌肉痉挛，缓解疼痛。

3. 西医药物治疗　可以使用非甾体抗炎药、肌肉松弛剂、神经营养药物等，以缓解疼痛、减轻肌肉紧张、促进神经功能恢复。

4. 康复训练　在疼痛缓解后，可以进行适当的康复训练，如腰部肌肉锻炼、核心肌群训练等，以增强腰部的稳定性，预防滑脱的进一步加重。

（二）手术治疗及术后康复治疗

1. 手术治疗

对于严重的腰椎滑脱症，尤其是伴有神经症状的患者，通常需要进行手术治疗。手术治疗的目的是复位滑脱的椎体，解除神经压迫，重建腰椎的稳定性。手术方法包括减压、复位、内固定和融合等。

（1）减压　通过切除椎板、黄韧带等组织，解除对马尾神经或神经根的压迫。

（2）复位　将滑脱的椎体复位到正常的位置，恢复腰椎的序列。

（3）内固定　使用椎弓根螺钉等内固定器械，固定滑脱的椎体，防止其再次滑移。

（4）融合　在椎体间或横突间进行植骨融合，使相邻的椎体融合在一起，增加腰椎的稳定性。

2. 术后康复治疗

（1）术后早期（2周内）　主要以休息为主，保持伤口清洁、干燥，避免感染。可以进行下肢的肌肉收缩训练，预防下肢深静脉血栓形成。

（2）术后中期（3~6周）　根据患者的恢复情况，可以逐渐增加活动量。进行腰部的被动活动，如在医生的指导下进行翻身、坐起等动作。继续进行下肢的肌肉锻炼，同时可以开始进行腰部肌肉的等长收缩训练。

（3）术后后期（7周及以后） 骨折基本愈合后，可以进行全面的康复训练，包括行走、上下楼梯、腰部的主动活动等。加强腰部肌肉的力量训练，提高腰椎的稳定性。可以进行仰卧起坐、平板支撑等训练。

（三）康复治疗

1. 中医传统康复治疗

（1）常用中医传统康复治疗

1）中药内服

①初期（发病后2周内） 治法：以活血化瘀、消肿止痛为主。腰椎滑脱症初期，往往因椎体移位等因素导致局部气血瘀滞，经络受阻，出现疼痛、肿胀等症状，此时用药旨在疏通气血、消除瘀血，缓解疼痛不适。

常用方剂：身痛逐瘀汤加减。方中秦艽、羌活祛风除湿，通络止痛；川芎、桃仁、红花、没药、五灵脂活血化瘀；当归、香附理气活血；牛膝引血下行，且能强壮腰膝；甘草调和诸药。诸药合用，可有效改善局部的瘀血状态，减轻疼痛。若疼痛剧烈，可加乳香、延胡索增强止痛效果；若伴有下肢麻木，可加独活、木瓜祛湿通络，舒筋活络。

②中期（发病后3~6周） 治法：补肝肾、强筋骨、续筋接骨。经过初期治疗，瘀血症状有所缓解，此时着重于促进滑脱椎体的稳定以及增强腰部的支撑能力，通过补肝肾来强筋健骨，帮助机体修复。

常用方剂：补肾壮筋汤加减。方中熟地黄、当归滋阴养血；牛膝、山茱萸、茯苓、续断、杜仲补肝肾，强筋骨；青皮、五加皮行气活血，祛湿通络。根据患者个体差异，若腰部酸软明显，可加桑寄生、狗脊，进一步补益肝肾、强筋健骨；若感觉腰部力量不足，可加用黄芪、党参补气以助阳，增强腰部肌肉力量。

③后期（发病后7周及以后） 治法：扶正固本、调和气血、濡养筋骨。此阶段病情已趋稳定，但身体经过疾病消耗，整体处于相对虚弱状态，需要全面调养，巩固康复成果，预防病情反复。

常用方剂：八珍汤加减。方中人参、白术、茯苓、甘草补气，熟地黄、当归、白芍、川芎养血，使气血充沛，濡养周身，增强机体的抵抗力和修复能力。若患者仍存在腰部隐隐作痛的情况，可加鸡血藤、丹参等养血活血之药；若腰膝酸软持续不缓解，可加鹿角霜、紫河车等补肾填精之品。

2）中药外敷

①初期（发病后 2 周内） 选用药物及功效：常选用伤科外敷散清热消肿、活血化瘀、止痛，红花化瘀软膏清热凉血、消肿止痛、活血化瘀。将它们调制成糊状，均匀敷于腰椎滑脱的部位及周围，借助药力渗透到肌肤，能起到消除局部肿胀、缓解疼痛的效果。

换药频率：通常每日换药 1~2 次，要依据皮肤的耐受情况以及肿胀、疼痛的变化适当调整。

②中期（发病后 3~6 周） 选用药物及功效：可选用狗皮膏、追风膏等。这类膏药中常有骨碎补、土鳖虫、地龙等药物，能温通经络、接骨续筋。通过持续贴敷在患处，使药力持续作用，帮助稳定滑脱的椎体，改善局部血液循环，利于腰部功能的恢复。

换药频率：一般每 2~3 天更换一次膏药，注意观察皮肤有无过敏等情况。

③中期（发病后 7 周及以后） 选用药物及功效：一些温通经络、强筋健骨的膏药或药熨制剂可继续使用，如四子散（含紫苏子、白芥子、莱菔子、吴茱萸等）药熨，通过加热后热敷于患处，起到温通气血、滋养筋骨的作用，帮助恢复局部功能，减轻因腰椎滑脱遗留的不适症状。

换药频率：可根据实际情况，每周进行 2~3 次药熨或更换膏药等操作。

3）针灸治疗 具体内容如下。

选穴原则：选取腰部及下肢相关穴位，如肾俞、大肠俞、腰阳关、委中、阳陵泉、承山、昆仑等穴。肾俞、大肠俞为腰部的重要穴位，可补益肝肾，调理腰部气血；腰阳关通利督脉，振奋阳气，有助于改善腰部功能；委中为足太阳膀胱经之合穴，"腰背委中求"，其可疏通腰部经络，缓解疼痛；阳陵泉为筋之会，能调节下肢筋肉的功能，缓解下肢不适；承山、昆仑可疏通下肢经络，改善下肢气血运行。

针法操作及疗程：根据穴位特点采用适当的针刺手法，如提插补泻、捻转补泻等，留针时间一般为 20~30 分钟，每周进行 2~3 次针灸治疗，依据病情调整疗程。

4）推拿治疗

①早期（发病后 2 周内） 此阶段多以轻柔的按揉手法在腰部及臀部、下肢近端等相关部位操作，如用指腹轻轻按揉竖脊肌、臀大肌等部位，以放松肌肉，改善局部血液循环，但要避免过度刺激滑脱椎体部位，防止加重损伤。每次操作时间约 10~15 分钟，每天可进行 1~2 次。

②中期（发病后 3~6 周） 可适当增加手法力度及范围，在腰部及下肢应用揉法、滚法、弹拨法等，重点放松竖脊肌、臀大肌、梨状肌以及下肢的腓肠肌等相

关肌肉，缓解肌肉紧张与粘连，促进局部气血循环，利于椎体稳定及腰部功能恢复。操作时间可延长至 15~20 分钟，每周进行 3~4 次。

③后期（发病后 7 周及以后）除继续对肌肉进行放松推拿外，可尝试进行一些轻微的恢复腰部活动度的手法，如在专业人员的指导下，进行缓慢的腰部屈伸、旋转等被动活动，幅度由小到大，循序渐进，帮助恢复正常的腰部活动功能。每次操作约 20~30 分钟，每周 2~3 次。

（2）施氏骨伤康复治疗　腰椎滑脱症的施氏骨伤康复治疗，同样分三期论治。初期，活血化瘀、行气止痛；中期，调和营卫，补而和之或行而和之；后期，以补为主。所不同之处在于，腰椎滑脱症不仅涉及骨骼损伤，还可能影响神经功能，需特别注意缓解神经症状。腰椎滑脱症的疼痛和僵硬比其他部位更为明显，需加强外敷药物的使用，如金黄散、七厘散等。腰椎滑脱症的外治法更注重活血化瘀和消肿，因其局部血供较差。中医正骨手法在腰椎滑脱症中应用广泛，但需注意避免损伤周围软组织。

康复训练指导

五、案例分享

（一）病情简介

张某，女，48 岁。

患者 1 个月前不慎跌倒致腰部疼痛伴活动受限，起身、转侧活动受限，无双下肢麻木等不适，自行外用膏药等（具体不详），未见明显改善，后逐渐加重并转为持续性胀痛，尤其在夜间及天气变化时疼痛加剧。同时，弯腰、翻身等动作明显受限，严重影响日常生活和工作。

入院症见：患者神清，精神可，腰部疼痛、活动受限，久立、久行等活动后疼痛加重，弯腰、下蹲等活动困难。患者自诉夜间疼痛加剧，常因疼痛而醒，影响睡眠质量。此外，患者还伴有腰部畏寒，遇冷则疼痛加重的症状。

（二）诊疗简介

1. 辅助检查　腰椎间盘 MRI 检查示 L_5/S_1 椎间盘向前滑脱，进一步确认腰椎滑脱症诊断。

2. 治疗方案

（1）中医治疗　三期辨证中药内服、中药熏洗、中药外敷、针灸（取穴：天柱、身柱、腰阳关、命门、肝俞、膏肓、筋缩、至阳等穴）、推拿、中医传统功法等治疗疏通经络，从而缓解疼痛和炎症。

在腰椎滑脱症急性期，施氏骨伤康复治疗应尽早配合舒筋透骨熏洗方外用熏洗。在中期稳定后，补肾壮骨的同时，应尽早开始腰椎肌肉力量锻炼，并配合红花化瘀软膏活血化瘀，避免因再次肿胀导致后续康复延期，这也体现了施氏骨伤康复治疗"治未病"的思想。

（2）西医药物治疗　给予非甾体抗炎药及局部封闭治疗，以缓解疼痛及炎症反应。

（3）物理治疗　采用超短波、红外线光疗等物理疗法，促进局部血液循环，缓解肌肉紧张及粘连。

（4）功能锻炼　指导患者进行腰部功能锻炼，如臀桥、小飞燕等，以恢复功能。

（三）康复治疗

同"第七章第一节"中"康复治疗"的内容。

（四）回归社会及家庭情况

患者经过 20 天住院系统治疗后腰部疼痛较前明显缓解，从一开始的无法久行，到现在每天规律晨跑 1km，弯腰、翻身受限明显改善，能够独立完成日常生活的各项活动，如散步、跑步、游泳等，此外还经常参加各项户外运动。

第四节　腰椎间盘突出症

一、概述

腰椎间盘突出症是指腰椎间盘的髓核、纤维环及软骨板，尤其是髓核，在外力因素的作用下，从纤维环的破裂处突出（或脱出），压迫或刺激相邻脊神经根、马尾神经所引起的一系列临床症状。腰椎间盘突出症有不同的程度。轻度的可能只是髓核的局部膨出，纤维环尚未完全破裂，髓核在一定程度上被纤维环限制，这种情况对神经的压迫相对较轻。而严重的情况是髓核完全脱出，脱离了椎间盘的正常位置，进入椎管内，这种情况对神经的压迫通常很严重，会引起比较剧烈的症状，并且可能需要更积极的治疗措施，如手术治疗等。

二、临床特点

（一）病史

1. 外伤史

（1）急性外伤　在腰椎间盘突出症的患者中，部分人有明确的急性外伤史。例如，在突然的腰部扭转、弯腰搬重物或遭受车祸、高处坠落等强大外力作用下，椎间盘的纤维环可能会发生破裂。像一个装满水的气球（椎间盘类似结构），突然受到外力挤压或扭曲，气球壁（纤维环）就容易破裂，里面的水（髓核组织）就会从破裂处流出。这种急性外伤导致的腰椎间盘突出，患者往往能清楚地记得受伤的场景和动作，而且症状通常会在受伤后很快出现。如受伤后当即感到腰部剧烈疼痛，随后可能出现下肢放射性疼痛、麻木等症状。

（2）慢性劳损　这是更为常见的因素。长期、反复的腰部过度使用是慢性劳损的主要原因。比如，一些需要长期弯腰工作的职业，像建筑工人、农民等，他们在工作过程中，腰部经常处于弯曲状态，椎间盘受到持续的压力。另外，长期久坐且姿势不良（如久坐办公室时弯腰驼背）的人群，椎间盘的后缘会长期受到较大的压力，久而久之，纤维环逐渐出现退变、磨损，最终导致髓核突出。这种情况下，患者可能长时间感到腰部轻微不适，随着时间的推移，症状逐渐加重，慢慢出现臀部、下肢疼痛或麻木等典型的腰椎间盘突出症状。

2. 年龄与退变因素病史　腰椎间盘突出症好发于中老年人，这与椎间盘的退变过程密切相关。随着年龄的增长，椎间盘的含水量逐渐减少，弹性降低。正常情况下，椎间盘就像一个弹性垫，可以缓冲脊柱在活动时受到的压力。但当椎间盘退变后，其内部的髓核组织变得干硬，纤维环的韧性也下降。患者在日常活动中，比如简单的弯腰、转身等动作，就可能使原本已经退变、脆弱的椎间盘发生突出。这些患者的病史往往是随着年龄增长，腰部疼痛逐渐出现并且频率增加，可能之前只是偶尔腰酸，几年后发展为经常腰痛，随后出现下肢症状。

3. 妊娠病史　女性在妊娠期，身体会发生一系列生理变化。一方面，体内激素水平的改变，会使连接骨盆的韧带松弛，为分娩做准备。同时，这种激素变化也会影响椎间盘周围的韧带，使其稳定性下降。另一方面，随着胎儿的发育，孕妇的腹部逐渐增大，身体重心前移，为了保持平衡，孕妇的腰部会过度后仰，腰椎的负荷明显增加。这两个因素共同作用，使得椎间盘受到的压力增大，增加了腰椎间盘突出的风险。有妊娠病史的女性患者，可能在妊娠中后期开始出现腰部疼痛，产后如果恢复不好，疼痛可能持续存在或者进一步加重，并且可能出现下肢放射性疼痛等症状。

4. 先天发育异常病史　部分患者存在先天性的腰椎椎管狭窄或椎弓根发育不良等情况。先天性椎管狭窄会使得椎管内的有效空间减小，即使椎间盘轻度突出，也很容易压迫到神经。对于这类患者，可能从小就比同龄人更容易出现腰部不适，在青少年时期或者成年早期，随着身体活动的增加和椎间盘的自然退变，就更容易出现腰椎间盘突出的症状。例如，有些患者在参加体育活动如跑步、跳远后，就会出现明显的腰部疼痛和下肢症状，追溯病史可能会发现从小腰部就比较脆弱，这可能与先天发育异常有关。

（二）症状

1. 腰痛　这是腰椎间盘突出症最常见的症状。疼痛的程度因人而异，有的患者可能只是轻微的酸痛，而有的患者则会感到剧烈的刺痛。疼痛的性质也有所不同，可能是持续性的疼痛，也可能是间歇性发作。通常，在长时间站立、久坐、弯腰或进行重体力劳动后，腰痛会加剧。这是因为这些活动会增加腰椎间盘的压力，导致突出的髓核对周围组织的刺激进一步增强。例如，一位办公室职员，在长时间伏案工作后，会明显感觉到腰部疼痛加剧，起身活动或休息后，疼痛可能会稍有缓解。疼痛的部位主要在腰部的中央或一侧，部分患者会感觉疼痛向臀部放射。其原因是腰椎间盘突出后，周围的神经和软组织受到刺激，产生的疼痛信号通过神经传导，不仅在腰部有感觉，还会沿着神经的分布路径向臀部等部位扩散。

2. 下肢放射性疼痛　这是腰椎间盘突出症的典型症状，也是诊断的重要依据之一。疼痛通常从腰部开始，沿着臀部、大腿后侧、小腿外侧或后侧一直放射到足部。这种放射性疼痛的机制是突出的髓核压迫了脊神经根，神经传导的疼痛信号沿着神经走行方向传递。例如，当腰4~5椎间盘突出压迫腰5神经根时，疼痛通常会沿着大腿后侧、小腿外侧放射到足背。下肢放射性疼痛的程度也有所不同，有的患者可能只是偶尔出现轻微的刺痛，而在病情较重时，疼痛可能会非常剧烈，呈持续性的电击样或烧灼样疼痛，严重影响患者的日常活动和睡眠。而且这种疼痛在咳嗽、打喷嚏、用力排便等增加腹压的动作时会明显加重。这是因为腹压增加时，椎管内的压力也会随之升高，进一步挤压突出的髓核，使其对神经根的压迫更加严重。

3. 下肢麻木　麻木感通常与下肢放射性疼痛同时出现或随后出现。这是由于突出的髓核长期压迫神经根，导致神经的感觉功能受损。麻木的部位与放射性疼痛的路径相似，可能出现在臀部、大腿、小腿或足部。例如，患者可能会感觉到小腿外侧像有蚂蚁在爬一样的麻木感，或者足部出现局部的麻木区域。麻木的程度也有轻有重，轻度麻木可能只是偶尔出现，患者不太在意，但严重的麻木可能会使患者感觉下肢的部分区域失去知觉，影响正常的行走和肢体活动。

4. 下肢肌力下降 当神经根受到突出髓核的长时间、严重压迫后，会影响神经对肌肉的支配功能，从而导致下肢肌力下降。不同的神经根受压会影响不同的肌肉群。例如，当腰 5 神经根受压时，会使胫前肌肌力减弱，患者在做足背伸动作时会感到困难，表现为走路时容易踢到足趾；如果骶 1 神经根受压，会影响小腿三头肌，导致跟腱反射减弱，患者在踮脚、跳跃等动作时会出现力量不足的情况。肌力下降的程度可以通过简单的肌肉力量测试来评估，如检查患者能否正常抬起下肢、能否抵抗一定的阻力等。在严重的情况下，患者可能会出现下肢肌肉萎缩，这是因为长期缺乏神经的正常支配和肌肉活动，肌肉纤维逐渐变细，导致肌肉体积减小。

5. 马尾神经症状 当腰椎间盘突出严重，尤其是中央型突出时，可能会压迫马尾神经。马尾神经主要负责控制盆腔脏器的功能和下肢的部分感觉及运动。患者可能会出现大小便失禁或潴留、会阴部麻木等症状。例如，男性患者可能会出现性功能障碍，女性患者可能会出现尿失禁等情况。这些马尾神经症状的出现通常表明病情比较严重，需要及时就医和治疗。

（三）体征

1. 压痛和叩击痛

（1）椎旁压痛 在腰椎间盘突出的相应椎间隙旁，通常会有明显的压痛。这是因为突出的髓核刺激了周围的软组织，如肌肉、韧带等，使这些组织处于炎症状态，按压时会引起疼痛。医生在检查时，用手指按压患者的腰椎两侧，在病变部位附近可以找到压痛点，疼痛可能会向臀部或下肢放射。

（2）叩击痛 通过叩击腰椎棘突，也可以引起疼痛，这是因为叩击产生的震动会传导至病变的椎间盘部位，刺激到突出的髓核和周围的神经组织。叩击痛的部位与椎旁压痛的部位通常是相对应的，这种体征对于判断腰椎间盘突出的位置有一定的帮助。

2. 直腿抬高试验及加强试验阳性

（1）直腿抬高试验 患者仰卧位，检查者一手握住患者的踝部，另一手放在患者膝关节上方，使下肢伸直，然后缓慢抬高下肢。正常情况下，下肢可以抬高到 70°~90° 而没有疼痛。但在腰椎间盘突出症患者中，当抬高下肢到一定角度（通常小于 70°）时，会出现沿着坐骨神经分布区域（从臀部、大腿后侧、小腿外侧到足部）的放射性疼痛，这就是直腿抬高试验阳性。这是因为在抬高下肢的过程中，坐骨神经受到牵拉，而突出的髓核又压迫着坐骨神经，所以会引起疼痛。

（2）直腿抬高加强试验 在直腿抬高试验出现阳性的基础上，将下肢稍微降低一点，使疼痛减轻，然后用力背屈患者的踝关节（使脚尖向上），如果疼痛再次加剧，即为直腿抬高加强试验阳性。这个试验可以更准确地判断是否存在坐骨神经受压的情况，因为背屈踝关节会进一步牵拉坐骨神经，加重神经的刺激。

3. 神经系统体征

（1）感觉障碍　根据椎间盘突出的位置和压迫神经根的不同，患者会出现相应下肢区域的感觉障碍。例如，当腰 4~5 椎间盘突出压迫腰 5 神经根时，患者可能会出现小腿外侧、足背皮肤的麻木或感觉减退；如果是腰 5 至骶 1 椎间盘突出压迫骶 1 神经根，小腿后侧、足底等区域的感觉会受到影响。可以通过用棉棒轻触或用针轻刺等方法来检查患者下肢的感觉情况，以确定感觉障碍的区域。

（2）肌力减退　与感觉障碍类似，不同神经根受压会导致相应肌肉群的肌力减退。如腰 5 神经根受压可引起胫前肌肌力下降，表现为足背伸无力；骶 1 神经根受压会使小腿三头肌肌力减弱，跟腱反射也会相应减弱或消失。可以通过让患者进行一些简单的肌肉动作，如足背伸、跖脚等，来检查肌力情况。

（3）反射异常　最常见的是跟腱反射减弱或消失，这通常是骶 1 神经根受压的表现。另外，还可能出现膝反射的改变，不过相对较少见。反射异常是由于神经根受压后，影响了神经反射弧的正常传导，通过检查反射情况可以帮助判断神经根是否受压以及受压的程度。

（四）辅助检查

1.X 线检查

（1）正位片　可以观察腰椎的整体形态，包括椎体的大小、形状和排列。虽然 X 线不能直接显示椎间盘，但可以发现一些间接征象。例如，椎间隙变窄可能提示椎间盘退变或突出。正常的椎间隙在正位片上宽度相对均匀，当椎间盘突出后，椎间隙可能会因为髓核的丢失而变窄。另外，还可以观察到脊柱的侧弯情况，部分腰椎间盘突出症患者会出现脊柱向一侧弯曲的代偿性改变。

（2）侧位片　侧位片对于观察椎间隙高度和腰椎生理曲度更为重要。腰椎间盘突出时，椎间隙的高度可能会降低，而且腰椎的前凸曲线可能会减小或消失。这是因为椎间盘的髓核突出后，椎间隙受到影响，同时身体为了减轻对神经的压迫而改变了腰椎的姿势。不过，X 线检查对于腰椎间盘突出症的诊断有一定的局限性，它不能准确地显示椎间盘的具体形态和突出情况。

2.CT 检查　CT 扫描能够清晰地显示腰椎的骨性结构和椎间盘。它可以直接看到椎间盘的形态，包括髓核是否突出、突出的位置和大小等。在 CT 图像上，正常的椎间盘表现为均匀的软组织密度，而突出的椎间盘髓核部分会超出椎体边缘，呈软组织密度的结节状或块状影。CT 还能很好地显示椎间盘突出对周围骨性结构的影响，如椎弓根、椎间孔等是否受压变形。

对于判断椎间盘突出是中央型、旁中央型还是外侧型，CT 也有很大的帮助。中央型突出是指髓核向椎管中央突出，可能会压迫马尾神经；旁中央型突出是指髓核位于椎管中央和椎间孔之间，容易压迫神经根；外侧型突出则是髓核向椎间孔外侧突出。此外，CT 扫描还可以发现椎间盘突出是否合并有椎体骨质增生、小关节退变等其他情况。

3.MRI 检查 MRI 是诊断腰椎间盘突出症最敏感和特异的检查方法之一。它不仅可以清楚地显示椎间盘的结构，还能很好地观察到椎间盘周围的软组织结构，如脊髓、马尾神经、神经根等。在 MRI 图像上，椎间盘的髓核在 T2 加权像上呈高信号，纤维环为低信号。当椎间盘突出时，髓核突出部分的信号会改变，并且可以清晰地看到突出的髓核与周围神经组织的关系。

MRI 对于判断神经是否受压以及受压的程度非常准确。如果神经受到突出髓核的压迫，在图像上可以看到神经的形态发生改变，如变扁、移位等，同时还可以观察到神经周围是否有水肿等炎症反应。另外，MRI 还能发现一些早期的椎间盘退变迹象，如椎间盘信号的改变（T2 信号降低表示椎间盘退变），这对于疾病的早期诊断和干预有重要意义。

4. 脊髓造影检查 这是一种有创检查，目前应用相对较少。它主要是通过向椎管内注入造影剂，然后进行 X 线或 CT 检查，观察造影剂的流动情况来判断椎管内的病变。在腰椎间盘突出症患者中，脊髓造影可以显示出椎管内的充盈缺损，即造影剂在椎间盘突出部位不能正常填充，从而间接显示椎间盘突出的位置和大致形状。脊髓造影对于一些复杂的腰椎间盘突出症，特别是合并有椎管内其他病变（如椎管狭窄、肿瘤等）的情况，有助于明确诊断。不过，由于该检查是有创的，可能会引起一些并发症，如过敏反应、感染等，所以在选择使用时需要谨慎考虑。

三、康复评定

（一）脊柱功能评估

脊柱功能的评估主要包括腰椎活动度、弯腰摸地及下肢最低部位简易评定等。

（二）肌力评估

肌力评估是康复评定的重要组成部分，通常采用徒手肌力评定法或表面肌电图检查。

（三）疼痛评估

疼痛是腰椎间盘突出症患者最常见且重要的症状之一。常用的疼痛评估工具为视觉模拟评分（VAS）。

（四）电生理评估

电生理评估包括体感诱发电位（SEP）检测神经根病变和反应神经根功能状态，以及强度－时间曲线测定，用于评估肌肉的神经支配情况。

（五）生活质量评估

Oswestry功能障碍指数（ODI）和SF-36健康调查问卷常用于评估患者的生活质量。

四、治疗

（一）非手术治疗

1. 卧床休息　是治疗腰椎间盘突出症的重要方法之一。患者应尽量卧床休息，尤其是在疼痛发作时，可选择硬板床，以减轻腰部的压力，缓解疼痛症状。

2. 物理治疗　包括热敷、冷敷、按揉、牵引等。热敷和按揉可以促进局部血液循环，缓解肌肉痉挛；牵引可以拉开椎间隙，减轻椎间盘对神经根的压迫。

3. 西医药物治疗　可以使用非甾体抗炎药、肌肉松弛剂、神经营养药物等，以缓解疼痛、减轻肌肉紧张、促进神经功能恢复。

4. 康复训练　在疼痛缓解后，可以进行适当的康复训练，如腰部肌肉锻炼、核心肌群训练等，以增强腰部的稳定性，预防椎间盘突出的复发。

（二）手术治疗及术后康复治疗

1. 手术治疗　对于经过严格非手术治疗无效、疼痛剧烈、神经功能受损严重或出现马尾神经受压症状的患者，可能需要考虑手术治疗。

手术方法包括传统的开放手术和微创手术。开放手术主要有椎间盘切除术、椎间融合术等；微创手术包括经皮椎间孔镜技术、椎间盘射频消融术等。微创手术具有创伤小、恢复快等优点，但适应证相对较窄。

2. 术后康复治疗

（1）初期卧床休息阶段（手术后的初期，通常为数天至数周）　患者需要严格卧床休息，以减轻腰椎的负担，促进伤口的愈合。此阶段，患者应避免过早下地活动，包括进食、大小便等都应在床上解决。同时，要保持伤口的清洁和干燥，避免感染。

（2）逐步增加活动阶段（手术后的2~3周左右开始）　随着伤口的愈合和软组织的修复，患者可以在医生的指导下逐渐增加活动量。初期可以佩戴腰围或腰部支具进行简单的行走和日常生活活动。此阶段，患者应避免久坐、久站和弯腰负重等动作，以免对腰椎造成过大的压力。

（3）康复训练阶段（手术后的数周至数月）　康复训练是腰椎间盘突出症手术后康复过程中的重要环节。患者应在医生的指导下进行腰背肌肉锻炼、核心稳定性训练和协调性训练等。这些训练可以增强腰部肌肉的力量和稳定性，有助于预防腰椎间盘突出症的复发。常见的康复训练方法包括直腿抬高、踝部练习、小燕飞、五点支撑等。

（4）功能恢复和日常生活阶段（手术后的2个月以后）　随着软组织的进一步修复和康复训练的持续进行，患者可以逐渐恢复正常的日常生活和工作。此阶段，患者可以逐步去掉腰围或腰部支具，但应注意避免过度劳累和剧烈运动。同时，患者应继续保持良好的生活习惯和坐姿站姿，以减少腰椎的负担。

患者应按照医生的建议定期进行复查，以评估康复进展并及时发现和解决任何问题。在康复过程中，患者应注意饮食的均衡和科学，多吃富含蛋白质和膳食纤维的食物，有助于伤口的修复和防止便秘。同时，要保持乐观的心态和充足的睡眠，有助于身体的恢复。此外，患者还应避免吸烟和饮酒等不良嗜好，以免影响康复效果。

（三）中医传统康复治疗

1. 常用中医传统康复治疗

（1）中药内服　根据患者的证型选择方剂。

1）寒湿型　症状特点：腰腿冷痛，遇寒加重。治法：散寒除湿，温经通络。方剂：独活寄生汤加减。

2）湿热型　症状特点：腰腿灼痛，伴有口干、尿黄。治法：清热利湿，舒筋活络。方剂：四妙丸加减。

3）气滞血瘀型　症状特点：腰腿刺痛，活动受限。治法：活血化瘀，行气止痛。方剂：身痛逐瘀汤加减。

4）肝肾亏虚型　症状特点：腰膝酸软，劳累后加重。治法：补益肝肾，强筋壮骨。方剂：六味地黄丸或金匮肾气丸加减。

（2）中药外用

1）中药熏蒸　使用活血化瘀、舒筋活络的中药熏蒸腰部，如艾叶、红花、川芎等。

2）膏药贴敷　如伤湿止痛膏、云南白药膏等，缓解局部疼痛。

（3）针灸治疗　常用穴位：肾俞、大肠俞、环跳、委中、承山、阳陵泉、昆仑等。方法：通过针刺或艾灸疏通经络，缓解疼痛和肌肉紧张。疗程：每日或隔日一次，10~15 次为一个疗程。

（4）推拿治疗　手法：采用㨰法、按法、揉法、推法等放松腰部肌肉，改善局部血液循环。注意事项：手法应轻柔，避免过度用力，急性期慎用推拿。

（5）拔罐治疗　操作：在腰部穴位或疼痛部位拔罐，留罐 10~15 分钟。作用：促进血液循环，缓解肌肉紧张和疼痛。

2. 施氏骨伤康复治疗　腰椎间盘突出症的施氏骨伤康复治疗，同样分三期论治。初期，活血化瘀、行气止痛；中期，调和营卫，补而和之或行而和之；后期，以补为主。所不同之处在于，腰椎间盘突出症与腰椎间盘滑脱症治疗方案大致相同。腰椎间盘突出症的重点在于缓解神经根压迫，减轻疼痛和麻木。常以活血化瘀、通络止痛为治法，如选用桃仁、红花、川芎等药物。腰椎间盘滑脱症的重点在于恢复脊柱稳定性，防止进一步滑脱。常以补肾壮骨、强筋健骨为治法，如选用杜仲、牛膝、熟地黄等药物。治疗方面，腰椎间盘突出症以缓解症状为主，注重活血化瘀；腰椎间盘滑脱症以恢复功能为主，注重补肾壮骨。

康复训练指导

五、案例分享

（一）病情简介

张某，男，31 岁。

患者诉 2024 年 10 月初出现腰部疼痛，贴敷膏药后疼痛稍缓解，休息后稍缓解，劳累后仍有腰部疼痛，症状逐渐加重伴活动受限，自行外贴膏药后未见明显好转，后逐渐加重并转为持续性刺痛，尤其在夜间及天气变化时疼痛加剧。严重影响患者日常生活和工作。

入院症见：患者神清，精神可，腰部疼痛、活动受限，久立、久行等活动后疼痛加重，右下肢颤动。

（二）诊疗简介

1. 辅助检查　腰部 MRI 检查示 L_{1-2}、L_{2-3} 双侧椎小关节突少许骨髓水肿，考虑退行性变；L_{1-2}、L_{2-3}、L_{3-4}、L_{4-5} 椎间盘周围膨出，双侧椎间孔稍变窄。进一步确认腰椎间盘突出症的诊断。

2. 治疗方案

（1）中医治疗　三期辨证中药内服、中药熏洗、中药外敷、针灸（取穴：天柱、身柱、腰阳关、命门、肝俞、膏肓、筋缩、至阳等穴）、推拿、中医传统功法等治疗疏通经络，从而缓解疼痛和炎症。

在腰椎间盘突出症急性期，施氏骨伤康复治疗应尽早配合舒筋透骨熏洗方外用熏洗；在中期稳定后，补肾壮骨的同时，尽早开始腰椎肌肉力量锻炼，并配合红花化瘀软膏活血化瘀，避免因再次肿胀导致后续康复延期，这也体现了施氏骨伤康复治疗"治未病"的思想。

（2）西医药物治疗　给予非甾体抗炎药及局部封闭治疗，以缓解疼痛及炎症反应。

（3）物理治疗　采用超短波、红外线光疗等物理疗法，促进局部血液循环，缓解肌肉紧张及粘连。

（4）功能锻炼　指导患者进行腰部功能锻炼，如臀桥、小飞燕等，以恢复功能。

注意事项如下。①避免过早活动：急性期避免过早活动和负重，防止病情加重。②避免剧烈运动：康复期间避免跑跳、负重等剧烈活动。③避免寒凉食物：少吃生冷寒凉食物，以免影响气血运行。

（三）康复治疗

同"第七章第一节"中"康复治疗"的内容。

（四）回归社会及家庭情况

经过 20 天的住院系统治疗后，患者腰部疼痛较前明显缓解，腰部力量较前明显改善，从之前的无法长时间站立，到现在可以每天打网球半个小时。一开始，他的动作或许略显生疏，脚步也不像从前那般灵活，但多加练习后，多次奔跑、接球、发球，患者再次找到了运动的乐趣、身体的轻盈。

第五节　单纯胸腰椎骨折

一、概述

胸腰椎骨折是指外力导致胸腰椎骨质连续性遭到破坏的一种疾病，这是临床上较为常见的脊柱损伤。其发病部位主要集中在胸椎后凸和腰椎前凸的交界点，即胸 11~12、腰 1~2 节段。胸腰椎骨折的类型多样，包括但不限于压缩性骨折、爆裂性骨折、屈曲分离型骨折等。

二、临床特点

（一）病史

胸腰椎骨折的主要病因是外力作用。在青壮年患者中，高能量损伤如车祸、高处坠落等是主要的致伤因素。而老年患者由于本身存在骨质疏松，即使受到低暴力损伤，如滑倒、跌倒等，也容易发生骨折。

（二）症状

1. 局部表现　胸腰椎骨折后，患者通常会感到受伤部位出现剧烈疼痛，并伴有压痛感。少数患者还可能出现肿胀现象。

2. 神经损害表现　如果骨折导致脊髓或神经根受损，患者可表现出不同程度的感觉和运动功能减退。具体表现为躯干和双下肢感觉麻木、无力，有时还会出现刀割样疼痛。部分患者还会出现大小便功能障碍，如无法自行排便或二便失禁。在严重情况下，下肢的感觉和运动功能可能会完全消失。

3. 合并损伤表现　胸腰椎骨折还可能合并其他脏器的损伤，导致腹痛、呼吸困难、休克、意识丧失等严重症状。

（三）体征

1. 神经损害表现

（1）感觉异常　胸腰椎骨折可能导致脊髓或神经根受损，进而引起躯干和双下肢的感觉异常。患者可能感到麻木、刺痛或失去感觉。

（2）运动功能障碍　神经受损还可能导致患者双下肢的运动功能障碍。轻者可能表现为肌力减弱、行走不稳；重者则可能出现瘫痪，无法自主活动。

（3）大小便功能障碍　脊髓受损严重时，患者可能出现大小便功能障碍。表现为无法自行排便或二便失禁等。

2. 合并损伤表现　胸腰椎骨折还可能合并其他脏器的损伤，导致出现相应的体征。

（1）腹痛　如果骨折合并腹腔脏器损伤（如脾脏、肝脏破裂等），患者可能出现腹痛、腹胀等腹部症状。

（2）呼吸困难　胸腰椎骨折后，胸廓支撑力下降，易并发气胸、血胸等胸部损伤。这些损伤可能导致肺扩张障碍和气体交换量下降，进而引起呼吸困难。

（3）休克与意识丧失　对于严重的胸腰椎骨折患者，由于大量出血和剧烈疼痛等因素的影响，可能出现休克和意识丧失等严重并发症。

（四）辅助检查

对于怀疑胸腰椎骨折的患者，医生通常会采用 X 线检查作为基本的检查方法。通过正位和侧位平片，可以观察胸腰段及腰椎的序列情况，以及是否存在椎体骨折和后凸畸形等。此外，CT 和 MRI 检查也是重要的诊断手段。CT 检查可以清晰地显示骨折的细节和移位情况，而 MRI 检查则可以清楚地显示脊髓和软组织图像，有助于辨别椎间盘损伤、硬膜外血肿、脊髓水肿等情况。

三、康复评定

同"第七章第三节"中"康复评定"内容。

四、康复治疗

（一）康复目的

康复的目的，主要包括：①防止躯干肌萎缩；②促进骨折愈合；③恢复脊柱的稳定性和柔韧性；④防止下腰痛；⑤消除长期卧床对机体的不利影响。

（二）康复方法

1. 现代康复治疗

（1）功能训练

1）稳定性胸腰椎骨折　不需复位及固定的稳定性胸腰椎骨折，康复治疗的目的是防止躯干肌萎缩，促进骨折愈合，恢复脊柱的稳定性和柔韧性，防止下腰痛。

①第 1 阶段（伤后 1 周内）　应卧床休息，至局部疼痛减轻时开始腰背肌及腹肌的练习。石膏背心固定，石膏干燥后开始做卧位腰背肌练习，以无痛的腰背肌等长收缩训练为主，同时可辅以四肢的主动运动。

②第 2 阶段（伤后 2~3 周）　此时疼痛基本消失，继续做卧位躯干肌的等张收缩练习，以滚圆木的方式翻身。通过增加躯干肌力，改善脊柱稳定性，减轻组织纤维化或粘连，防止骨质疏松、腰背肌失用性萎缩和慢性腰背疼痛等。

腰背肌的练习由继续仰卧位挺胸动作，逐渐增加至桥式运动及俯卧位的"燕飞"练习。另外，腹肌在保持脊柱的稳定和运动方面起着特殊的作用，腹肌无力可使生理前凸增加，骨盆倾斜造成下腰椎不稳，因此增强腹肌的力量非常重要。在运动训练中，为了避免腹肌锻炼增加脊柱负荷引起疼痛，可以采取仰卧屈膝、屈髋姿势下抬起头及肩部，或应用 Thera-Bang 弹力带进行双侧上肢向前下拉练习，以锻炼腹肌。

③第3阶段（伤后4~8周） 若卧位练习时无疼痛，可在石膏或支具保护下，起床站立行走，并逐渐完成部分日常生活活动。由卧位起床时，应先采用滚圆木的移动方式，由仰卧位变成俯卧位，在床沿处一腿先下地，然后撑起上身，再放下另一腿，一直保持脊柱直立，避免腰椎屈曲，用上肢撑起上身至站立位。站立及行走时间可逐渐增加。坐位时，需保持腰椎前凸，避免弯腰驼背的坐姿。

④第4阶段（伤后9~12周） 此时骨折基本愈合，由医生决定是否去除石膏或支具。如石膏去除后，可进一步增加腰背肌及腹肌练习的强度，并增加腰椎柔韧性练习。腰背肌练习应与腹肌练习结合进行，以保持屈、伸肌平衡，改善腰椎的稳定性。骨折部遗留成角畸形愈合牢固后，更应着重加强腹肌训练，以控制腰椎前凸弧度，防止下腰痛。腰椎活动度的训练主要为屈曲、后伸、侧屈三个方面，在此基础上，可适当增加旋转动作的训练。胸腰椎骨折后，还需终身注意各种相关动作时腰背部所持的正确姿势。治疗师应向患者反复强调如何以正确的下腰动作来完成日常生活中可能涉及的任务，如搬重物、系鞋带等。

2）不稳定性胸腰椎骨折脱位 不稳定或伴有神经功能障碍的胸腰椎骨折脱位需要手术治疗，以达到彻底减压与足够稳定的目的，术后一般无需石膏固定，有的需要佩戴支具进行保护。

康复治疗的分期与神经受损及恢复的速度、程度有关。①不伴有神经损伤，或仅伴有局部的神经功能障碍者，根据不同的骨折类型和脊髓损伤的程度，采取不同的临床处置措施，可考虑是否保守治疗。保守治疗主要采取物理治疗：急性期（4周内），支具保护，冰敷止痛，床上踝泵、等长收缩训练等；亚急性期（5~8周），逐步负重（支具辅助），静态核心训练（臀桥、腹横肌激活训练）；恢复期（8周后），动态核心强化训练（鸟狗式、侧平板）、姿势训练、低冲击有氧等。应避免屈曲、旋转、提重物等活动，个体化调整。②伴有脊髓损伤的不稳定性骨折，根据不同的骨折类型和脊髓损伤的程度，采取不同的临床处置措施和不同的手术方式，物理治疗方案也不尽相同，治疗师应充分与手术医师沟通后再制订相应的物理治疗方案。

（2）物理治疗 单纯胸腰椎骨折的物理治疗是康复过程中的重要组成部分，主要包括以下几种方法。

1）冷敷 在骨折初期，局部会出现肿胀、疼痛等症状，此时可以采用冷敷来减轻炎症反应，缓解疼痛。冷敷可以使用冰袋、冷毛巾等，每次冷敷时间不宜过长，以避免造成冻伤。

2）热敷 在骨折后期，当局部肿胀和炎症逐渐消退时，可以采用热敷来促进血液循环，加速骨折愈合。热敷可以使用热水袋、热毛巾等，每次热敷时间不宜过长，以避免造成皮肤烫伤。

3）电刺激治疗　通过向骨折部位施加微弱的电流来刺激骨骼生长和肌肉收缩，从而增强骨骼稳定性，促进骨折愈合。电刺激治疗通常需要在专业人员的指导下进行，以确保电流的强度、频率和持续时间等参数设置合理。在治疗过程中，患者可能会感到轻微的电流刺激感，但通常不会造成不适。

4）超声波治疗　利用超声波的振动作用来促进骨折部位的血液循环和炎症消退，加速骨折愈合。

5）低强度激光治疗　通过低强度的激光照射来促进骨折部位的细胞再生和组织修复，同样有助于加速骨折愈合。

物理治疗注意事项如下。①个性化方案：物理治疗需要根据患者的具体情况制订个性化方案，以确保治疗效果最大化。②专业人员指导：在进行物理治疗时，需要在专业人员的指导下进行，以确保治疗过程的安全性和有效性。③定期评估：在物理治疗过程中，需要定期评估患者的病情进展和治疗效果，以便及时调整治疗方案。

2. 中医传统康复治疗

（1）常用中医传统康复治疗

1）针灸治疗　通过针刺相关穴位来调节气血、疏通经络。常选取腰阳关、命门、肾俞、委中等穴位，针刺得气后，可起到行气活血、通络止痛以及调节脏腑功能的作用，对于缓解胸腰椎骨折后遗留的疼痛、改善肢体麻木等不适有一定的效果。

2）推拿治疗　在骨折中后期，专业的推拿手法可以帮助放松腰背部紧张的肌肉，改善局部肌肉痉挛状态，促进局部血液循环，还能辅助调整脊柱关节的位置关系，增强关节活动度。但推拿操作需谨慎，要由专业医生根据骨折愈合情况来施行，避免影响骨折断端稳定。

3）拔罐治疗　可选择在骨折周围肌肉相对丰厚的部位，如腰背部两侧等处进行拔罐，能起到祛风散寒、活血化瘀的功效，改善局部气血瘀滞情况，减轻酸痛等不适症状。但要注意避开骨折局部皮肤破损、有伤口等部位。

（2）施氏骨伤康复治疗　胸腰椎骨折的施氏骨伤康复治疗，同样分三期论治。在初期，活血化瘀、行气止痛；中期，调和营卫，补而和之或行而和之；后期，以补为主。其特殊之处在于，胸腰椎是脊柱的重要组成部分，骨折后可能影响脊柱的稳定性。在神经功能方面，胸腰椎骨折可能压迫脊髓或神经根，导致下肢疼痛、麻木等症状。与其他骨折的区别：胸腰椎骨折不仅涉及骨骼损伤，还可能影响神经功能，需特别注意神经症状的缓解。胸腰椎骨折患者活动受限更为明显，脾胃功能更易受到影响，需加强

康复训练指导

调理，常用药物如白术、茯苓、山药等。胸腰椎骨折患者因康复期较长，易出现焦虑、抑郁等情绪，需注重情志调理，保持心情舒畅。

五、案例分享

（一）病情简介

王某，男，48 岁。

患者诉摔倒受伤后致左胸部疼痛，活动略受限 4 个月余。受伤时来本院急诊就诊，急诊予体格检查、X 线检查后诊断为"胸椎骨折"，予清创缝合、肌注破伤风免疫球蛋白、内服药物后，患者回家休息。患者在家中休息后症状加重，尤其在夜间及天气变化时疼痛加剧，严重影响日常生活和工作。

入院症见：患者神清，精神可，左胸部及胸背部疼痛、活动受限。患者自诉夜间疼痛加剧，常因疼痛而醒，影响睡眠质量。此外，患者还伴有胸背部畏寒，遇冷则疼痛加重的症状。

（二）诊疗简介

1.辅助检查 肋骨三维检查示 T_6 椎体压缩性骨折，进一步确认胸椎骨折诊断。

2.治疗方案

（1）中医治疗 三期辨证中药内服、中药熏洗、中药外敷、针灸（取穴：肾俞、章门、期门、肝俞、足三里、绝骨等穴）、推拿、中医传统功法等治疗疏通经络，从而缓解疼痛和炎症。

（2）西医药物治疗 给予非甾体抗炎药及局部封闭治疗，以缓解疼痛及炎症反应。

（3）物理治疗 采用超短波、红外线光疗等物理疗法，促进局部血液循环，缓解肌肉紧张及粘连。

（4）功能锻炼 指导患者进行腰背部功能锻炼，如呼吸训练、腰背肌锻炼等，以恢复功能。

（三）康复治疗

同"第七章第一节"中"康复治疗"内容。

（四）回归社会及家庭情况

患者经过 3 个月的住院系统康复，卧床休息后，腰背部疼痛较前明显缓解。之前患者腰背部疼痛明显，胸背部畏寒，遇冷则疼痛加重，根本无法正常工作及生活，只能卧床休息，现在患者胸背肌力量加强，可以重返工作环境。患者可以逐渐参与各项社交活动，乘坐公共交通工具通勤。

第六节　颈椎病

一、概述

颈椎病是指颈椎间盘发生退行性改变，导致颈椎间隙变窄、颈椎稳定性下降，进而引起颈椎骨质增生、韧带肥厚或钙化等一系列病理变化。这些变化会刺激或压迫颈椎周围的神经、血管、脊髓等重要组织，从而引发一系列复杂多样的临床症状。颈椎病并非单一的病症，而是涵盖了多种颈椎相关病变的综合征，与长期不良的颈部姿势、颈部外伤史、颈椎先天发育异常以及年龄增长带来的身体退变等诸多因素密切相关。简单来说，就是由于颈椎的"老化"及各种不良因素的叠加，致使颈椎这个支撑头部、保障神经血管顺畅运行的关键部位出现问题，进而干扰身体正常功能，给患者的日常生活、工作学习都带来诸多不便。

二、临床特点

（一）病史

1.肌肉劳损　长时间保持不良的姿势，如低头看手机、长时间使用电脑等，会导致颈部肌肉过度紧张和疲劳，进而引发颈痛。

2.颈椎病变　颈椎骨骼的退行性改变，如颈椎间盘突出、颈椎关节退行性变等，可能会压迫到神经根或脊髓，导致颈部疼痛和僵硬。

3.损伤或受伤　颈部的扭伤、拉伤，车祸等外力造成的损伤都可能引起颈痛。

4.神经压迫　当颈椎受到损伤或发生退行性改变时，可能会压迫到周围的神经根，导致颈痛以及放射到肩膀、背部或手臂的疼痛。

5.炎症和感染　颈部软组织的感染或炎症，如淋巴结炎、扁桃体炎等，也可引起颈痛。

（二）症状

1.颈肩部疼痛和僵硬　这是颈椎病最常见的症状之一。患者通常会感到颈部后方、肩部周围出现酸痛、胀痛或者刺痛感。这种疼痛可能是持续性的，也可能是间歇性的。

例如，长时间伏案工作后，颈部肌肉长时间处于紧张状态，就会导致疼痛和僵硬加剧。疼痛可能会在早晨起床时比较明显，因为夜间睡眠姿势不当，使得颈椎处于非生理性姿势状态，引起肌肉痉挛。随着活动的增加，僵硬感可能会稍有缓解，但过度活动又可能导致疼痛加重。

2. 上肢放射性疼痛或麻木　当颈椎间盘突出或者颈椎骨质增生等病变压迫到神经根时，就会引起上肢放射性疼痛或麻木。这种疼痛或麻木通常会沿着受压神经根的走行方向分布。

比如，颈椎 C_{5-6} 节段病变可能会导致拇指侧（桡侧）的上肢部分出现疼痛和麻木，感觉就像有"过电"一样的刺痛，从颈部一直延伸到手臂、手腕，甚至手指。患者可能会在举手、转头等动作时，症状明显加重。而且，麻木感可能会在长时间保持一个姿势后更加突出，影响手部的精细动作，如写字、扣纽扣等。

3. 头晕和眩晕　颈椎病引起的头晕和眩晕主要是因为颈椎病变影响了椎动脉的供血。当颈椎发生退变、骨质增生等情况时，椎动脉可能会受到压迫或者刺激，导致脑部供血不足。

例如，患者在突然转头或者颈部屈伸时，会出现头晕的症状，感觉周围的物体在旋转，自己站立不稳。这种头晕可能会伴有恶心、呕吐等症状，严重影响患者的日常生活和工作。有些患者在乘坐汽车等交通工具时，车辆的颠簸导致颈椎位置变化，也会引发头晕。

4. 视力障碍　虽然相对少见，但也是颈椎病的症状之一。颈椎病变可能会影响交感神经，进而影响眼部的血管和神经调节。

具体表现为视力下降、视物模糊、眼睛胀痛、畏光等。例如，患者可能会发现自己在没有眼部疾病的情况下，视力逐渐减退，或者在长时间用眼后，眼部的不适症状比以往更加严重。而且，这些视力问题可能会随着颈椎病的缓解或者加重而有所变化。

5. 吞咽困难　当颈椎前缘骨质增生比较严重时，可能会压迫食管，导致吞咽时有梗阻感。

患者在吞咽食物，特别是固体食物时，会明显感觉到食物通过食管不顺畅，就好像有东西卡在喉咙里一样。不过这种吞咽困难通常是间歇性的，在颈椎位置改变或者病情进展程度不同时会有所变化。

6. 下肢无力、行走不稳　这是比较严重的颈椎病症状。主要是因为颈椎病变压迫脊髓，导致脊髓功能受损。

患者会感觉下肢力量减弱，走路时感觉像踩在棉花上一样，没有踏实感，容易摔倒。这种情况如果不及时治疗，可能会导致下肢肌肉萎缩，进一步影响行走功能。

（三）体征

1. 颈肩部症状

（1）疼痛　这是最常见的症状之一。疼痛的位置多在颈部、肩部和肩胛骨内侧缘等区域。疼痛的性质多样，可能是钝痛、酸痛或刺痛。例如，长时间低头工作，患者会感到颈部后方出现持续性的酸痛，这种疼痛可能会在活动颈部时加重。

（2）肌肉紧张　颈部和肩部的肌肉常处于紧张状态。检查时可以触摸到肌肉发硬，有条索状的肌束。这是因为颈椎病变导致肌肉长期处于代偿性收缩，以维持颈椎的稳定性。比如，斜方肌、肩胛提肌等肌肉会出现明显的紧张。

2. 颈椎活动受限　患者的颈椎前屈、后伸、侧屈和旋转等活动范围会减小。这是由于颈椎的退变结构（如椎间盘突出、骨质增生等）对周围组织产生压迫，或者颈椎关节的炎症导致关节活动度下降。例如，当颈椎间盘突出压迫神经根时，患者在向患侧转头时可能会感到明显疼痛，从而使转头的角度明显小于正常范围。

3. 神经系统体征

（1）上肢放射性疼痛和麻木　这是神经根型颈椎病的典型体征。当颈椎病变压迫神经根时，会产生沿着神经走行方向的放射性疼痛和麻木感。比如，颈椎 C_{5-6} 椎间盘突出可能压迫 C_6 神经根，导致上肢外侧（从肩部到手部大拇指一侧）出现放射性疼痛和麻木，就像触电一样的感觉，并且可能在咳嗽、打喷嚏等增加腹压的动作时加重。

（2）肌力下降　长期的神经根受压会引起所支配肌肉的肌力减退。如 C_7~T_1 神经根受压可能影响手部小肌肉的力量，患者会出现握力下降，表现为拿东西时容易掉落，精细动作（如系纽扣、用筷子等）也会受到影响。

（3）腱反射异常　不同节段的神经根受压会导致相应的腱反射改变。例如，C_{5-6} 节段病变可能引起肱二头肌反射减弱或消失；C_{7-8} 节段病变可能导致肱三头肌反射异常。检查腱反射时，医生会用叩诊锤轻叩相应肌腱部位，通过观察肌肉收缩反应来判断腱反射是否正常。

4. 脊髓受压体征

（1）下肢症状　在脊髓型颈椎病中，脊髓受到压迫会出现下肢症状。患者可能会感到下肢无力，行走时有踩棉花感，即感觉双脚像踩在棉花上一样，深一脚浅一脚，步态不稳。这是因为脊髓传导功能受损，影响了神经对下肢肌肉的控制。

（2）病理反射阳性　当脊髓受压严重时，会出现病理反射。如巴宾斯基征阳性，检查时用竹签轻划足底外侧，从足跟向前至小趾根部再转向内侧，正常反应为足趾向跖面屈曲，而病理反射阳性表现为踇趾背伸，其余四趾呈扇形展开。这提示锥体束受损。

（四）辅助检查

1.X 线检查 X 线检查是通过 X 射线穿透颈椎部位，在胶片或数字成像系统上形成颈椎的影像。它主要用于观察颈椎的整体形态、椎间隙、椎体边缘等基本结构。

通过 X 线检查，可以看到颈椎的生理曲度是否改变。正常颈椎有向前的生理弯曲，当颈椎发生病变时，生理曲度可能变直、反弓（向后弯曲）。例如，长期低头工作的人，颈椎生理曲度可能会变直。还能显示椎体边缘是否有骨质增生，骨质增生在 X 线片上表现为椎体边缘的唇样突起。另外，X 线能够观察椎间隙是否变窄，椎间隙变窄可能提示椎间盘退变或突出。

2.CT 检查 CT 检查是利用 X 射线束对颈椎进行断层扫描，通过计算机处理后形成多个层面的图像。它可以提供比 X 线检查更详细的颈椎横断面结构信息。

CT 检查对于颈椎骨质结构的显示非常清晰，能够准确地发现颈椎骨折、椎体骨质破坏（如结核、肿瘤等病变引起）等情况。在颈椎病的诊断中，它对于观察椎间盘突出的位置、大小和方向很有帮助。例如，CT 可以清楚地显示椎间盘向后外侧突出压迫神经根的情况，并且可以看到突出的椎间盘是否有钙化。

3.MRI 检查 MRI 是利用磁场和射频脉冲成像的技术，可以清晰地显示颈椎的软组织结构，包括椎间盘、脊髓、神经根等。

对于椎间盘病变，MRI 可以区分椎间盘的退变程度。比如，能够发现早期的椎间盘脱水（在 T2 加权像上表现为椎间盘信号减低）。它对于椎间盘突出症的诊断尤为重要，不仅可以看到突出的椎间盘组织对脊髓和神经根的压迫程度，还可以观察到脊髓内部是否有水肿、变性等改变。当脊髓受到长期压迫时，MRI 上可能显示脊髓出现空洞、软化灶等异常信号。同时，MRI 对颈椎部位的肿瘤、炎症等病变也能很好地进行鉴别诊断，因为这些病变在 MRI 图像上有其特定的信号表现。

4. 肌电图检查 肌电图检查是通过记录肌肉在静息和收缩状态下的电活动来评估神经肌肉功能。当颈椎病导致神经根受压时，神经传导功能会发生改变，通过电极检测肌肉的电信号可以发现这些异常。

肌电图检查主要用于判断神经损伤的程度和部位。例如，如果颈椎 C_{6-7} 节段神经根受压，那么支配该神经根的肌肉（如肱三头肌等）在肌电图检查中可能会出现自发电位（纤颤电位、正锐波等），并且运动单位电位的募集减少。肌电图检查可以帮助医生区分是神经根型颈椎病，还是其他神经肌肉疾病引起的上肢症状。

三、康复评定

同"第七章第三节"中"康复评定"的内容。

四、康复指导

（一）改善生活习惯

改善生活习惯是治疗颈椎病的基石。长时间保持不良姿势，如低头看手机、电脑工作等，是导致颈椎病的主要原因之一。因此，调整日常习惯至关重要。

1.保持正确坐姿　确保工作时电脑屏幕与眼睛水平，避免长时间低头。

2.定期休息　每小时至少休息 5~10 分钟，起身活动颈部和肩部。

3.选择合适的枕头　使用能够支撑颈椎曲线的枕头，避免过高或过低的枕头导致颈椎不适。

4.调整睡眠姿势　尽量采用侧卧或仰卧，保持颈部自然伸直。

（二）运动锻炼肌肉

通过特定的颈部和背部肌肉锻炼，可以增强颈椎的稳定性，减轻疼痛。推荐的锻炼如下。

1.颈部伸展运动　缓慢向前、后、左、右倾斜头部，感受颈部肌肉的拉伸。

2.肩部旋转　缓慢旋转肩膀，放松肩背肌肉。

3.抗阻训练　使用弹力带或哑铃进行颈部和肩部的抗阻练习，增强肌肉力量。

（三）日常生活指导

不正确的日常生活方式和姿势会加重腰背痛的症状，治疗师应该从人体功效学的角度对患者进行日常活动指导。卧坐体位转移时，身体侧卧位双上肢用力辅助完成。进行梳洗、备餐等活动时，通过马步或前后弓步完成，同时一侧上肢支撑，避免过度弯腰活动，也可选择坐在椅子上完成。拾捡地面小或轻的物品时，通过屈髋、屈膝和前后弓步完成，过程中保持躯干伸直，物品尽量靠近躯干，也可选择使用拾物器快速完成。对于稍重或大件物品，通过在地面或桌面上平移完成，不必搬运，也可使用推车辅助。重的物品，请多人共同帮忙完成。

五、康复治疗

（一）康复目的

颈椎病的康复目的，主要在于减轻或消除患者的症状，改善其颈椎功能，提高生活质量，并预防疾病进一步恶化或复发。具体包括：①缓解疼痛；②恢复功能；③预防复发；④提高生活质量；⑤促进颈椎健康。

（二）康复方法

1. 现代康复治疗

（1）物理治疗

1）物理因子治疗　物理因子治疗是将声、光、电、磁、热等物理因子作用于颈部，以改善颈部不适症状。常用治疗方法如下。

①高频电疗　如超短波、短波、微波等，通过电磁波的作用，改善颈部组织的血液循环，消除炎症、水肿，起到镇痛作用。

②低频和中频电疗　低频电疗主要用于镇痛和调节交感神经；中频电疗则通过不同频率的电流组合，起到促进血液循环、松解粘连、增强肌力的作用。

③直流电离子导入治疗　利用同级相斥的原理将药物（如 B 族维生素药物、碘离子、中药等）导入体内，以达到治疗目的。

④磁疗　使用环状或板状磁极置于颈部和患肢，通过磁场的作用，改善颈部组织的血液循环，缓解疼痛。

⑤其他物理因子治疗　如石蜡治疗、红外线治疗、湿热敷治疗、超声波治疗等，这些疗法均可作用于局部软组织、骨骼，起到促进血液循环、缓解肌肉紧张或疼痛等作用。

2）牵引治疗　牵引治疗是利用纵向的力量将椎间隙撑开，以达到回纳突出的椎间盘、减轻神经根水肿的作用。最常用于神经根型颈椎病，并且有良好的疗效。牵引的重量大概为身体重量的十分之一，每日牵引 1~2 次，每次 15~30 分钟不等。

（2）运动治疗　颈椎病患者可采取关节活动技术、关节松动技术、肌肉牵伸技术等，在器械或医生帮助下进行治疗。如颈部分别向前、后、左、右等方向活动，注意不可旋转颈部，运动速度也不宜过快，循序渐进地恢复颈椎功能。这种方法可改善颈部组织的血液循环，提高颈部肌肉力量和耐力，纠正颈椎病理性弯曲或功能障碍。

注意事项：①物理治疗通常需要长期坚持才能取得较好的效果，不能期望一蹴而就。②在治疗过程中，患者还需要定期复查，以便及时调整治疗方案。

2. 中医传统康复治疗

（1）常用中医传统康复治疗

1）中药外用

①药膏贴敷　将具有活血化瘀、祛风散寒、通络止痛等功效的中药制成药膏，如消痛贴膏、狗皮膏等，贴敷于颈部疼痛部位，药力可透过皮肤渗透，直达病所，

起到缓解疼痛、减轻肌肉紧张等作用。

②中药熏蒸　利用中药蒸汽的温热和药力作用，选用艾叶、威灵仙、伸筋草等药物进行熏蒸。患者颈部暴露在蒸汽中，可促进局部血液循环，放松肌肉，改善关节活动度，尤其适合有肌肉僵硬、疼痛症状的颈椎病患者。

③中药离子导入　把中药药液通过离子导入仪器，使药物离子经皮肤进入体内，在颈部局部形成较高的药物浓度，更有针对性地发挥药效。比如导入一些活血化瘀、通络的药物，对改善局部症状效果较好。

2）针灸治疗　根据不同证型和症状选取相应穴位。如针刺风池、天柱、颈夹脊、肩井、合谷等穴位，可以起到疏通经络、调和气血、止痛等作用。例如，针刺风池穴能疏风通络，缓解颈部及头面部的不适；颈夹脊穴可直接调节颈部的气血运行和神经功能。

3）推拿治疗　专业的推拿手法包括揉法、㨰法、按法、拿法、扳法等。揉法、㨰法可放松颈部紧张的肌肉；按法、拿法能起到通络止痛、松解粘连的效果；而扳法则可适当调整颈椎关节的位置关系，改善关节活动度，但扳法需由经验丰富的医生操作，避免操作不当造成损伤。

4）拔罐治疗　在颈部及肩部等相关部位进行拔罐，能起到祛风散寒、活血化瘀、消肿止痛的作用。常用的拔罐方法有留罐法、闪罐法、走罐法等。留罐法适用于疼痛部位固定的情况；闪罐法可通过反复吸拔、起罐，增强对局部气血的调节作用；走罐法则沿着经络、肌肉走行等进行移动拔罐，更利于疏通经络、缓解肌肉紧张。

（2）施氏骨伤康复治疗　颈椎病的施氏骨伤康复治疗，同样分三期论治。在初期，活血化瘀、行气止痛；中期，调和营卫，补而和之或行而和之；后期，以补为主。其特殊之处在于，颈椎病饮食以滋补肝肾、活血化瘀为主，如黑豆、核桃、山楂等。颈椎病更需兼顾改善脑部供血，可适量食用红枣、桂圆等补气血食物。与其他疾病相比，颈椎病更注重缓解头部和上肢症状，以及改善脑部供血。同时，需特别注意颈部活动的恢复和颈部保暖。

康复训练指导

六、案例分享

（一）病情简介

张某，男，21岁。

患者诉颈项部疼痛伴活动受限3个月。疼痛起初为阵发性酸痛，后逐渐加重并转为持续性钝痛，尤其在夜间及天气变化时疼痛加剧。同时，患者背部双侧肩胛骨内侧缘疼痛，以胀痛为主，严重影响日常生活和工作。

入院症见：患者神清，精神可，颈部不适、乏力，有酸胀感，头部胀痛，间断性血压升高，血压最高时达 142/90mmHg，无头晕，背部双侧肩胛骨内侧缘疼痛，以胀痛为主，无上肢麻木感，无踩棉感。

（二）诊疗简介

1. 辅助检查 颈部 MRI 检查示颈 $C_{4\sim5}$、$C_{5\sim6}$、$C_{6\sim7}$ 椎间盘突出，进一步确认颈椎病诊断。

2. 治疗方案

（1）中医治疗 三期辨证中药内服、中药熏洗、中药外敷、针灸（取穴：天柱、风池、外关、颈夹脊、肩髎、肩井、天宗、肩髃、臑俞、天髎等穴）、推拿、中医传统功法等治疗疏通经络，从而缓解疼痛和炎症。

（2）西医药物治疗 给予非甾体抗炎药及局部封闭治疗，以缓解疼痛及炎症反应。

（3）物理治疗 采用超短波、红外线光疗等物理疗法，促进局部血液循环，缓解肌肉紧张及粘连。

（4）功能锻炼 指导患者进行颈项部功能锻炼，如颈部伸展、旋转运动等，以恢复颈部关节功能。

（三）康复治疗

1. 手法治疗 手法松解颈项部肌肉，缓解肌肉紧张和疼痛，促进血液循环。

2. 功能训练

（1）颈部伸展动作

1）仰头望掌 身体站立或坐直，双手在身体后方交叉，掌心向外。将头向后仰，双手用力向后伸展，同时头部尽量向后上方看，感受颈部前方的拉伸，保持10~15秒，然后慢慢恢复原位。这个动作可以拉伸颈椎前侧的肌肉，缓解因颈椎间盘突出导致的肌肉紧张。

2）低头拉伸 身体坐直，用右手将头部向右侧下方拉，使下巴尽量靠近胸部，感受颈部后侧的拉伸，尤其是左侧颈部肌肉，保持10~15秒后换另一侧。此动作能有效拉伸颈椎后侧的肌肉。

（2）颈部旋转动作 左右转头：身体站立或坐直，缓慢地将头向左侧转动，尽量转到最大幅度，感觉颈部肌肉的拉伸，保持3~5秒，然后再向右侧转动，左右交替进行，每次转动10~15次。这个动作可以活动颈椎关节，改善颈椎的活动范围，但要注意动作轻柔，避免过度旋转。

（3）颈部侧屈动作　侧头伸展：身体坐直，将右手放在头顶，轻轻将头向右侧拉，使头部向右侧倾斜，感受左侧颈部的拉伸，保持 10~15 秒后换另一侧。这样的动作有助于增强颈部侧方肌肉的柔韧性。

（4）强化颈部肌肉动作　颈部抗阻前屈：身体坐直，用右手放在额头前方，头部向前用力，同时右手施加一个向后的阻力，形成对抗，保持 5~10 秒，然后放松，重复 10~15 次后换另一侧。这可以增强颈部前方的肌肉力量。

（四）回归社会及家庭情况

患者经过 15 天的系统康复后，颈项部疼痛较前明显缓解。之前颈椎病发作时，患者无法做抬头、低头、头部旋转等活动，无法正常打篮球，曾暂时退出过篮球队的练习与比赛。现在患者颈部活动自如，重返校篮球队，继续进行篮球训练，可以逐渐参与各项社交活动。

第八章　常见软组织损伤

第一节　肩周炎

一、概述

肩周炎是一种常见的肩部疾病，医学全称为肩关节周围炎。从病理学角度来说，肩周炎是肩关节周围的肌肉、肌腱、滑囊以及关节囊等软组织发生的慢性无菌性炎症。这种炎症会导致出现肩部疼痛、活动受限等一系列症状。

二、临床特点

（一）病因

长期过度活动或者姿势不良是肩周炎的一个常见病因。例如，一些从事需要反复抬举手臂工作的人群，如建筑工人、油漆工等，他们的肩部肌肉、肌腱等组织长时间处于紧张状态，容易导致劳损，进而引发肩周炎。

1.肩部外伤　肩部曾经受过外伤，如骨折、脱位等，如果治疗不当或者恢复不完全，会影响肩部软组织的正常结构和功能，从而增加肩周炎的发病风险。

2.年龄因素　肩周炎好发于中老年人，随着年龄的增加，肩部的软组织会发生退变，如肌肉力量减弱、肌腱弹性下降、关节囊松弛等。这些退变使得肩部更容易受到损伤，并且损伤后的修复能力也随之下降，从而更容易引发肩周炎。

3.其他因素　一些全身性的疾病，如糖尿病、甲状腺疾病等，也可能与肩周炎的发生有关。虽然具体的发病机制还不完全清楚，但这些疾病可能会影响肩部软组织的代谢或者神经功能，间接导致肩周炎的发生。

（二）症状

肩周炎患者常会感到肩部疼痛，这种疼痛通常是逐渐加重的。最初可能只是在肩部的某一个点有轻微疼痛，比如在肩峰下或者三角肌止点处。随着病情的发展，疼痛会蔓延到整个肩部，甚至会放射到颈部或者上臂。疼痛在夜间可能会更加明显，严重影响患者的睡眠质量。

活动受限方面，由于肩部软组织的炎症，肩关节的活动会受到限制。患者可能在做一些简单的动作时就会感到困难，比如上举手臂、外展手臂（将手臂向身体两侧抬起）、内旋和外旋手臂等动作。严重的肩周炎患者，可能连日常生活中的基本动作，如梳头、穿衣等都难以完成。

（三）体征

1. 视诊　观察肩部外观，是否有肌肉萎缩。在肩周炎的慢性期，由于肩部活动减少，三角肌等肩部肌肉可能出现萎缩，肩部外观可能变得平坦。

查看肩部皮肤有无红肿、瘢痕等异常情况。虽然肩周炎主要是内部软组织的病变，但有时也可能伴有局部皮肤的改变，如在炎症急性期可能有轻微红肿。

2. 触诊　检查肩部肌肉，如三角肌、冈上肌、冈下肌等的紧张度和压痛情况。在肩周炎时，这些肌肉往往处于紧张状态，并且在肌肉的起止点或肌腹处有压痛，比如冈上肌肌腱炎时，在冈上肌止点（肱骨大结节处）压痛明显。

触摸肩关节周围的骨性标志，如喙突、肩峰、肱骨大结节等，判断它们的位置关系是否正常，有无压痛。在肩周炎患者中，这些部位可能有压痛，尤其是在关节囊附着点周围。

3. 活动度检查　检查肩关节的主动和被动活动范围。肩周炎患者会有明显的活动受限，常见的动作如前屈、后伸、外展、内收、外旋、内旋等均会受到不同程度的影响。

一般来说，在肩周炎早期，疼痛可能会导致活动受限；而到了后期，由于关节囊等软组织粘连，活动范围进一步减小，如外展动作可能只能达到30°~40°（正常外展可达180°）。

（四）辅助检查

1.X 线检查　X 线检查主要用于排除肩部其他骨骼病变，如骨折、脱位、骨肿瘤等。在肩周炎患者中，X 线检查可能显示正常，也可能有一些间接征象，如肩部骨质疏松，这是由于肩部疼痛和活动减少导致的废用性骨质疏松；有时可见肩关节间隙变窄，提示关节囊等软组织挛缩。

2.MRI 检查　MRI 能够清晰地显示肩部软组织结构，对肩周炎的诊断有重要意义。其可以看到肩关节囊有无增厚，关节腔内有无积液，肩袖肌腱（冈上肌、冈下肌、小圆肌、肩胛下肌肌腱）有无损伤、炎症等情况。例如，在粘连性肩周炎中，MRI 图像上可显示关节囊周围的炎症性改变，呈高信号影，并且可以看到关节囊与周围组织粘连的情况。

3. 超声检查　超声检查是一种便捷、经济的检查方法，可动态观察肩部软组织情况，能清晰地显示肩部肌肉、肌腱、滑囊等结构。对于肩周炎患者，可以发现肌腱是否增厚、回声是否减低、滑囊内是否有积液等情况。例如，在冈上肌肌腱炎时，超声下可见冈上肌肌腱增厚，内部回声不均匀。

三、康复评定

（一）肌力评定

采用徒手肌力检查（MMT）进行评定。

1. 三角肌肌力检查

（1）前束　患者取坐位或立位，上肢前平举，检查者施加阻力于上臂前方，患者对抗阻力维持前平举动作。根据患者抵抗阻力的能力分为0~5级，0级为完全瘫痪，无肌肉收缩；1级为有轻微肌肉收缩但无关节活动；2级为在无重力情况下能完成关节全范围活动；3级为能抵抗重力完成关节全范围活动；4级为能抵抗部分阻力完成关节活动；5级为正常肌力，能抵抗充分阻力完成关节活动。肩周炎患者由于疼痛和长期制动，三角肌前束肌力可能会下降，如从正常的5级降到3~4级。

（2）中束　患者取坐位或立位，上肢外展90°，检查者施加阻力于上臂外侧，患者对抗阻力维持外展动作，同样按照0~5级评定肌力。

（3）后束　患者俯卧位或坐位，上肢后伸，检查者施加阻力于上臂后方，患者对抗阻力维持后伸动作并评定肌力。

2. 冈上肌肌力检查　患者取坐位或立位，上肢外展30°，检查者施加阻力于上臂外侧，患者对抗阻力维持外展动作，评定肌力等级。肩周炎患者冈上肌肌力可能减弱，这会影响肩部的外展功能。

（二）疼痛评定

1. 视觉模拟评分法（VAS）

2. 数字评分法（NRS）　用0~10这11个数字表示疼痛程度，0表示无痛，10表示剧痛。患者直接选择一个数字来描述自己的疼痛程度。

（三）日常生活能力评定

1. 穿衣　观察患者穿衣的过程，包括穿脱上衣（如套头衫、开衫）的能力。肩周炎患者由于肩部活动受限，可能在将手臂伸进袖子、将衣服拉过肩部等动作上遇到困难。

2. 梳头　梳头动作需要肩部的外展、上举和外旋等复合动作。肩周炎患者可能无法将手臂抬高到足够的高度来完成梳头动作，或者在做这个动作时会感到疼痛。

3. 洗脸 洗脸时需要肩部的前屈、内收等动作。患者可能因为肩部活动范围减小而不能正常完成洗脸动作，比如无法将手伸到脸部的某些部位。

4. 进食 进食过程中，将食物送到嘴边需要肩部一定的活动范围，尤其是上肢的前屈和外展。肩周炎患者可能在将餐具送到嘴边时感到困难，需要借助身体其他部位的代偿动作。

（四）关节活动度评定

1. 前屈 测量方法：患者取站立位或仰卧位，手臂伸直向前抬起，测量手臂与身体冠状面的夹角。肩关节正常前屈范围为 0°~180°，肩周炎患者由于关节囊粘连、肌肉挛缩等原因，前屈角度会减小，可能只能达到 30°~60°。

2. 后伸 测量方法：患者取站立位，手臂伸直向后伸展，测量手臂与身体冠状面的夹角。正常后伸范围约为 0°~50°，肩周炎患者后伸角度往往明显受限，可能只有 10°~20°。

3. 外展 测量方法：患者取站立位，手臂向外侧抬起，测量手臂与身体冠状面的夹角。正常外展范围为 0°~180°，肩周炎患者外展活动受限严重，初期可能只能外展 30°~40°，随着康复进展，角度会逐渐增加。

4. 内收 测量方法：患者取站立位，一侧手臂横过胸前向对侧肩部移动，测量手臂与身体中线的距离。正常内收时手臂可以横过胸前接触到对侧肩部，肩周炎患者内收活动也会受到影响，手臂可能无法完全横过胸前。

5. 外旋 测量方法：患者取仰卧位，肘部屈曲 90°，前臂旋后，肩部外旋，测量前臂与床面的夹角。正常外旋范围约为 0°~90°，肩周炎患者外旋角度会减小。

6. 内旋 测量方法：患者取仰卧位，肘部屈曲 90°，肩部内旋，测量手背能达到的脊柱节段。正常内旋时手背可以达到 T_{7-8} 椎体水平，肩周炎患者内旋功能明显受限。

四、康复指导

（一）健康宣教

术前、术后饮食宜清淡，少油少盐，避免关节内组织炎症、渗液进一步产生。

（二）护理指导

注重心理护理，理解患者，耐心倾听，了解产生焦虑的原因；根据患者对疾病知识的掌握程度，有针对性地进行健康指导。

（三）功能训练指导

术前有计划地进行功能训练，让患者适应并学会康复训练动作。

五、康复治疗

（一）康复目的

1.减轻疼痛　缓解炎症刺激，改善肌肉紧张状态。

2.改善肩关节活动范围　松解粘连组织，恢复肌肉柔韧性。

3.增强肩部肌肉力量　提高肌肉功能，恢复肌肉平衡。

4.提高日常生活能力　独立完成基本活动，恢复社会参与能力。

（二）康复方法

1.现代康复治疗

（1）功能训练

1）被动运动　被动运动可以在肩周炎患者肩部肌肉力量不足或关节活动严重受限的情况下，借助外力帮助改善肩关节的活动范围，防止关节进一步粘连。操作方法如下。①外展运动：患者可仰卧在床上，由家人或康复治疗师一手握住患者的肘部，另一手握住患者腕部，缓慢将患者的手臂向外展方向抬起，达到最大活动范围后保持片刻再慢慢放下。②前屈运动：同样采用仰卧位，家人或治疗师帮助患者将手臂向前抬起，逐渐增加前屈的角度，每次活动要轻柔、缓慢。

2）主动运动　主动运动能够增强肩部肌肉的力量，提高肌肉的协调性和柔韧性，促进肩关节功能的恢复。操作方法如下。①爬墙运动：患者面对墙壁站立，双手或单手沿墙壁缓慢向上爬动，尽量使上肢抬高，达到最大活动范围后保持一段时间，然后再缓慢放下。每天可重复多次。②钟摆运动：患者弯腰，上肢自然下垂，以肩关节为中心，上肢做前后、左右摆动以及顺时针和逆时针方向的旋转运动，摆动的幅度逐渐增大。③耸肩运动：双肩缓慢向上耸起，靠近耳朵，然后再缓慢放下。每次可做 10~15 次，每天 3~4 组。

（2）物理因子治疗

1）热敷　将热毛巾或热水袋放在肩膀处，需控制好温度，避免烫伤皮肤。为了较为持久地保持温度，可以盖一层塑料布，让散热速度减慢。每次热敷 10 分钟左右，能促进局部血液循环，改善肩周炎引发的疼痛。

2）冷敷　在肩部疼痛或肿胀较为严重时，可以使用冷敷来减轻炎症和疼痛。冷敷可以收缩血管，减少血液流向受伤部位，从而减轻肿胀和疼痛。

3）电疗　通过使用低频脉冲电治疗、超短波治疗等方法进行物理治疗，可以扩张血管，改善肩周软组织的血液循环，减轻组织粘连，从而缓解肩周炎引起的疼痛等症状。

4）磁疗　通过使用磁疗贴、磁疗灯等方法进行物理治疗。磁疗产生的磁场可以促进肩关节周围软组织的血液循环，减轻组织粘连，从而缓解肩周炎引起的疼痛等症状。

5）光疗　主要包括氮分子激光、二氧化碳激光、紫外线治疗、红外线治疗等。需要到正规医院进行，家庭中也可以使用红外线灯照射肩部，照射的距离、光的强度需要调节好，热度要以自身舒适为度，每次可以照射 15 分钟左右。光疗能刺激组织再生，加快痛性物质吸收、组织代谢及血液循环，进而达到改善肩周炎的作用。

6）超声波治疗与微波治疗　超声波能深入深层软组织，促进局部血液循环，加速代谢产物排出。微波治疗则利用电磁波产生热量，促进局部血液循环，缓解肌肉紧张。这两种方法都适合各类型的肩周炎患者，特别是在急性发作期使用效果更为显著。

注意事项：在进行任何物理治疗前，应确保不存在禁忌证，并咨询专业医师以确定最佳方案。同时，保持良好的生活习惯，注意肩部保暖，以免导致病情加重。

2. 中医传统康复治疗

（1）常用中医传统康复治疗

1）推拿治疗　轻柔地按揉肩部和周围肌肉，可以缓解肌肉紧张和疼痛，促进肌肉的放松和舒展。推拿治疗则可以进一步放松紧张的肌肉，促进血液循环，缓解肩周炎的症状。主要适用于轻度至中度的肩周炎患者。

2）针灸治疗　通过刺激特定的穴位，疏通经络，从而缓解疼痛和炎症。针灸治疗对于慢性疼痛、关节僵硬等病症有一定的疗效。

（2）施氏骨伤康复治疗

1）施氏骨伤药治技术

①中药内服　损伤早期：可用伤科 1 号方、宽胸逐瘀汤、逐瘀定痛汤。损伤中期：可用伤科 2 号方、接骨续筋丸。损伤后期：可用气血双补汤、补肾通络汤、益肾壮骨丸等。

康复训练指导

②外用散剂　伤科外敷散等。

③外用熏洗　膝关节熏洗方等。

2）施氏骨伤训练功法　施氏正骨根据人体气血运行规律创立"养骨正气操"，强调局部与整体协调，人与自然合一，让肌肉张弛有度，具有摆正骨骼、锻炼关

节、强筋健骨的作用。①锻炼手臂的三角肌：保持身体站直，侧向抬高手臂，然后放下。②耸肩：肩部整体上抬，完成耸肩动作。

六、案例分享

（一）病情简介

张某，男，48岁。

患者诉右肩持续性疼痛伴活动受限3个月。疼痛起初为阵发性酸痛，后逐渐加重并转为持续性钝痛，尤其在夜间及天气变化时疼痛加剧。同时，右上肢外展、上举及旋转等动作明显受限，严重影响日常生活和工作。

入院症见：患者神清，精神可，右肩部疼痛明显，呈持续性钝痛，伴有肩部僵硬感。查体见右肩关节周围肌肉紧张，压痛明显，特别是肩峰下及三角肌附着处。肩关节主动及被动活动均受限，以外展、上举及旋转功能受限最为显著，呈现"冻结肩"状态。患者自诉夜间疼痛加剧，常因疼痛而醒，影响睡眠质量。此外，患者还伴有肩部畏寒，遇冷则疼痛加重的症状。右手托扶着左肘。

（二）诊疗简介

1. 辅助检查　肩部X线检查示肩关节结构未见明显异常，排除骨折及关节脱位等器质性病变。肩部MRI检查示肩周软组织水肿、炎症信号增强，进一步确认肩周炎诊断。

2. 治疗方案

（1）中医治疗　三期辨证中药内服、中药熏洗、中药外敷、针灸（取穴：肩髎、肩井、天宗、肩髃、臑俞、天髎等穴）、推拿、中医传统功法等治疗疏通经络，从而缓解疼痛和炎症。

（2）西医药物治疗　给予非甾体抗炎药及局部封闭治疗，以缓解疼痛及炎症反应。

（3）物理治疗　采用超短波、红外线光疗等物理疗法，促进局部血液循环，缓解肌肉紧张及粘连。

（4）功能锻炼　指导患者进行肩关节功能锻炼，如爬墙运动、画圈运动等，以恢复肩关节功能。

（三）康复治疗

1. 手法治疗　可以松解肩周肌肉，缓解肌肉紧张和疼痛，促进血液循环。

2. 功能训练

（1）爬墙练习　面对墙壁站立，双手沿墙壁缓慢向上爬动，尽量达到更高的高度，然后缓慢向下回到起始位置。这个动作可以增强肩部肌肉力量，改善肩关节的上举功能。

注意事项：在爬墙训练时身体不能侧弯，要使患侧肩关节被动进行内外旋练习，每次在能耐受疼痛的位置停留一段时间，然后逐渐尝试爬得更高。

（2）后背拉伸　患侧手与健侧手相拉，进行后背的拉伸动作，每次做20~30次。这个动作有助于改善肩周炎导致的高举、后背困难等问题。

（3）钟摆运动　取站立位，弯腰，患肢自然下垂，用健侧手扶住患侧手腕，做前后、左右的摆动，如同钟摆一样。这个动作可以逐渐增大活动范围，帮助放松肩部肌肉，增加肩关节的活动度。

（4）外旋运动　双手握住一根木棍或毛巾，然后用一侧手臂带动另一侧手臂向外旋转。这个动作可以锻炼肩关节的外旋功能。

（5）后伸运动　双手在背后握住一根木棍或毛巾，用一侧手向上提拉另一侧手，尽量使另一侧手向上抬高。这个动作能够改善肩关节的后伸活动范围。

（6）拉轮法或拉绳法　在墙或树上安装一个滑轮，通过一根绳子两端各系一个木棍或重物，进行上下拉动的锻炼。这个动作可以锻炼肩关节多个方向的活动能力。

（7）梳头法　双手交替由前额、头顶、枕后、耳后做类似梳头的动作。这个动作有助于改善肩关节的活动范围。

（四）回归社会及家庭情况

患者右肩部疼痛较前明显缓解，肩关节外展、上举及旋转功能受限明显得到改善，能够独立完成日常生活的各项活动，如穿衣、吃饭、洗漱等。患者重返工作环境，可以逐渐参与各项社交活动。

第二节　肩袖损伤

一、概述

肩袖是肩关节周围的一组肌腱（由肩胛下肌、岗上肌、岗下肌及小圆肌组成），形似"袖口"，包裹肩关节的前方、上方及后方。当上述肌腱、组织发生损伤或病变时，则称为肩袖损伤。

二、临床特点

（一）病因

1. 老化退变 随着年龄的增长，肩袖组织会逐渐老化退变，日常活动也可能导致肩袖病变，如肌腱变薄和磨损、血液供应减少等。

2. 慢性劳损 经常把手臂举过头顶的活动（如网球、游泳或刷漆等）可导致肩袖周围的骨性结构发生互相碰撞、挤压和损伤肩袖。即便是正常的运动，时间过长也会对肩袖造成压力或损伤。

3. 创伤或运动损伤 肩袖撕裂可由运动、创伤或严重跌倒等情况引起，尤其对于老年人或肩部损伤者，简单的动作（如举起手提箱等）也可导致肩袖撕裂。

（二）症状

1. 肩部疼痛 疼痛以肩前外侧疼痛为主，尤其是举过头顶或对抗阻力时疼痛更加明显。部分患者夜间休息时疼痛剧烈，难以忍受。完全撕裂时也可能没有任何疼痛症状（主要表现为肌无力），尤其是缺乏活动的老年人。

2. 肩关节活动障碍 最常表现为肩关节外展活动受限（从身体侧方上抬手臂），有时可感觉到肩关节像被卡住、绞锁而不能继续活动。严重时，甚至手臂举过头顶、自己梳头发等日常活动都难以完成。

3. 肩部无力 自觉患侧肩部肌肉乏力（轻微撕裂时难以察觉）。

（三）体征

1. 冈上肌相关检查试验 冈上肌起始于肩胛骨的冈上窝，经肩胛冈上部、喙肩韧带及肩峰下滑囊下面、肩关节囊上面，止于肱骨大结节上切迹，其主要功能是使肩关节外展。肩袖损伤以冈上肌最为多见，尤其多发于冈上肌腱远端 1 cm 内。这可能与此部位血运较差，且经常受肩峰部位喙肩韧带的磨损有关。与冈上肌腱相关的肩关节检查主要是肩关节外展功能的检查。

（1）落臂试验 检查者将患者肩关节外展至 90° 以上，屈曲 30°，拇指向下，患肩不能保持位置，无力坠落者为阳性。此试验用于检查冈上肌维持姿势功能。

（2）0° 外展抗阻试验 上肢位于身体的侧方，患者对抗检查者的阻力，用力外展，出现疼痛则为阳性。该试验用于检查肩关节外展 30° 的起始功能。

（3）Jobe 试验（空罐试验） 肩关节水平位内收 30°，冠状位外展 80°~90°，肩内旋、前臂旋前使拇指指尖向下，双侧同时抗阻力上抬。检查者于腕部施以向下的压力。患者感觉疼痛、无力者为阳性，提示冈上肌损伤。

2. 冈下肌与小圆肌相关检查试验　冈下肌起始于冈下窝，止于肱骨大结节中部；小圆肌位于冈下肌下方，起始于冈下窝下部，止于肱骨大结节下部。冈下肌与小圆肌都位于冈下窝内，其作用也相同，均是使肩关节内收、外旋。与其相关的肩关节检查主要是肩关节外旋功能的检查。

（1）坠落试验　患者取坐位，肩关节在肩胛骨平面外展90°，屈肘90°，检查者使患者肩关节达到最大程度的外旋，然后放松，嘱患者自行保持该位置。若患者无力保持最大外旋，手从上方坠落，致肩内旋，则为阳性，提示冈下肌、小圆肌损伤。

（2）外旋减弱征　患者肘关节屈曲90°，肩关节在肩胛骨平面外展20°。检查者一只手固定患者肘关节，另一只手使患者肩关节外旋达最大程度，然后放松，嘱患者自行保持最大外旋。若外旋度数逐渐减小，则为阳性，提示冈下肌、小圆肌损伤。

（3）外旋抗阻试验（ERRS）　患者肩处于内收位，屈肘90°，肘部处于体侧并夹紧。嘱患者抗阻力将双肩外旋，使双手远离体侧，若出现肩部疼痛则为阳性，也提示冈下肌、小圆肌损伤。

3. 肩胛下肌相关检查试验　肩胛下肌位于肩胛骨前面，呈三角形。起自肩胛下窝，肌束向上经肩胛关节的前方，止于肱骨小结节，其作用是使肩胛关节内收、内旋及后伸。与其相关的肩关节检查主要是肩关节内旋功能的检查。

（1）抬离试验　患者将手背置于下背部，手心向后。然后嘱患者将手抬离背部，必要时可以适当给予阻力。若患者手无法抬离背部，则为阳性，提示肩胛下肌损伤。

（2）压腹试验　又称拿破仑试验，患者将手置于腹部，手背向前，屈肘90°，肘关节向前。检查者将患者手向前拉，而嘱患者抗阻力做压腹部的动作。患者在将肘向前时不能保持手压腹的力量或肩后伸则为阳性，提示肩胛下肌损伤。另一个方法是患者双侧压腹部，检查者压患者肘部，通过肌力来判定肩胛下肌的损伤情况。

（3）内旋衰减征（IRLS）　患者将手置于下背部，屈肘约90°，手心向后。检查者将患者的手和前臂向后拉离背部至最大肩内旋度数，然后放松，嘱患者自行保持该位置。患肩无力保持者为阳性，提示肩胛下肌损伤。

4. 肩峰撞击试验　在肩关节上方，肩峰、喙突及喙肩韧带组成喙肩弓，其与肱骨大结节及肩袖的摩擦、撞击也是引起肩袖损伤的常见原因。因此，在临床工作中，还有一些针对肩峰下撞击的检查，在此一并介绍。

（1）Neer 征　检查者立于患者背后，一手固定患者肩胛骨，另一只手保持患者肩关节内旋位，使患肢拇指尖向下，然后使患肩前屈过顶，若诱发出疼痛，即为阳性。该检查的原理是人为地使肱骨大结节与肩峰前下缘发生撞击，从而诱发疼痛。

（2）Hawkins 征　检查者立于患者后方，使患者肩关节内收位前屈 90°，肘关节屈曲 90°，前臂保持水平。检查者用力使患侧前臂向下致肩关节内旋，出现疼痛者为试验阳性。该检查的原理是人为地使肱骨大结节和冈上肌腱从后外侧向前内侧撞击喙肩弓。

（3）疼痛弧征　患臂上举 60°~120° 范围内，出现肩前方或肩峰下区疼痛即为阳性。该检查的疼痛由损伤的肩峰下间隙内结构与喙肩弓之间摩擦引起。

上文结合组成肩袖的 4 条肌肉的解剖及功能，分别对肩袖各肌肉及肩峰撞击试验的检查做了介绍。在临床工作中，有针对性的体格检查对肩袖损伤的诊断具有重要意义。因此，对怀疑有肩袖损伤的肩痛患者，应根据肩袖各肌肉的解剖及功能，对患者进行相应的体格检查，以明确肩袖损伤的诊断。

（四）辅助检查

1.X 线检查　X 线检查用来评估肩峰形态、肱骨头和肩盂、肩峰的关系。在正位片上，大结节的硬化、增生及局限性骨密度降低，甚至囊肿形成，都是肩袖损伤的重要间接征象

2.B 超检查　B 超检查是一项无创、经济、准确性较高的方法，具有能够动态观察的优势，并且可以同时检查双侧肩关节。B 超检查可较为敏感地显示肩袖全层断裂。

3.MRI 检查　MRI 检查是目前在诊断肩袖疾病中最常用的检查方法，对全层肩袖损伤的敏感性和特异性分别高达 96% 和 98%，因此成为目前判断肩袖损伤最为有效的辅助检查方法。

三、康复评定

（一）疼痛的评定

视觉模拟评分法、简明疼痛评估量表等。

（二）肩关节功能障碍相关量表

美国加州大学（UCLA）肩关节评分，Constant–Murley 评分，肩关节疼痛和功能障碍指数等量表。

四、康复指导

（一）健康宣教

向患者介绍手术方法、目的、术后注意事项，使患者了解手术的安全性。

（二）护理指导

进行心理疏导，消除患者紧张的情绪，利用药物及选择正确的摆放体位缓解患者的疼痛，指导、协助患者佩戴肩外展支具。

（三）功能训练指导

指导患者主动活动关节，如耸肩、扩胸、肘和腕关节的屈伸活动，尽可能防止关节的粘连，加强肩关节周围肌肉的力量，提高手术的成功率。

五、康复治疗

（一）康复目的

1.减轻疼痛和炎症　在康复的初期，主要目标是减轻肩部的疼痛和炎症，通过适当的休息、冷敷和物理治疗等手段实现。

2.恢复运动范围　随着炎症的减轻，康复的下一步是恢复肩关节的正常运动范围。这通常包括被动和主动的关节活动练习。

3.增强肌肉力量和稳定性　在运动范围恢复后，康复计划会逐步增加肩部肌肉的力量和稳定性训练。这通过特定的肌肉强化练习来实现。

4.恢复日常活动能力　最终目标是帮助患者恢复完全的日常活动能力，包括工作和生活中的各种动作，如抓取、举起等。

5.预防再次损伤　康复的最后一个目的是通过正确的康复训练和习惯培养，减少肩袖损伤复发的风险。

（二）康复方法

1.现代康复治疗

（1）被动前屈训练　患者取仰卧位，患侧上肢处于外展30°~45°，在健侧手辅助下进行，训练时避免疼痛。

（2）被动外旋训练　患者取仰卧位，患侧上肢处于外展30°~45°，上臂下垫毛巾卷，使肱骨头保持在肩胛骨平面，健侧上肢横握治疗棒，辅助患肩进行外旋活动。该练习须在无痛及限制的活动度内进行。

（3）钟摆运动　患者身体前屈（弯腰），双手下垂（或健手扶桌），做前后左右摆动及顺、逆时针划圈。训练时确保这项运动是被动的，由躯干发动并带动肩关节在不同平面做小弧度运动。

（4）爬墙练习　面墙站立，患侧手扶墙面，手指向上攀爬，循序渐进。

（5）哑铃锻炼　患肢持 2~3kg 的哑铃行肩关节外展、上举练习。

（6）划船动作或做游泳动作练习　通过此动作可以把内收、外展、内旋、外旋、前屈、后伸及上举等多方面动作联合起来，活动肩关节。

（7）短波、冰敷、电疗等现代物理治疗。

2. 中医传统康复治疗

（1）常用中医传统康复治疗

1）推拿治疗　轻柔地按揉肩部和周围肌肉，可以缓解肌肉紧张和疼痛，促进肌肉的放松和舒展。推拿治疗则可以进一步放松紧张的肌肉，促进血液循环，缓解肩周炎的症状。主要适用于轻度至中度的肩周炎患者。

2）针灸治疗　通过刺激特定的穴位，疏通经络，从而缓解疼痛和炎症。针灸治疗对于慢性疼痛、关节僵硬等病症有一定的疗效。

（2）施氏骨伤康复治疗

1）施氏骨伤药治技术

①中药内服　损伤早期：可用伤科 1 号方、宽胸逐瘀汤、逐瘀定痛汤。损伤中期：可用伤科 2 号方、接骨续筋丸。损伤后期：可用气血双补汤、补肾通络汤、益肾壮骨丸等。

康复训练指导

②外用散剂　伤科外敷散等。

2）施氏骨伤训练功法　①肩部环转：保持身体站直，双手叉腰，肩关节向前后左右四个方向做环转动作。②耸肩：肩部整体上抬，完成耸肩动作。

六、案例分享

（一）病情简介

邹某，女，24 岁。

患者诉摔伤后右肩持续性疼痛伴活动受限 1 个月。疼痛起初为阵发性酸痛，后逐渐加重并转为刺痛。同时，右上肢外展、上举及旋转等动作明显受限，严重影响患者日常生活和工作。

入院症见：患者神清，精神可，右肩部疼痛明显，呈活动性刺痛，伴有肩部僵硬感。查体见右肩关节周围肌肉紧张，压痛明显，特别是肩峰下及三角肌附着处。肩关节主动及被动活动均受限，以外展、上举及旋转功能受限最为显著。

（二）诊疗简介

1. 辅助检查 肩部 X 线检查示肩关节结构未见明显异常，排除骨折及关节脱位等器质性病变。肩部 MRI 检查示冈上肌腱撕裂，肩周软组织水肿、炎症信号增强，进一步确认肩袖损伤诊断。

2. 治疗方案

（1）手术治疗 行冈上肌肌腱修补术。

（2）中医治疗 三期辨证中药内服、中药熏洗、中药外敷、针灸（取穴：肩髎、肩井、天宗、肩髃、臑俞、天髎等穴）、推拿、中医传统功法等治疗疏通经络，从而缓解疼痛和炎症。

（3）西医药物治疗 给予非甾体抗炎药及局部封闭治疗，以缓解疼痛及炎症反应。

（4）物理治疗 采用超短波、红外线光疗等物理疗法，促进局部血液循环，缓解肌肉紧张及粘连。

（5）功能锻炼 术后指导患者进行肩关节功能锻炼，如爬墙运动、画圈运动等，以恢复肩关节功能。

（三）康复治疗

1. 术后第一阶段（3 周内）

（1）钟摆运动，每日 5~10 次。

（2）被动前屈训练，每日 5~10 次。

（3）被动外旋训练，每日 4~8 次。

2. 术后第二阶段（4~6 周）

（1）主动前屈训练，每日 5~10 次。

（2）爬墙训练，每次 10~20 个往返，每日 3~5 次。

3. 术后第三阶段（7~12 周）

（1）屈肘展肩训练 以上臂为转动轴，前臂沿水平位尽量内收和外展。一收一展为 1 下，每次 12~36 下，每天 3~5 次。

（2）内收探肩训练 患肢屈肘，用健肢扶托患肢肘部，使患肢内收，患侧手尽量探摸健侧肩部，并逐渐向后探摸健侧肩胛部，还原复位后重复上述动作。每次 12~36 下。

（3）外展指路训练 患肢伸直，向前抬起呈水平位，然后外展 90° 后复原，每次 12~36 下，每天 3~5 次。

（4）被动外展外旋训练 患者取仰卧位，患侧上肢处于外展 90°，上臂下垫毛巾卷，使肱骨头保持肩胛骨平面（约与床面成30°角），健侧上肢横握治疗棒，辅助患肩进行外旋活动。该练习须在无痛及限制的活动度内进行。

（5）内收探肩训练　患者取仰卧位，使肩胛骨固定，患肢置于胸前尝试搭向健肩，同时在健肢辅助下向内侧牵拉。

4. 术后第四阶段（12周后）

（1）哑铃锻炼。

（2）划船动作或做游泳动作练习。

（四）回归社会及家庭情况

患者经过系统的康复治疗及后续持续跟进的家庭康复训练，3个月后已经能够完成做饭、拖地等日常的家务劳作，关节活动也基本不受限制。

第三节　膝骨关节炎

一、概述

膝骨关节炎是一种慢性关节疾病，又称增生性关节炎、肥大性关节炎、老年性关节炎、骨关节病、软骨软化性关节病。其主要病变是关节软骨的退行性改变和继发性骨质增生。该病可以继发于创伤性关节炎、畸形性关节炎。多见于中老年人群，女性发病率较高。

二、临床特点

（一）病因

1. 年老退变　随着年龄的增长，人体的各个器官和组织都会发生退行性变化，膝关节作为承重和运动的主要关节之一，其关节软骨和周围组织的退变是不可避免的。这种退变会导致关节软骨变薄、失去弹性，进而引发骨性关节炎。

2. 肥胖　体重的增加会使膝关节单位面积的受力增大，从而加重膝关节的磨损，所以肥胖是骨性关节炎的重要诱因。

3. 关节损伤　膝关节的损伤，如骨折、脱位、韧带撕裂等，会导致关节结构的改变和关节软骨的损伤，进而引发骨性关节炎。

4. 职业因素　长期从事重体力劳动或某些特殊职业，如矿工、建筑工人、舞蹈演员等，由于长时间承受高强度的工作压力和不当的姿势，容易导致膝关节的慢性劳损和损伤，进而增加骨性关节炎发生的风险。

5. 遗传因素　基因对于关节的结构、代谢和修复能力具有一定的影响，因此有膝骨关节炎家族史的人群的患病风险相对较高。

6. 骨质疏松　骨质疏松患者的软骨下骨小梁变薄变硬，其承受压力的能力下降，因此出现骨性关节炎的概率更高。

7. 疾病因素　例如糖尿病、痛风等代谢性疾病，会影响关节软骨的正常代谢和修复能力，增加膝骨关节炎的发生风险。而类风湿关节炎、强直性脊柱炎等免疫性疾病，会导致关节内的炎症反应，破坏关节软骨和周围组织，进而引发骨性关节炎。

（二）症状和体征

1. 关节疼痛　这是最常见的症状，疼痛通常在活动时加重，休息后缓解。疼痛可能与天气变化特别是寒冷天气有关。

2. 关节肿胀　由于关节内滑膜液增多，患者可能会感觉到关节肿胀。

3. 关节僵硬　特别是早晨起床时，感觉关节僵硬，需要一段时间活动后才能缓解。

4. 活动受限　疾病进展到一定阶段，关节的活动范围会受到限制，患者可能难以弯曲或伸直膝关节。

5. 关节畸形　在疾病的后期阶段，由于长期的磨损和增生，膝关节可能会出现畸形，如 O 型腿或 X 型腿。

6. 弹响　患者可能会听到膝关节活动时发出的响声，这是由于关节面不平整或软骨磨损造成的。

7. 交锁　有时患者在活动膝关节时会感觉关节被卡住，这是因为关节内可能有游离体存在。

（三）辅助检查

1. X 线检查　X 线检查是诊断膝骨关节炎的常用方法，可以显示关节间隙变窄、软骨下骨硬化、囊性变、关节边缘骨赘形成等。

2. MRI 检查　MRI 能够提供关节软组织的详细信息，如软骨损伤、关节滑液渗出、软骨下骨髓水肿、滑膜炎和半月板或韧带损伤等。

3. 超声检查　超声可以帮助检测关节少量渗出、滑膜增殖、骨赘、腘窝囊肿和炎症反应，也有助于鉴别侵蚀性和非侵蚀性骨性关节炎。

三、康复评定

1. 感觉功能评定　主要对疼痛进行评定。评定方法包括目测类比法、数字定级法、词语定级法和压痛积分法等。

2. 关节活动度（ROM）评定　分为主动关节活动度（AROM）和被动关节活动度（PROM），通常使用手工量角器测量。

3. 肌力评定　包括徒手肌力评定（MMT）和器械肌力评定，涉及等长肌力评定、等张肌力评定与等速肌力评定。

4. 步行时间及步态评定　使用20米步行时间测定及"起立－行走"计时测试来评估步行能力及步态。

四、康复指导

（一）健康宣教

（1）尽量不要穿高跟鞋，而要穿厚底而有弹性的软底鞋，减少膝关节所受冲击力。

（2）避免体重超重而加重膝关节的负担。一旦超重，就要积极减肥，控制体重。

（3）避免膝关节过度劳累或反复弯曲膝盖，尽量少上下楼梯、少登山、少久站、少提重物。

（4）避免长时间下蹲、半蹲。定期伸展双腿，休息膝盖。

（5）需要蹲下、跪下工作或参加可能使膝盖处于危险之中的运动时，请佩戴护膝保护膝盖。

（二）功能训练指导

在疼痛缓解后，可以通过特定的训练来增强膝关节周围的肌肉力量，增加膝关节的稳定性。包括如下内容。

1. 等长收缩训练　在患侧膝关节下放置毛巾卷，主动伸膝下压毛巾卷，每次坚持5秒以上。

2. 等张收缩训练　取仰卧位，患肢屈膝90°放于床上，保持大腿固定，缓慢将小腿伸直抬离床面。

3. 臀桥训练　取仰卧位，双足踩在床面上，用背部和双足支撑，缓慢尽力抬起腰部和臀部至最大限度。

4. 仰卧位踩单车训练　取仰卧位，双下肢屈髋屈膝90°，交替伸髋伸膝。

5. 下蹲夹球训练　靠墙站立，重心置于健侧，背部紧贴墙下蹲，在两腿之间夹住篮球。

五、康复治疗

（一）康复目的

1. 缓解疼痛 通过药物、物理治疗等方法减轻关节疼痛，提高患者的日常活动能力。

2. 改善关节功能 通过特定的运动治疗和物理治疗，保持或改善关节的灵活性和稳定性。

3. 延缓疾病进展 通过调整日常活动和适当的治疗方法，减缓关节炎的进一步恶化。

（二）康复方法

膝骨关节炎的康复治疗包括多个方面，主要涉及运动治疗、物理因子治疗、药物治疗和手术治疗等。以下是一些具体的治疗措施。

1. 现代康复治疗

（1）运动治疗 适当的运动可以帮助保持关节的灵活性和肌肉的力量，减轻疼痛。建议进行低冲击性的运动，如游泳和骑自行车，以避免对膝关节造成额外的压力。此外，做如下特定的肌肉强化训练也可以帮助支持关节、减少疼痛。

1）股四头肌等长收缩练习 患者取仰卧位，膝关节伸直，主动收缩股四头肌（大腿前侧肌肉），使其绷紧，保持几秒钟后放松。这种训练可以增强大腿肌肉力量，有助于膝关节的稳定。

2）直腿抬高 患者取仰卧位，膝关节伸直，缓慢抬起下肢至与床面成一定角度，保持几秒钟后缓慢放下。此训练可增强大腿后侧肌肉和臀部肌肉的力量，促进膝关节功能恢复。

3）膝关节屈伸 患者取坐位或仰卧位，缓慢进行膝关节的屈伸运动，逐渐增加活动范围。此训练有助于恢复膝关节的灵活性。

4）静蹲练习 患者后背靠墙，双脚与肩同宽，脚尖及膝关节正向前，随着力量增加逐渐增加下蹲的角度。此训练可增强大腿肌肉和膝关节的稳定性。

（2）物理因子治疗 物理因子治疗是膝骨关节炎治疗的重要组成部分，包括热疗、水疗、超声波治疗和电刺激治疗等。这些治疗方法可以增加关节的血液循环，减轻炎症和疼痛。

（3）药物治疗

1）口服药物 如氨基葡萄糖和硫酸软骨素，这些药物有助于保护和修复关节软骨。

2）局部用药　如外用的消炎止痛药膏或乳胶剂。

3）注射治疗　在关节腔内注射透明质酸或皮质类固醇，可以帮助减轻炎症和疼痛。

2. 中医传统康复治疗

（1）常用中医传统康复治疗

1）推拿治疗　通过手法放松肌肉、促进血液循环，缓解疼痛和僵硬。

2）关节松动术　通过被动活动关节，改善关节活动度，预防粘连。

3）针灸治疗　传统针灸：通过刺激特定穴位，调节气血，缓解疼痛和炎症。电针治疗：结合电流刺激，增强针灸效果，促进神经和肌肉功能的恢复。

（2）施氏骨伤康复治疗

1）施氏骨伤药治技术

①内服中药　根据患者体质和病情，使用活血化瘀、强筋壮骨的中药。损伤早期：可用伤科 1 号方、宽胸逐瘀汤、逐瘀定痛汤。损伤中期：可用伤科 2 号方、接骨续筋丸。损伤后期：可用气血双补汤、补肾通络汤、益肾壮骨丸等。

康复训练指导

②外用中药　通过药膏、药浴等方式，直接作用于患处，促进愈合。

③外用散剂　伤科外敷散等。

④外用熏洗　膝关节熏洗方等。

2）施氏骨伤训练功法　施氏正骨根据人体气血运行规律创立"养骨正气操"，强调局部与整体协调，人与自然合一，让肌肉张弛有度，具有摆正骨骼、锻炼关节、强筋健骨的作用。

①锻炼小腿的三头肌　保持身体站直，踮起脚尖，然后放下。

②锻炼臀大肌　保持身体站直，双手叉腰，向后踢腿。1 分钟内做 30~40 下，每天可以练习 500 下。

③刮髌骨　拇指、食指、中指像钳子一样抓住髌骨，上下刮动。

六、案例分享

（一）病情简介

张某，女，65 岁，农民，长期从事体力劳动。

患者精神较好，左膝疼痛较重，以胀痛为主，行走跛行，双下肢乏力，左膝未见明显畸形，局部稍肿胀、肤温、肤色未见明显异常，左膝广泛性压痛，膝关节内、外翻应力试验阳性，抽屉试验阴性，Lachman 试验阳性，膝关节研磨试验阳性，浮髌试验阳性，左膝关节活动受限，左下肢近端肌力 4 级，远端肌力 4 级，

关节活动度 0°~90°，双下肢肌张力基本正常。

（二）诊疗简介

1. 辅助检查

（1）X线检查提示关节间隙变窄，关节边缘有骨赘形成，关节面不平。

（2）磁共振平扫场强 ≥ 1.5T，见左膝髌骨软化症，内侧半月板水平撕裂，外侧半月板变性；内侧副韧带损伤；关节腔积液，滑膜炎。

2. 治疗方案

（1）中医治疗　以综合性保守治疗为主。中医治法：活血化瘀，理筋止痛。

1）予中药热奄包治疗（左膝、左下肢等相关部位交替）。

2）常规针刺（左膝、左下肢取穴及辨证取穴）。主穴：阴陵泉、内膝眼、犊鼻、鹤顶、血海、阳陵泉、梁丘、足三里、阴谷、委中、曲泉、地机、解溪、丘墟等。辨证加减：如血瘀气滞型，加阴郄、膈俞、血海、行间、阿是穴。以上诸穴每次取 10~12 穴毫针刺，用泻法，留针 20~30min，每日 1 次。阿是穴可刺络放血。

3）悬空灸、中药贴敷（左膝），以活血祛瘀止痛对症治疗。

4）中药外用，予舒筋透骨熏洗方熏洗患肢，舒筋通络。具体拟方如下：伸筋草 30g，凤仙透骨草 30g，香加皮 24g，醋制三棱 24g，醋莪术 24g，秦艽 24g，海桐皮 24g，川牛膝 20g，木瓜 20g，红花 10g，苏木 20g。

（2）物理治疗　局部手法松解、运动治疗等。

（3）作业治疗　肌肉骨骼基础作业治疗。

（4）康复护理　治疗指导、健康宣教等。

（三）康复训练

1. 理疗　低频电治疗及短波消炎止痛，冲击波松解修复。

2. 运动康复　疼痛缓解的同时，可通过训练膝关节周围肌肉的力量，增加膝关节稳定性。

（1）增强等长收缩训练　患者取长坐位，在患侧膝关节下放置一毛巾卷，让患者主动伸膝下压毛巾卷。每次坚持 5 秒及以上，每小时 50~100 次。

（2）等张收缩训练　患者取仰卧位，患肢屈膝 90° 放于床上，保持大腿固定，缓慢将小腿伸直抬离床面，尽量伸直膝盖，末期在空中维持 5 秒，而后再缓慢恢复至屈膝 90° 起始位。每组 20~30 次。

（3）臀桥训练　患者取仰卧位，双足踩在床面上，用背部和双足支撑，缓慢尽力抬起腰部和臀部至最大限度，末期在空中维持 5 秒，然后缓慢恢复至起始位。

若患者完成较轻松，可进阶至健侧平放，患侧下肢踩在床面，单腿撑起腰部和臀部。每组 15~20 次。

（4）仰卧位踩单车训练　患者取仰卧位，双下肢屈髋屈膝 90°，交替伸髋伸膝，模拟骑自行车动作，动作缓慢而有力。必要时可于踝关节处加沙袋等负荷。每组 20~30 次。

（5）下蹲夹球训练　患者靠墙站立，重心置于健侧，背部紧贴墙下蹲 30°~40°，在两腿之间夹住篮球，不让其掉下。末期在空中保持 5 秒，然后缓慢恢复至起始直立位。

（6）关节活动训练　首先让患者保持仰卧位，并在 CPM 机上固定患肢，依据实际情况将活动范围予以明确，一天 2 次，每次训练时间为 30 分钟。若患者未出现疼痛，可以将活动范围适当增加。其次活动髌骨，以大拇指推动髌骨进行最大限度活动。

（四）回归社会及家庭情况

患者经过半个多月的住院治疗和定期门诊复查指导康复，以及患者自己坚持做家庭康复训练，已经能够完全下蹲且没有疼痛产生。现在患者已经能够自由如厕不受限，能够完成日常家务，基本回归家庭生活。

第四节　膝关节韧带损伤

一、概述

膝关节韧带损伤是指膝关节周围的韧带，包括内侧副韧带、外侧副韧带、前交叉韧带和后交叉韧带，受到外力作用后发生的撕裂或损伤。这种损伤通常发生在膝关节受到过度拉伸、扭转或撞击的情况下，可能导致疼痛、肿胀、活动受限和膝关节不稳定等症状。治疗上，部分断裂可以采取保守治疗，而完全断裂则可能需要手术治疗。

二、临床特点

（一）病因

1. 内侧副韧带损伤　常见原因包括膝外翻暴力，如膝关节外侧受到直接暴力，使膝关节猛烈外翻，导致内侧副韧带损伤。此外，当膝关节半屈曲时，小腿突然外展外旋，也可能导致内侧副韧带损伤。

2. 外侧副韧带损伤　主要为膝内翻暴力所致。外侧副韧带通常不易单独受损，往往合并腓骨小头骨折。如果暴力强大，髂胫束和腓总神经都可能受损。

3. 前交叉韧带损伤 原因包括膝关节伸直位内翻损伤和膝关节屈曲位外翻损伤。前交叉韧带很少单独损伤，通常合并内、外侧副韧带与半月板损伤。另外，来自膝关节后方的暴力也可能导致前交叉韧带损伤。

4. 后交叉韧带损伤 无论膝关节处于屈曲位或伸直位，来自前方的使胫骨上端后移的暴力都可以使后交叉韧带损伤。后交叉韧带损伤相对少见，通常与前交叉韧带同时损伤，单独后交叉韧带损伤更为少见。

（二）症状和体征

1. 疼痛 膝关节处会出现剧烈疼痛，特别是在韧带受伤后，患者可能无法继续运动或工作。

2. 肿胀和压痛 受伤后膝关节处会发生肿胀，常伴有皮肤瘀紫，膝关节周围也会出现明显压痛。

3. 积液 膝关节局部疼痛且有肿胀感，关节处可能出现红肿和发热。

4. 膝部肌痉挛 由于剧烈疼痛和精神紧张，膝关节周围的肌肉可能出现痉挛和僵硬。

5. 声响 有些患者在运动导致的韧带损伤时，可能会听到韧带撕裂样的声响。

6. 关节交锁 有时关节会感觉卡住，无法正常活动，这可能是韧带损伤后导致关节内物质异常或关节面受损。

7. 活动受限 受伤侧的下肢可能无法正常活动，向内侧或外侧旋转膝盖会感到疼痛而无法进行下去。

8. 侧副韧带应力试验阳性 在膝关节完全伸直位与屈曲 20°~30° 位置下，做被动膝内翻动作，若外侧疼痛或活动度加大，则提示有外侧副韧带撕裂或断裂；相反方向试验，检查内侧副韧带。

9. 抽屉试验阳性 患者膝关节屈曲 90°，检查者用双手握住胫骨上段向前拉动，并注意胫骨结节前移的幅度，前移增加时表示前交叉韧带断裂；相反方向检查，后移增加时表示后交叉韧带断裂。试验必须与健侧对比才能得出可信结论。

（三）辅助检查

普通 X 线检查只能显示撕脱的骨折块。为了显示有无内、外侧副韧带损伤，可在膝内翻和膝外翻应力位置下摄片，但要在局部麻醉后进行。

MRI 对韧带损伤的检查敏感度高，可以清晰地显示韧带的损伤情况。

三、康复评定

（一）关节功能评定

1. 被动关节活动度（PROM） 患者放松肌肉，治疗师或医生手动移动膝关节，测量从完全伸直到最大屈曲的角度。

2. 主动关节活动度（AROM） 患者自主控制肌肉收缩，完成膝关节的伸直和屈曲动作，测量活动范围。

3. 正常和异常 ROM 的对比 将患者膝关节的活动度与正常 ROM 进行对比，识别受限或过度活动。

（二）肌肉长度和力量测试

评估大腿前后肌群的力量和柔韧性，识别可能的肌肉失衡。

（三）长度和围度测量

使用卷尺在相同的位置测量双侧膝关节的周径，比较差异。

（四）疼痛评定

使用 VAS 视觉评估法进行评定。

（五）日常生活能力评定

使用日常生活能力（ADL）评定量表进行评定。

四、康复指导

（一）健康宣教

1. 保守治疗 当膝关节交叉韧带只是受到较轻的损伤，没有完全断裂或者只是较为轻微的撕裂时，可以采用严格的保守治疗，需要使用石膏固定 6 周，然后拆除石膏外固定做关节的功能锻炼。

2. 手术治疗 如果膝关节韧带已经完全断裂，则需要在关节镜下做韧带的重建手术。术前可以在床上做股四头肌等长收缩训练、踝泵训练、床面滑动屈腿训练等活动，防止出现损伤后的一些并发症。

（二）护理指导

（1）手术当天嘱患者不要进食牛奶、豆浆类等产气食物，容易产生腹胀不适。

（2）手术当天要求患者不要进食辛辣刺激性食物，禁烟酒，多饮水。

（3）手术当日返回病房后需要求患者禁食、禁水6小时，之后让患者从清淡、易消化半流质饮食慢慢过渡到正常饮食。多食高蛋白、高钙、高维生素等食物，如鱼虾、排骨、牛肉、新鲜水果蔬菜等，以补充足够的营养，促进伤口愈合及机体恢复。

（三）功能训练指导

1. 踝泵运动　术后尽早开始，利于减轻肿胀、防止血栓形成。患者勾脚，持续5秒，再把脚绷直，持续5秒，每小时重复30次。

2. 股四头肌运动　患者平躺，尽量把腿伸直并绷紧，保持5秒，重复10次。

3. 直抬腿练习　术后第1天，将患肢伸直后，直腿抬高至足跟离床15cm处，保持5秒，每组30次，每日3~4组。

4. 屈膝练习　每天进行一次屈膝练习。具体进度大致为第1周30°，第2周60°，第3周90°，第4周100°，第5周110°，第6~8周恢复正常。

5. 伸膝练习　术后第1天开始，足跟垫枕头，膝关节下悬空，肌肉完全放松，持续30分钟。每天进行4次，持续2个月。膝关节后侧出现酸胀感为正常现象。

6. 冰敷　每次屈膝训练后可用冰水混合物冰敷膝关节周围20分钟，以减轻关节疼痛肿胀。

（四）手术特殊注意事项

（1）术后2周内避免0°~40°的暴力主动伸膝活动，如踢球动作。

（2）合并半月板后角缝合的患者，2周内避免主动屈膝，即用力屈曲膝关节。

（3）关节的肿胀、发热为正常现象，可以通过冰敷缓解。若肿胀、发热持续严重且关节角度长期无进展，则应减少活动及训练量，及时复诊。

五、康复治疗

（一）康复目的

1. 恢复关节活动度　通过康复训练，改善膝关节的屈曲和伸展角度，使其能够恢复到接近正常的状态，以便患者进行正常的日常活动和运动。

2. 增强肌力　康复过程中加强膝关节周围肌肉的力量训练，如股四头肌和腘绳肌，以支持关节的稳定性和运动功能。

3. 提高关节稳定性　通过平衡训练和本体感觉训练，增强膝关节的控制能力，减少再次受伤的风险。

4. 改善日常生活活动能力　康复治疗旨在帮助患者恢复完全的日常活动能力，包括行走、上下楼梯等简单动作，直至能够进行更复杂的运动和活动。

5. 逐步恢复运动功能　随着康复的进展，患者将逐渐恢复运动能力，为重返体育活动做好准备。

（二）康复方法

1. 现代康复治疗

（1）功能训练

1）前交叉韧带断裂术后

①术后4周内　a. 髌骨松动：治疗师辅助做上下左右各个方向的髌骨松动，防止因为髌骨粘连导致活动度下降。b. 关节活动度训练：开始进行膝关节的被动屈伸练习，活动范围从0°~90°，逐步增加。c. 肌力训练：进行股四头肌等长收缩训练，逐步增加强度，并开始进行直腿抬高训练。d. 抗阻训练：在医生指导下，进行低强度的抗阻肌力训练，如使用弹力带进行膝关节的屈伸练习。

②术后5~6周　a. 肌力强化训练：加强股四头肌、腘绳肌等肌肉的等长收缩训练和等张收缩训练。b. 关节活动度全方位训练：继续增加膝关节的屈伸角度，达到全范围活动。c. 平衡训练：进行平衡踩斜板、单足跳等练习，提高膝关节的协调性和反应速度。

③术后7~22周　a. 膝关节全范围活动训练：以膝关节功能训练为主，继续加强肌力训练和关节活动度训练。b. 功能性训练：包括上下楼梯、跑步、跳跃等练习，逐渐恢复膝关节的正常功能。

④术后23周及以后　运动状态训练：适合运动爱好者或运动员，进行高强度运动训练，如跑步、跳跃、变向等，恢复膝关节运动能力。

2）后交叉韧带断裂术后

①炎性反应期（1周内）　目的：减轻疼痛和肿胀，进行早期肌力练习和活动度练习，以防止粘连和肌肉萎缩。训练内容如下。

手术当天：开始活动足趾和踝关节，进行股四头肌等长收缩练习。

术后1天：开始挂拐，患肢不负重下地行走，进行仰卧直腿抬高练习和踝泵运动。

术后3~7天：增加下肢行走练习和关节活动练习，逐渐增加载重和活动范围。

②早期（8天至4周）　目的：加强活动度及肌力练习，提高关节控制能力稳定性，逐步改善步态。训练内容如下。

术后2周：被动屈曲至90°~100°，强化肌力练习，如直抬腿练习。

术后3周：被动屈曲至110°，加强主动屈伸练习，开始坐位或卧位抱膝练习。

术后 4 周：被动屈曲达 120°，开始前后、侧向跨步练习和静蹲练习。

③中期（5 周至 3 个月）目的：强化关节活动度至与健侧相同，改善关节稳定性，恢复日常生活活动能力。训练内容如下。

术后 5 周：开始患侧单腿半蹲屈伸膝练习。

术后 8~10 周：逐步尝试保护下全蹲，强化肌力练习。

术后 11 周至 3 个月：恢复主动屈伸膝角度，开始跪坐练习和蹬踏练习。

④后期（4 个月至 12 个月）目的：恢复非身体接触性体育活动，逐步恢复竞技性、对抗性、身体接触性体育比赛。训练内容：小跳、侧行、倒行、慢跑、游泳等，禁止蛙泳。

6 个月后，膝关节活动范围应大于 130°。

12 个月后，大腿周径恢复 95% 以上，可恢复竞技性体育比赛。

3）侧副韧带损伤术后

①术后 7 天内　a. 使用止痛药以减轻疼痛。b. 患肢垫高，局部冷敷，以减轻肿胀。c. 进行踝泵运动（踝关节屈曲、背伸活动）。d. 进行静力性的股四头肌练习，强化患肢股四头肌收缩。

②术后 8~14 天　a. 加强患侧肌力锻炼，增加活动力度和范围。b. 继续进行股四头肌锻炼，逐渐增加空中停留时间，递减助力。c. 在 CPM 辅助下进行患侧锻炼，循序渐进增加关节活动度，保证内侧副韧带稳定修复。

③术后 15~21 天　a. 恢复患肢负重行走，改善自理能力。b. 继续加强患膝活动度训练，可在助行器辅助下下床活动。c. 进行步态练习，纠正习惯性异常步态。

④术后固定和恢复期　应用可靠的伸膝工具固定 3 周，注意股四头肌收缩和直腿抬高练习，以减少肌肉萎缩。3 周后，患者可去除支具进行被动屈膝活动，下床活动时必须带上支具，扶拐走路，部分负重，屈膝必须达 90°。4 周后，患者可弃拐走路，患肢由部分负重到全负重，屈膝必须达 120°。8 周后，丢弃支具，屈膝达正常度数。12 周后，患者可以逐渐进行正常的运动。

（2）物理因子治疗　膝关节韧带损伤的物理因子治疗包括多种方法，主要目的是减轻疼痛、促进血液循环、恢复关节功能。以下是一些常见的物理因子治疗方法。

1）冰敷　在韧带损伤早期的 48 小时内，主要以冷敷为主，可以减少局部的出血，减轻肿胀和疼痛。

2）持续被动活动仪（CPM）　CPM 可以长时间缓慢地被动活动膝关节，有助于减少关节的不适感，有效帮助消肿、缓解疼痛、预防关节僵硬。

3）高能激光治疗　激光治疗对于韧带损伤保守治疗有很好的疗效。通过激光有选择性地影响受损细胞，对于损伤部位能起到更快速、更明显的治疗效果。

4）超声波治疗　超声波可以产生对组织的微细按摩作用，减轻肿胀，改变细胞膜的通透性，促进代谢物质交换，增加组织再生的能力。

5）电疗　经皮神经电刺激仪是一种低频脉冲电疗仪，通过皮肤电极，将特定的低频脉冲电流作用于人体，对疼痛为主的疾病进行治疗，适用于术后切口痛、韧带损伤等。

2. 中医传统康复治疗

（1）常用中医传统康复治疗　同"第八章第一节"中"常用中医传统康复治疗"的内容。

（2）施氏骨伤康复治疗

1）施氏骨伤药治技术　同"第八章第三节"中"施氏骨伤药治技术"的内容。

2）施氏骨伤训练功法　①刮髌骨：拇指、食指、中指像钳子一样抓住髌骨，上下刮动。②推拿下肢：从大腿向小腿推拿 1 分钟，力度以感到舒服略带轻微疼痛为主。③绷紧大腿：绷紧大腿肌肉，绷一下放一下，增强膝关节力量。

康复训练指导

六、案例分享

（一）病情简介

李某，男，34 岁。

患者于 2 周前，骑电动车摔倒后致左膝关节疼痛伴活动受限，当日门诊 MRI 提示左膝前十字韧带断裂，3 天后行全麻下前交叉韧带重建术，韧带来源为自体腘绳肌肌腱韧带。拆线出院后，为求进一步康复治疗，于我科住院治疗。

入院症见：患者神清，精神可，左膝关节处可见手术缝合伤口，伤口处已拆线，愈合良好。查体见局部皮温升高，肿胀明显，患侧髌骨上缘、髌骨下缘、髌下 5 厘米处、髌下 10 厘米处肌围度分别大于健侧 4 厘米、5 厘米、3 厘米、2 厘米，膝关节活动度为 10°~40°，下肢近端肌力 3- 级，远端肌力 3+ 级。患者活动时疼痛明显，VAS 评分 7 分，关节活动受限明显，不能负重。

（二）诊疗简介

1. 辅助检查　左膝关节 MRI 检查示左膝关节前交叉韧带重建术后，韧带纤维连续，内侧副韧带信号增高，周围水肿积液，关节大量积液，关节周围软组织水肿。

2. 治疗方案　以综合性中西医结合治疗为主。

（1）中医治疗　以行气活血、理筋止痛为治法。

1）中药热奄包治疗（左膝及左下肢交替）。

2）中医定向透药治疗（左膝及左下肢等部位交替），以活血祛瘀止痛为治法，对症治疗。

3）常规针刺（左膝、左下肢取穴，以及辨证取穴）。

主穴：阴陵泉、内膝眼、犊鼻、鹤顶、血海、阳陵泉、梁丘、足三里、阴谷、委中、曲泉、地机、解溪、丘墟等。

辨证加减：如血瘀气滞型，加阴郄、膈俞、血海、阿是穴等。以上诸穴，每次取 4~8 穴。

方法：毫针刺，用泻法，可配合刺络放血治疗，留针 20~30 分钟，每日 1 次。

（2）物理治疗　采用超短波、红外线光疗、神经肌肉电刺激等物理疗法，促进局部血液循环，消肿止痛，预防肌肉萎缩，防止粘连。

（3）功能锻炼　指导患者进行左下肢肌肉力量训练、关节活动度训练等。

（4）西医药物治疗　给予非甾体抗炎药及局部封闭治疗，以缓解疼痛及炎症反应。

定期予康复评定，进行健康教育，发放健康处方。

（三）康复训练

1. 术后 2 周内　康复目标：控制疼痛和肿胀，恢复部分关节活动度，完全伸直及屈膝 90°，恢复髌骨活动度，在支具与拐杖保护下部分负重，恢复股四头肌神经肌肉控制。

（1）肌力训练

1）压毛巾训练　取仰卧位，患侧膝关节下方垫毛巾卷，吸气放松，呼气时向下压毛巾卷并维持 3 秒，每组 15 次，每日 4 组。

2）直腿抬高训练　取仰卧位，患侧勾脚踝腿伸直，吸气放松，呼气缓慢将患侧腿向上抬至最高并维持 3 秒，每组 10 次，每日 4 组。

3）臀肌训练　取侧卧位，保持身体成一条直线；患侧勾脚踝腿伸直，吸气放松，呼气缓慢将腿向上抬至最高并维持 3 秒，感受臀部外侧收缩发力，每组 10 次，每日 4 组。

4）大腿内收肌训练　取侧卧位，保持身体成一条直线；健侧腿在上方并保持放松，患侧腿勾脚踝并保持伸直；吸气放松，呼气时患侧腿缓慢离开床面向上抬并维持 3 秒，感受大腿内侧发力，注意避免腰部出现酸痛。

5）踝泵训练　预防下肢深静脉血栓形成，做踝关节的屈伸运动和踝关节环绕运动，每组 20~30 次，每日 4 组。

（2）关节活动度训练

1）髌骨松动　患者处于伸膝位，放松下肢肌肉，用双手将髌骨向各个方向松动。

2）仰卧足跟滑动　使用对侧腿或毛巾辅助膝关节屈曲，保持最大屈曲位，感觉到紧绷或拉伸维持 5 秒，然后膝关节伸直再重复动作。

3）冰敷治疗　术后 48 小时是内切口最容易发生出血的阶段，每次冰敷时间为 15~20 分钟，每隔 2~3 小时可进行一次冰敷。

2. 术后 3~6 周　康复目标：恢复膝关节的全角屈曲，逐步增加负重，增强股四头肌的控制力。训练内容如下。

（1）站立位提踵　面对墙壁站立，收缩股四头肌，保持膝关节伸直，双脚抬起足跟，抬高 8~10cm，保持 1~2 秒后缓慢落下。

（2）靠墙蹲起　背靠墙壁站立，脚尖朝前，膝关节朝向脚尖，足跟离墙 15~30cm，屈曲髋关节与膝关节，缓慢下蹲，直到膝关节屈曲 0°~30° 左右，保持 5 秒，随后匀速站起。

3. 术后 7~12 周　康复目标：恢复正常的步态与肌力训练，恢复膝关节全角屈曲。训练内容如下。

（1）椅子蹲站　站立于椅子前，缓慢下蹲至臀部接触椅子，然后蹲起还原至站立位。

（2）髋外展内收训练　使用固定器械，逐渐增加负荷，膝关节屈曲不要超过 90°。

4. 术后 13~24 周　康复目标：加强运动训练，恢复充分的肌肉力量训练、心肺功能训练、直线跑动、速度与灵敏类训练。训练内容如下。

（1）上下台阶　增加下肢肌力、平衡与本体感觉。

（2）双腿靠墙蹲　背靠墙壁站立，足跟距墙 15~30cm，患侧重点支撑，逐渐屈曲髋关节与膝关节，屈膝 45°，维持此角度 5 秒，然后缓慢站直，背部贴墙上滑。

5. 术后 24 周之后　康复目标：恢复平衡训练，旋转类、急停急转等敏捷性运动。训练内容如下。

（1）八字绕圈跑。

（2）横向交叉步训练。

（3）急停训练。

（四）回归社会及家庭情况

患者经过在院系统康复治疗 3 个月，出院后家庭康复训练 3 个月后，现在已经能正常地工作生活，膝关节的稳定性耐力也大大提升，由刚手术后完全不能单腿支撑到现在能支撑 3 分钟，并逐步参与到打篮球活动中，患者对此次受伤后的康复治疗整体比较满意。

第五节　膝关节半月板损伤

一、概述

膝关节半月板损伤是指膝关节内的半月板结构出现撕裂、磨损或其他形式的损害。

二、临床特点

（一）病因

1. 急性损伤

（1）扭转外力　这是半月板急性损伤最常见的原因。例如，在体育运动中，如足球、篮球等项目，运动员在屈膝状态下小腿突然内旋或外旋，就像球员在快速转身时，股骨髁会对半月板产生一个扭转的力量，容易导致半月板撕裂。

另外，在一些意外事故中，如不慎滑倒时膝关节处于半屈曲位并伴有扭转动作，也会使半月板受到强烈的扭转力而出现损伤。

（2）直接暴力　当膝关节受到直接的外力撞击时，也可能损伤半月板。比如，在车祸中膝关节直接被碰撞，或者在工作中膝关节被重物砸到等情况，外力直接作用于膝关节，可能导致半月板被挤压或撕裂。

2. 慢性损伤

（1）长期磨损　长期从事重体力劳动或者过度运动的人群，膝关节半月板长期承受较大的压力和摩擦力，容易出现慢性磨损。例如，建筑工人长时间搬运重物，膝关节反复屈伸，半月板不断受到摩擦，久而久之就会发生损伤。

（2）半月板退变　随着年龄的增加，半月板的组织成分会发生变化，其弹性和韧性逐渐下降，变得更加脆弱。在正常的日常活动中，即使没有明显的外力作用，退变的半月板也更容易出现损伤，这种情况在中老年人中较为常见。

（二）症状

1. 疼痛

（1）早期疼痛特点 在半月板损伤的早期，疼痛通常是较为明显的症状。当损伤发生时，患者往往会立即感觉到膝关节内部的疼痛，这种疼痛可能是突然发作的刺痛或者剧痛。例如，在运动中发生半月板急性损伤时，患者可能会因为疼痛而无法继续运动，疼痛的部位主要集中在膝关节的内外侧间隙附近，也就是半月板所在的位置。在膝关节屈伸活动时，疼痛会加剧。比如患者在下蹲或者上下楼梯时，膝关节的弯曲和伸直动作会使受损的半月板受到进一步的挤压或牵拉，从而刺激到周围的神经末梢，导致疼痛加重。另外，长时间站立或者行走后，膝关节的负荷增加，也会使疼痛变得更加明显。

（2）慢性期疼痛特点 如果半月板损伤没有得到及时有效的治疗，进入慢性期后，疼痛可能会持续存在，并且疼痛的性质可能会发生改变，从早期的剧痛变为隐痛或者酸痛。这种慢性疼痛会在天气变化、膝关节劳累后加重，影响患者的日常生活质量。

2. 肿胀

（1）急性肿胀 半月板急性损伤后，膝关节通常会迅速出现肿胀。这是因为损伤导致膝关节内的组织出血，血液渗出到关节腔内，引起关节肿胀。例如，在运动中发生半月板撕裂时，患者可能在损伤后的几分钟到几小时内就会发现膝关节明显肿胀，肿胀的程度可能会因损伤的严重程度而有所不同，严重时膝关节可能会肿胀得像一个馒头一样。

（2）慢性肿胀 在慢性半月板损伤的情况下，膝关节也可能会出现慢性肿胀。这是由于半月板损伤后，膝关节内的滑膜受到刺激，滑膜会分泌过多的滑液，导致关节积液，从而引起肿胀。这种慢性肿胀可能时轻时重，在膝关节活动过多或者长时间站立后会加重。

3. 弹响

（1）屈伸弹响 当膝关节屈伸活动时，患者可能会听到膝关节内发出弹响声。这种弹响的声音可能是清脆的"咔哒"声，也可能是低沉的"咯噔"声。弹响的原因是在屈伸过程中，受损的半月板可能会在股骨髁和胫骨平台之间发生移位或者卡顿，当移位的半月板重新回到正常位置或者卡顿解除时，就会产生弹响。例如，患者在伸直膝关节时，有时会突然听到一声弹响，这往往会让患者感到不安。

（2）旋转弹响 除了屈伸弹响，在膝关节旋转时也可能出现弹响。比如在小腿内旋或者外旋时，半月板的损伤使其在关节内的稳定性受到影响，旋转动作会使半月板与周围组织之间产生异常的摩擦或者碰撞，从而导致弹响。

4. 卡顿感

（1）屈伸卡顿　在膝关节屈伸过程中，患者可能会感觉到膝关节有卡顿的现象。这是因为受损的半月板部分可能会卡在股骨髁和胫骨平台之间，阻碍了膝关节的正常屈伸运动。患者在屈伸膝关节时，会突然感觉到膝关节好像被什么东西挡住了，不能顺利完成动作，需要稍微调整一下膝关节的位置才能继续屈伸。

（2）旋转卡顿　同样，在膝关节旋转时也可能出现卡顿感。例如，在小腿内旋或者外旋时，半月板损伤后结构不完整或者稳定性下降，可能会导致在旋转过程中出现卡顿，这种卡顿感会影响患者的正常行走、转身等活动，并且会给患者带来不适感。

5. 活动受限

（1）屈伸受限　由于疼痛、肿胀以及卡顿感等原因，膝关节的屈伸活动会受到限制。患者可能无法完全伸直膝关节或者弯曲膝关节，严重的情况下，屈伸范围会明显减小。例如，患者可能无法正常下蹲，或者在伸直膝关节时只能达到一定的角度，不能完全伸直，这对患者的日常生活活动，如穿衣、如厕等都会造成很大的不便。

（2）旋转受限　半月板损伤也会影响膝关节的旋转功能。患者在试图旋转小腿时，会感觉到膝关节疼痛加剧并且活动受限。比如在转身、侧身移动等需要膝关节旋转的动作时，患者会因为旋转受限而难以完成这些动作。

（三）体征

1. 压痛

（1）半月板损伤部位压痛　压痛是半月板损伤的重要体征之一。在膝关节的内外侧间隙，也就是半月板所在的位置，可以触及明显的压痛。如果是外侧半月板损伤，在膝关节外侧间隙，沿关节线处按压时，患者会感觉到疼痛加剧。同理，内侧半月板损伤时，内侧关节线处会有压痛。例如，医生在进行体格检查时，用手指轻轻按压这些部位，患者会因疼痛而有明显的反应。

（2）压痛点与损伤类型的关系　不同类型的半月板损伤，压痛点可能会有所不同。对于半月板边缘撕裂的患者，压痛可能会更靠近关节边缘；而对于半月板体部损伤的患者，压痛通常位于关节间隙的中部。

2. 膝关节间隙增宽或变窄　间隙增宽的原因及表现：在一些半月板损伤的情况下，尤其是伴有半月板撕裂且部分组织移位时，可能会导致膝关节间隙增宽。这是因为半月板撕裂的部分可能会向关节间隙内突出，使得原本正常的关节间隙变大。从外观上看，患者膝关节的内外侧可能会出现局部的隆起或者饱满感，与正常膝关节相比，关节间隙处的轮廓会有所改变。

3. 股四头肌萎缩 萎缩的原因：由于半月板损伤后，膝关节疼痛、活动受限等原因，患者往往会减少膝关节的使用。股四头肌作为膝关节的主要伸肌，长时间缺乏有效的运动刺激，就会逐渐发生萎缩。例如，在半月板损伤后的几周或者几个月内，如果患者没有进行适当的康复锻炼，股四头肌的肌肉纤维会逐渐变细，肌肉的体积减小。

（四）辅助检查

MRI 检查是目前诊断半月板损伤最准确的方法之一。MRI 可以清晰地显示半月板的形态、结构和损伤程度，对于半月板损伤具有较高的诊断价值。

三、康复评定

（一）疼痛评定

1. 视觉模拟评分法（VAS） 在一条 10cm 的直线上，一端标记为"无痛"（0 分），另一端标记为 "最剧烈的疼痛"（10 分），患者根据自己的疼痛感受在直线上对应数字处标记，从而得出疼痛评分。

2. 数字评分法（NRS） 用 0~10 这 11 个数字表示疼痛程度，0 表示无痛，10 表示剧痛。患者直接选择一个数字来描述自己的疼痛程度。

（二）关节活动度评定

膝关节屈伸活动度的测量工具与方法：通常使用量角器进行测量。患者取仰卧位，膝关节伸直为 0°，然后屈曲膝关节，量角器的轴心位于膝关节外侧髁的中点，固定臂与股骨长轴平行，移动臂与胫骨长轴平行，测量膝关节屈曲的最大角度。伸直角度也以同样的方法测量，正常膝关节屈曲可达 130°~150°，伸直为 0°。

（三）肌力评定

采用徒手肌力检查（MMT）进行评定。操作方法：患者取仰卧位，膝关节伸直，检查者将手放在患者小腿下方，让患者用力伸直膝关节，根据患者抵抗阻力的能力将股四头肌肌力分为 0~5 级。0 级为肌肉无收缩；1 级为肌肉有轻微收缩，但关节无活动；2 级为肌肉收缩可引起关节活动，但不能抵抗重力；3 级为肌肉收缩可抵抗重力，但不能抵抗外加阻力；4 级为肌肉收缩可抵抗一定的外加阻力，但较正常肌力弱；5 级为正常肌力。

（四）长度与围度测量

使用卷尺在相同的位置测量双侧膝关节的周径，比较差异。

（五）日常生活能力评定

日常生活能力（ADL）评定量表。

四、康复治疗

（一）康复目的

康复目的主要包括：①减轻疼痛。②恢复关节活动度。③增强膝关节稳定性。④促进半月板修复（对于不完全撕裂的半月板），改善局部血液循环。

（二）康复方法

1. 现代康复治疗

（1）运动康复治疗

1）膝关节屈伸训练　借助 CPM 机，患者根据耐受程度确定运动范围（如 0°~60° 起）和较慢速度，每天 1~2 次，每次 30~60 分钟，随着恢复情况增加运动范围。

2）股四头肌等长收缩　患者坐在椅子上或平躺，伸直膝关节，收缩股四头肌使膝盖骨上移，保持 5~10 秒后放松，10~15 次为一组，每天 3~4 组。防止肌肉萎缩、稳定膝关节。

3）直腿抬高训练　患者平躺，伸直膝关节抬高下肢至离床面 30~45cm，保持 5~10 秒后缓慢放下，双腿交替，每组 10~15 次，每天 3~4 组。

4）肌肉力量增强训练　对股四头肌和腘绳肌进行渐进性抗阻训练，如用弹力带或沙袋抗阻伸膝和屈膝，从小阻力开始，每组 10~15 次，每天 3~4 组。

5）平衡与本体感觉训练　患者单腿站立，另一腿微弯，平视前方、自然下垂双手，从站立 30 秒起随能力提升延长至 1~2 分钟，双腿交替，每天 3~4 次；还可闭目单腿站立增加难度。

（2）物理因子治疗

1）急性期（伤后 2 周内）

①冷敷　使血管收缩，减少出血、减轻疼痛。伤后 48~72 小时用裹毛巾的冰袋冷敷膝关节周围，每次 15~20 分钟，每 2~3 小时一次。

②加压包扎　能减少肿胀，用弹性绷带从膝下缠至膝上，力度以插入 1~2 根

手指为宜。

2）亚急性期（伤后 3~6 周）

①热敷　使血管扩张，促进血液循环、缓解肌肉紧张。用热毛巾或 40~50℃ 热水袋，每次 20~30 分钟，每天 3~4 次。

②电疗　经皮神经电刺激（TENS）阻断疼痛信号、促进循环，治疗师调好参数，每次 20~30 分钟，每周 3~5 次；干扰电疗刺激肌肉神经、促进循环、减轻炎症，由专业人员操作，每次 20~30 分钟，每周 2~4 次。

③超声波治疗　产生机械、温热、理化效应，减轻炎症、促进修复。治疗师涂耦合剂后用超声探头在膝部移动，每次 5~10 分钟，每周 3~4 次。

3）慢性期（伤后 6 周以后）　磁疗能改善循环、减轻炎症、缓解疼痛、促进修复。使用磁疗仪，调整磁场强度和时间，每次 20~30 分钟，每周 3~5 次。

2. 中医传统康复治疗

（1）常用中医传统康复治疗

1）软组织松解技术　采用指腹环形按压法作用于膝关节周围肌群，可有效降低肌肉张力，改善局部微循环，适用于Ⅰ～Ⅱ度半月板损伤患者。

2）推拿治疗　运用擦法、揉捏法等复合手法对股四头肌、腘绳肌进行深度松解，通过神经–肌肉反射机制调节本体感觉，每次治疗时间控制在 15~20 分钟，可显著提升关节活动度。

3）针灸治疗　选取足三里、血海、梁丘等腧穴，采用平补平泻手法，留针 20~30 分钟。临床研究表明，配合电针仪（频率 2/100Hz 交替）可提升镇痛效果达 37.2%。

（2）施氏骨伤康复治疗

1）施氏骨伤药治技术　同"第八章第一节"中"施氏骨伤药治技术"的内容。

2）施氏骨伤训练功法

康复训练指导

①三指拿髌术　取"鹤嘴钳形手"，拇指扣于膝眼穴上方髌骨上缘，中、食指固定于犊鼻穴下方。沿足阳明胃经走向施以推荡手法，振幅取三至五分（约合 3~5mm），以"徐入疾出"为要，每日行三度，每度六十息（约合 1Hz）。此法可通利膝关节气机，化解"筋结"之滞，尤善治疗经筋拘挛之候。

②经筋导引术　自胫骨阳陵泉穴始，循足少阳胆经上推至环跳穴，运用"一指禅"推法配合"蜻蜓点水"点按术。施术时指力当如"春日杨柳"——柔中带刚（约合 30~40mmHg），分三段九节徐徐而上，可助三焦气化，利水湿之邪。

③宗筋强固法　取坐姿，意念聚于伏兔穴，行"蓄劲如张弓"之法：以六分力（合 60% 最大劲力）持劲十二息（约 6 秒），继而松劲二十四息（12 秒），日习

三刻（20分钟）。《黄帝内经》云："阳气者，精则养神，柔则养筋。"此法可使经气贯注四头肌，训练1个月余可增肌力近三成。

五、案例分享

（一）病情简介

彭某，女，26岁。

患者诉4天前因不慎扭伤右膝关节，随后出现持续性疼痛，尤其在行走、上下楼梯时疼痛加剧。

入院症见：患者神清，精神可，右膝关节疼痛明显，尤其在行走、跑步、上下楼梯或下蹲起立时疼痛加剧，疼痛性质多为钝痛或刺痛。膝关节局部可见肿胀，皮肤温度升高，触诊时可有波动感。患者膝关节活动范围受限，尤其是屈曲和旋转动作，导致行走不便，甚至需要工具辅助行走。

功能障碍：患者可能因疼痛和活动受限而无法完成日常活动，如上下楼梯、跑步、跳跃等，甚至可能影响工作和生活质量。

（二）诊疗简介

1. 辅助检查 MRI检查示右膝关节内侧半月板后角撕裂（Ⅱ～Ⅲ度），伴有关节腔内少量积液。

2. 治疗方案

（1）中医治疗 三期辨证中药内服、中药熏洗、中药外敷、针灸（取穴：阴陵泉、内膝眼、犊鼻、鹤顶、血海、阳陵泉、足三里、阿是穴等）、推拿、中医传统功法等治疗疏通经络，从而缓解疼痛和炎症。

（2）西医药物治疗 给予非甾体抗炎药以缓解疼痛和减少炎症。

（3）物理治疗 局部冷敷，每次15~20分钟，每2~3小时一次，以减轻肿胀。

（三）康复方法

1. 手法治疗 松解膝关节周围肌肉，缓解肌肉紧张和疼痛，促进血液循环。

2. 针灸配合红外线光疗 通过刺激特定的穴位，疏通经络，从而缓解疼痛和炎症。光疗能刺激组织再生，加快痛性物质吸收、组织代谢及血液循环，进而达到改善疼痛的作用。

3. 康复训练

（1）初期（2周内） 目的：减轻疼痛、肿胀，维持关节活动度，防止肌肉萎缩。

1）股四头肌等长收缩　意义：股四头肌是膝关节重要的稳定肌，等长收缩训练可以在关节少活动的情况下增强肌肉力量，为后续康复治疗打下基础。操作方法：患者取仰卧位，双腿伸直，膝盖下方可垫薄毛巾。用力收紧大腿前侧肌肉，感觉膝盖骨向上提拉，保持5~10秒后放松。重复10~15次为一组，每天进行3~4组。

2）直腿抬高训练　意义：提高股四头肌力量，促进下肢血液循环，减轻肿胀。操作方法：患者取仰卧位，双腿伸直，缓慢抬起患侧腿，与床面成30°~45°角（膝关节保持伸直），维持5~10秒后缓慢放下。开始时可每组进行10~12次，每天3组，随着力量增加可适当增加次数。

3）踝泵运动　意义：促进下肢静脉回流，减轻肿胀，预防血栓形成。操作方法：患者取仰卧位，双腿伸直。最大限度地向上勾脚尖（背屈），然后向下踩脚尖（跖屈）。每个动作保持3~5秒，每组20~30次，每天3~4组。

（2）中期（3~6周）　目的：进一步增强肌肉力量，改善关节活动度。

1）膝关节屈曲练习　意义：逐渐恢复膝关节正常的屈曲功能。操作方法：①坐卧位屈膝：患者坐在床边，双腿自然下垂，缓慢弯曲膝关节，尽量使脚跟靠近臀部，再缓慢伸直。开始时每次弯曲角度以不引起明显疼痛为宜，重复10~15次为一组，每天3~4组。②卧位屈膝：患者取仰卧位，可借助毛巾或绳子套在患侧脚踝处，双手握住毛巾或绳子，缓慢将腿拉向臀部，增加屈膝角度。

2）侧卧抬腿训练　意义：增强髋关节外展肌群和大腿外侧肌肉力量，辅助膝关节稳定。操作方法：患者取侧卧位，患侧腿在上。缓慢抬起患侧腿，保持膝关节伸直，与身体呈30°~45°角，维持5~10秒后缓慢放下。每组10~15次，每天3~4组。

3）静蹲练习　意义：增强股四头肌力量和膝关节稳定性。操作方法：背靠墙站立，双脚与肩同宽，缓慢下蹲，使大腿与小腿成一定角度（开始可选择120°左右），背部靠墙，保持姿势30~60秒。每天进行3~4组。

（3）后期（7周至3个月）　目的：提高关节灵活性，增强肌肉耐力，逐步恢复正常运动功能。

1）上下楼梯训练　意义：模拟日常生活中的活动，提高膝关节在不同负重情况下的适应能力。操作方法：上楼梯时，健侧腿先踏上台阶，然后患侧腿跟上；下楼梯时，患侧腿先下，然后健侧腿下。开始时速度要慢，随着能力提高逐渐加快速度。

2）单腿平衡训练　意义：提高膝关节的本体感觉和平衡能力。操作方法：患者单腿站立，可睁眼或闭眼，保持30~60秒，换另一侧腿重复。每天进行3~4组。

3）小范围慢跑　意义：逐渐恢复膝关节的运动功能。操作方法：在平坦、无障碍物的地面上进行小范围慢跑，开始时距离短、速度慢，如每次跑 50~100 米，根据自身感觉逐渐增加距离和速度。

（四）回归社会及家庭情况

患者右膝疼痛较前明显缓解，膝关节屈伸等功能受限明显改善，能够独立完成日常生活的各项活动，如走路、上下楼梯等。患者重返工作岗位，可以逐渐参与各项社交活动。

彩　插

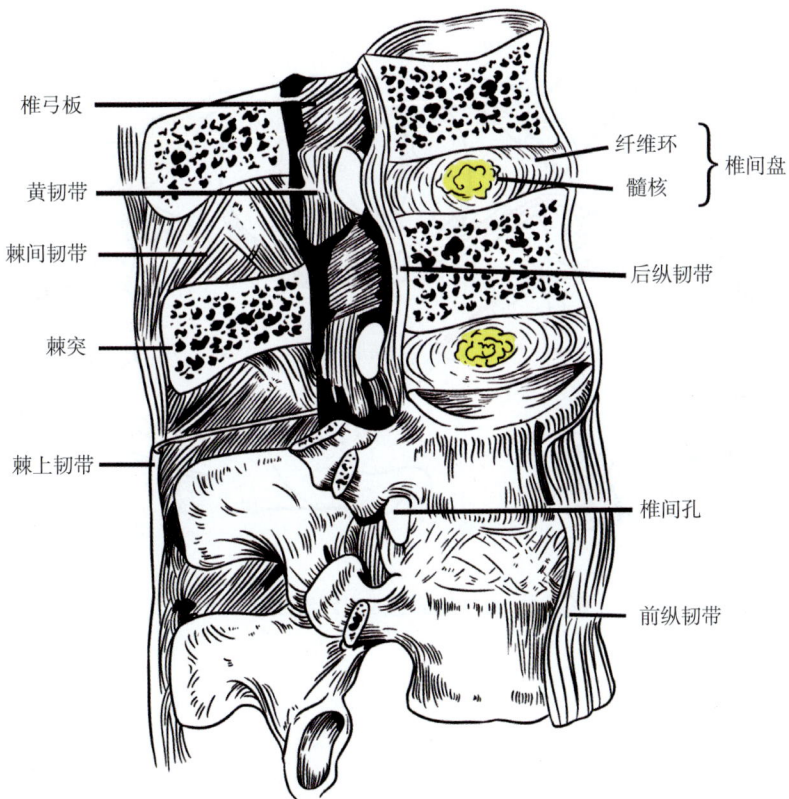

椎弓板

黄韧带

棘间韧带

棘突

棘上韧带

纤维环

髓核

椎间盘

后纵韧带

椎间孔

前纵韧带

彩插 1　脊柱的韧带

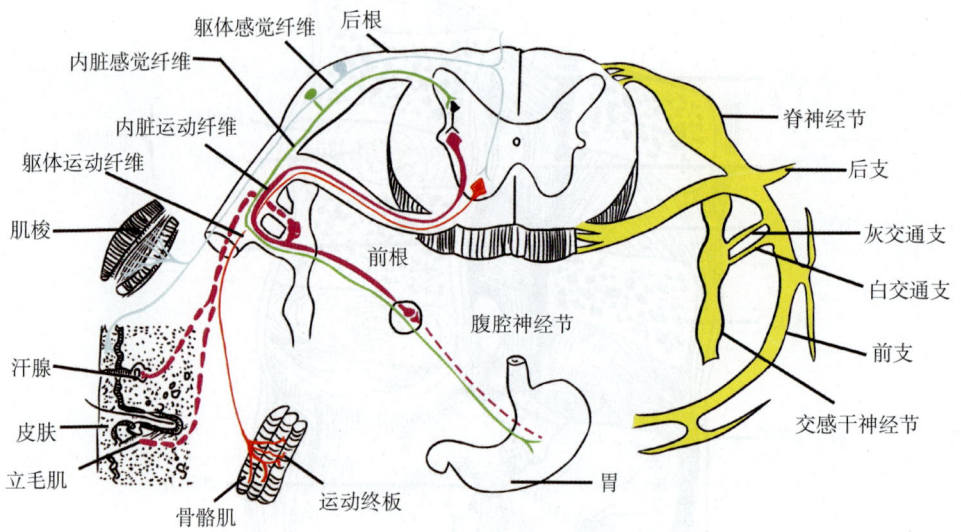

躯体感觉纤维　　后根

内脏感觉纤维

内脏运动纤维

躯体运动纤维

肌梭

汗腺

皮肤

立毛肌

骨骼肌　　运动终板

前根

腹腔神经节

胃

脊神经节

后支

灰交通支

白交通支

前支

交感干神经节

彩插 2　脊神经的组成、纤维成分和分布

2

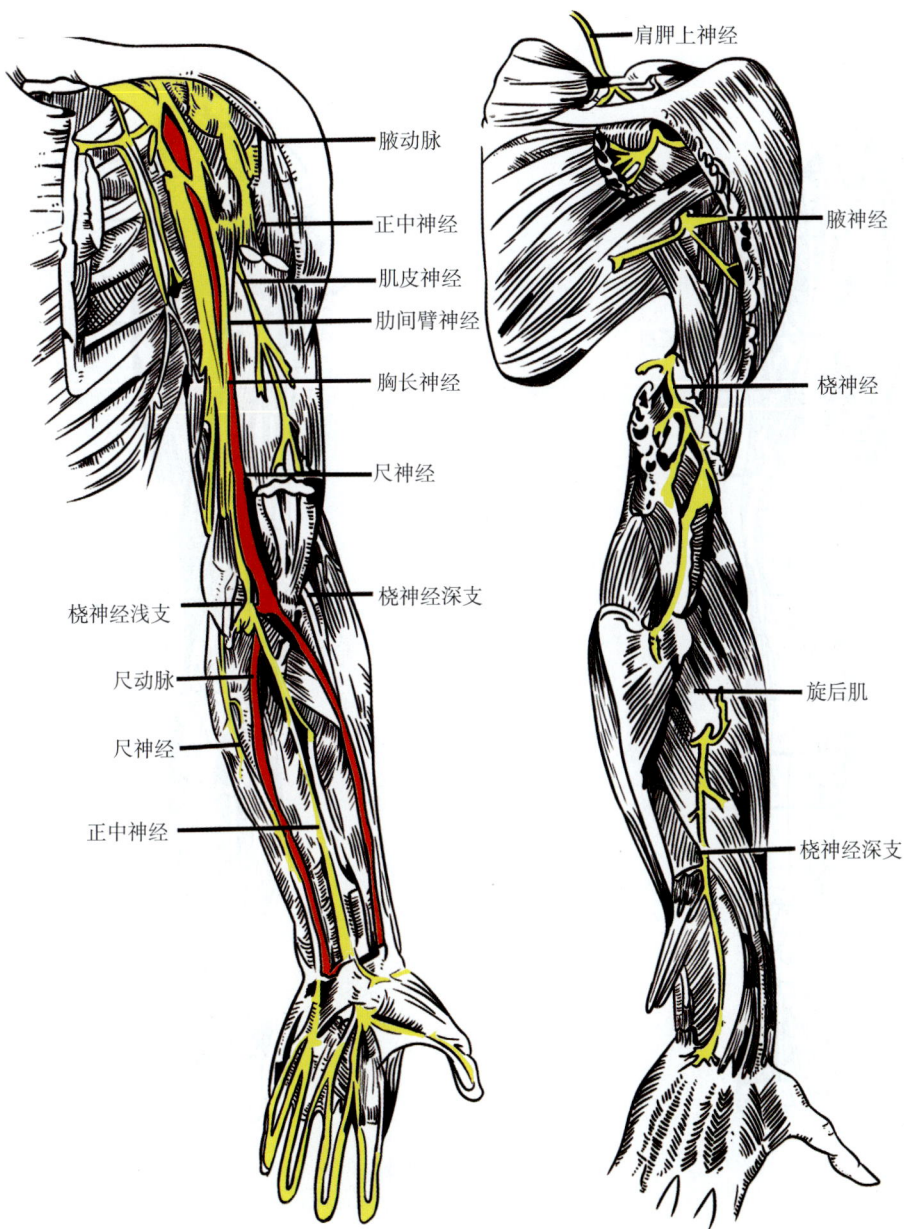

肩胛上神经

腋动脉

正中神经

肌皮神经

肋间臂神经

胸长神经

尺神经

桡神经深支

桡神经浅支

尺动脉

尺神经

正中神经

腋神经

桡神经

旋后肌

桡神经深支

彩插 3　上肢的神经

股神经
股动脉
闭孔神经
股直肌
股薄肌
缝匠肌
隐神经
腓深神经
腓浅神经

臀上神经
梨状肌
股后皮神经
坐骨神经
腓总神经
胫神经

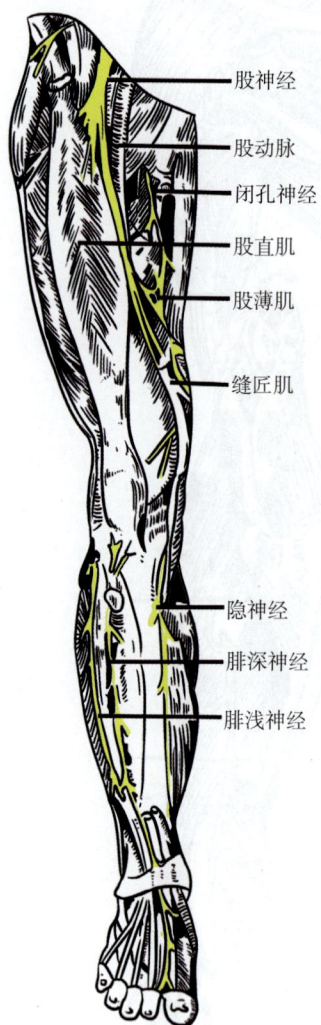

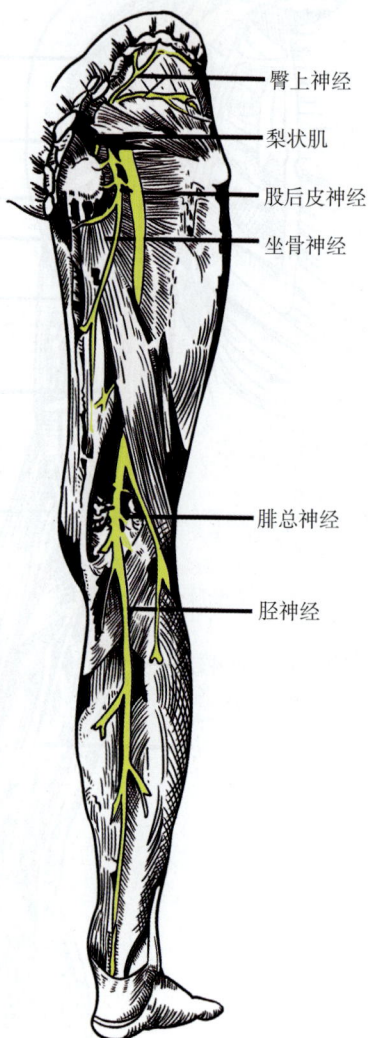

彩插 4　下肢的神经

4